군즈 헬스

한 그루의 나무가 모여 푸른 숲을 이루듯이
청림의 책들은 삶을 풍요롭게 합니다.

Soldier's Health

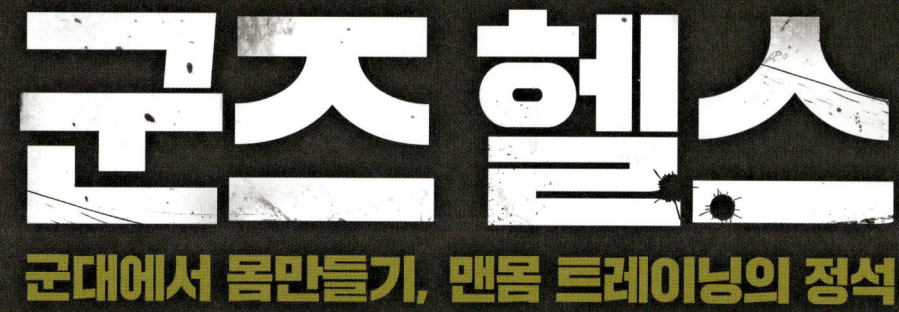

군즈 헬스
군대에서 몸만들기, 맨몸 트레이닝의 정석

바디 컨설턴트 안성주 지음

청림Life

Prologue
왜 군즈 헬스인가??

군대에서 운동을 시작한 뒤로 나의 삶은 180도 변했다. 그만큼 군대에서 보낸 시간은 나에게 특별하다. 운동의 '운' 자도 모르던 내가 운동을 가르치는 선생님이 되었고, 남들이 SNS에 올린 근육질 몸을 보며 부러워하던 내가 오히려 남들의 부러움을 사게 되었다. 주변의 많은 사람들이 어떻게 하면 이렇게 변할 수 있느냐고 묻는다. 특히 나의 깡마르고 왜소한 몸을 기억하고 있는 친구들은 두말할 것도 없다.

20대 초반에 해군에 입대하면서 700일이라는 시간을 헛되이 보내고 싶지 않다는 생각이 누구보다 강했다. 나이가 같은 여자 동기들은 사회에서 열심히 공부하고 스펙을 쌓아 올라가고 있는데 나만 군대에서 시간을 흘려보낸다는 것이 너무 아까웠다. 그렇다고 군대에서 매일 집중해서 공부만 할 수 있는 환경은 아니었기에 짜투리 시간을 이용해서 할 수 있는 게 있다면 시도해볼 생각이었다. 그러던 중에 가장 먼저 떠오른 게 '운동'이었다. 마침 앙상한 나뭇가지 같은 팔도 보기 싫었던 참에 당장 시작해보기로 했다. 그날 이후로 몸이 몰라보게 바뀌기 시작했다. 그때 자리 잡은 운동 습관이 제대 후에도 꾸준히 이어졌고, 거기에 전문적인 지식들이 더해져서 지금은 바디 컨설턴트로 활발하게 활동하고 있다.

돌이켜보면 군대에 있을 때 아쉬웠던 점들이 너무 많다. 운동에 대한 정보가 워낙 부족해서 아는 동작만 열심히 하는 것이 전부였던 시절이기 때문이다. 운동에 관심이 있는 남자라면 맨몸 운동에 대해서 어느 정도 알고 있다고 생각하기 쉽다. 나 또한 마찬가지였다. 하지만 막상 시작해보니 자세가 정확한지 확신이 없어서 헤매기 일쑤였다. 게다가 고된 훈련 후에는 자세와 상관없이 근육의 불균형으로 인해 통증이 느껴져 제대로 운동을 하지 못했던 적도 많았다. 정확한 운동 지식과 스킬을 터득하기가 굉장히 어려운 환경이었기 때문에 혼자서 고군분투해야만 했다.

그렇게 힘들있던 군내 시절의 나를 떠올리며 군인들을 위한 책을 쓰기로 결심했다. 아직도 나와 같은 고민거리를 가지고 있는 병사들이 많기 때문이다. 그동안 SNS를 통해 군인 친구들이 보낸 질문들을 다시 살펴보며 참고하고 나의 군 생활을 되돌아보면서 글을 쓰기 시작했다.

이 책은 다른 운동 책들과는 달리 제한된 공간에서 특별한 기구 없이 효과적으로 운동할 수 있도록 구성했다. 규칙적인 부위별 운동 루틴과 군대만의 특수한 상황에서 부상당하지 않고 근육을 제대로 케어할 수 있는 관리법을 적어두었다. 외롭고 힘들어도 국방의 의무를 다하고 있는 군인들이 이 책을 통해 근육을 1g이라도 늘리고 체지방을 1g이라도 뺄 수 있게 되길 바란다.

바디 컨설턴트 안성주

★ CONTENTS

Prologue | 왜 군즈 헬스인가? • 004

PART 01 > 맨몸 운동의 정석, 군즈 헬스 시작하기

군즈 헬스 스토리 • 012
군대, 알고 보면 몸만들기 가장 이상적인 공간 • 016
체형별 맞춤 식단 및 운동 꿀팁 • 024
운동 자가평가 방법 : 푸시업, 풀업, 스쿼트 • 030

PART 02 > 군즈 헬스 부위별 운동법

옷발을 살려주는 가슴 트레이닝

월 푸시업 Wall Push-Up • 042
니 푸시업 Knee Push-Up • 043
내로우 니 푸시업 Narrow Knee Push-Up • 044
와이드 니 푸시업 Wide Knee Push-Up • 045
인클라인 니 푸시업 Incline Knee Push-Up • 046
푸시업 Push-Up • 047
내로우 푸시업 Narrow Push-Up • 048
와이드 푸시업 Wide Push-Up • 049
인클라인 푸시업 Incline Push-Up • 050
디클라인 푸시업 Decline Push-Up • 051
밴드 프레스 Band Press • 052
밴드 플라이 Band Fly • 053
밴드 크로스 오버 Band Cross-over • 054
딥스 Dips • 055
덤벨 프레스 Dumbbell Press • 056
덤벨 플라이 Dumbbell Fly • 058
덤벨 크로스 오버 Dumbbell Cross-Over • 060
★ 초급 운동 루틴 • 062
★ 중급 운동 루틴 • 066

숨막히는 역삼각형 뒤태 등 트레이닝

- 슈퍼맨 로우 Superman Row • 074
- 슈퍼맨 W 로우 Superman W Row • 075
- 밴드 로우 Band Row • 076
- 밴드 시티드 로우 Band Seated Row • 077
- 밴드 W 로우 Band W Row • 078
- 덤벨 로우 Dumbbell Row • 080
- 덤벨 언더 그립 로우 Dumbbell Under grip Row • 081
- 덤벨 원 암 로우 Dumbbell One Arm Row • 082
- 덤벨 데드리프트 Dumbbell Deadlift • 083
- 풀업 Pull-Up • 084
- 와이드 풀업 Wide Pull-Up • 085
- 언더 그립 풀업 Under grip Pull-Up • 086
- ★ 초급 운동 루틴 • 088
- ★ 중급 운동 루틴 • 092

남자를 더 남자답게 만드는 어깨 트레이닝

- 밴드 숄더 프레스 Band Shoulder Press • 100
- 밴드 레터럴 레이즈 Band Lateral Raise • 101
- 밴드 프론트 레이즈 Band Front Raise • 102
- 밴드 밴트 오버 레터럴 레이즈 Band Bent Lateral Raise • 103
- 파이크 푸시업 Pike Push-Up • 104
- 덤벨 숄더 프레스 Dumbbell Shoulder Press • 105
- 덤벨 비하인드 넥 프레스 Dumbbell Behind Neck Press • 106
- 덤벨 레터럴 레이즈 Dumbbell Lateral Raise • 107
- 덤벨 프론트 레이즈 Dumbbell Front Raise • 108
- 덤벨 밴트 오버 레터럴 레이즈 Dumbbell Bent Over Lateral Raise • 109
- ★ 초급 운동 루틴 • 110
- ★ 중급 운동 루틴 • 114

단단하고 꽉 찬 자부심 팔 트레이닝

- 삼두 푸시업 Triceps Push-Up • 122
- 벤치 딥 Bench Dip • 123
- 밴드 킥 백 Band Kick Back • 124
- 밴드 해머 컬 Band Hammer Curl • 125
- 밴드 리버스 컬 Band Reverse Curl • 126
- 밴드 오버헤드 익스텐션 Band Overhead Extension • 128
- 덤벨 컬 Dumbbell Curl • 130
- 덤벨 해머 컬 Dumbbell Hammer Curl • 131

덤벨 리버스 컬 Dumbbell Reverse Curl • 132
덤벨 컨센트레이션 컬 Dumbbell Concentration Curl • 133
덤벨 킥 백 Dumbbell Kick Back • 134
덤벨 라잉 트라이셉스 익스텐션 Dumbbell Lying Triceps Extension • 135
덤벨 오버헤드 익스텐션 Dumbbell Overhead Extension • 136
★ 초급 운동 루틴 • 138
★ 중급 운동 루틴 • 142

튼실하고 넓적한 다리 하체 트레이닝

힙 브릿지 Hip Bridge • 150
덩키 킥 Donkey Kick • 151
클램쉘 Clamshell • 152
사이드 킥 Side Kick • 153
티라노 워크 Tyranno Walk • 154
스쿼트 Squat • 156
덤벨 스쿼트 Dumbbell Squat • 157
덤벨 레그 익스텐션 Dumbbell Leg Extension • 158
와이드 스쿼트 Wide Squat • 160
월 런지 Wall Lunge • 161
런지 Lunge • 162
덤벨 런지 Dumbbell Lunge • 164
사이드 런지 Side Lunge • 166
덤벨 스티프 데드리프트 Dumbbell Stiff Dead Lift • 167
버피 테스트 Burpee Test • 168
★ 초급 운동 루틴 • 170
★ 중급 운동 루틴 • 174

여심을 자극하는 완벽한 복근 트레이닝

크런치 Crunch • 182
바이시클 크런치 Bicycle Crunch • 183
사이드 크런치 Side Crunch • 184
마운트 클라이밍 Mountain Climbing • 185
레그 레이즈 Leg Raise • 186
시티드 니업 Seated Knee-Up • 187
사이드 밴드 Side Band • 188
러시안 트위스트 Russian Twist • 189

행잉 레그 레이즈 Hanging Leg Raise • 190
행잉 트위스트 레그 레이즈 Hanging Twist Leg Raise • 191
행잉 니업 Hanging Knee-Up • 192
★ 초급 운동 루틴 • 194
★ 중급 운동 루틴 • 198
★ 시간이 없는 병사들을 위한 하루 15분 트레이닝 • 202

PART 03 근육 부위별 마사지 볼 케어법

행군 후 단단하게 뭉친 종아리
비복근 마사지 • 214

군장에 짓눌린 승모근
상부 승모근 마사지 • 218

사격 훈련 후 뻐근한 목 주변 근육
견갑거근 마사지 • 222 │ 흉쇄유돌근 마사지 • 224

방탄 헬멧 무게로 고통 받는 목
목늘림근 마사지 • 228

경계근무로 인한 골반 불균형
장요근 마사지 • 232 │ 이상근 마사지 • 234

유격 훈련 후 뭉친 허벅지
대퇴사두근 마사지 • 238 │ 대퇴근막장근 마사지 • 240

제초, 제설 작업으로 인해 뻐근한 허리
요방형근 마사지 • 244

구보 후 저리고 아픈 발바닥과 발목
족저근 마사지 • 248 │ 전경골근 마사지 • 250

축구와 족구 경기 전 부상 예방과 컨디셔닝
내측광근 마사지 • 254 │ 대퇴근막장근 마사지 • 256

행정병을 위한 어깨 말림 완화 및 예방
대흉근 마사지 • 260 │ 능형근 마사지 • 262

부록 │ 군즈 헬스 운동 상식 Q&A • 264

Epilogue │ 자신과의 싸움에서 승리할 것! • 271

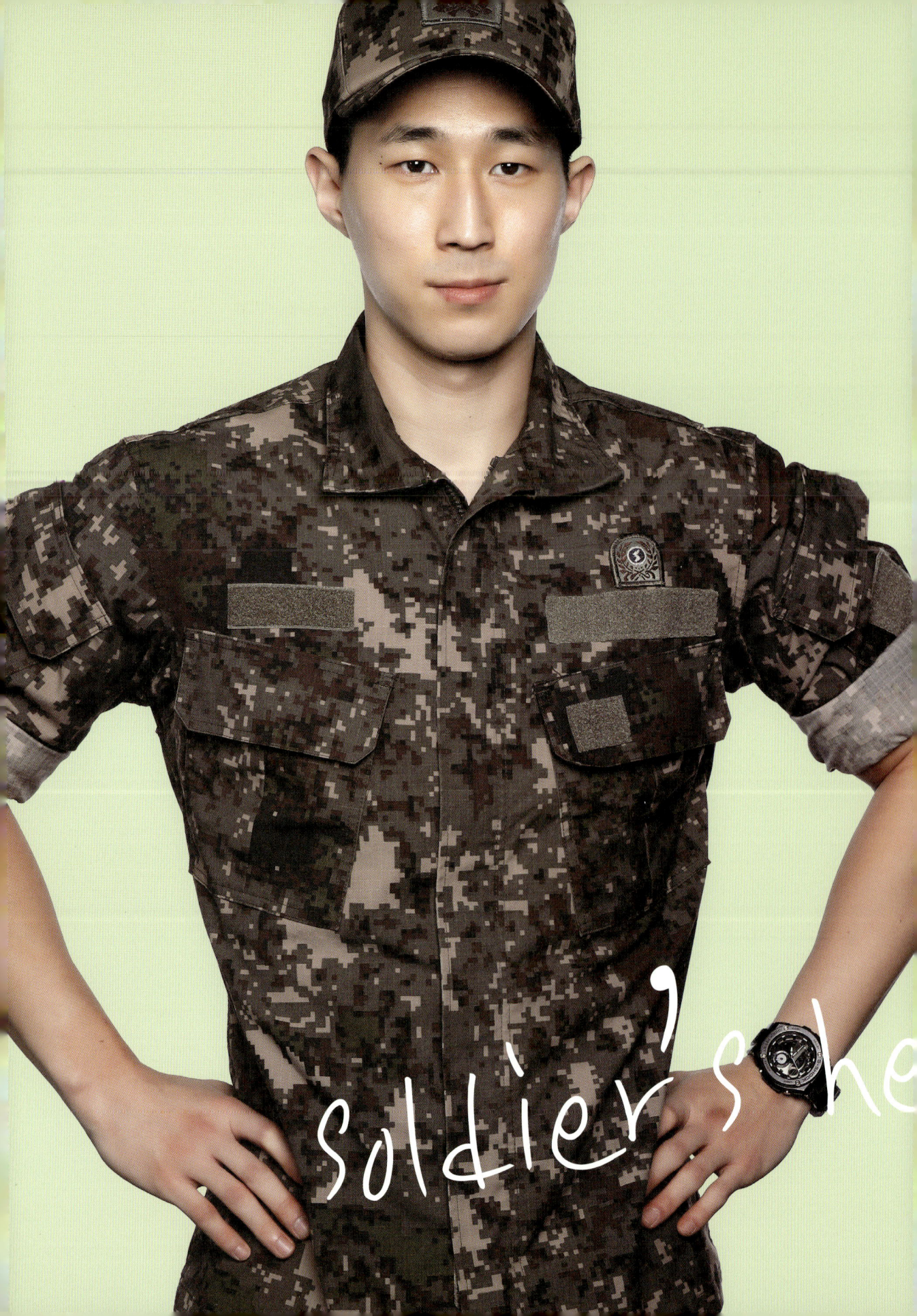

PART 01

맨몸 운동의 정석, 군즈 헬스 시작하기

군즈 헬스 스토리

비포 애프터 눈바디의 효력

스무 살의 나는 정말로 볼품없는 몸을 가지고 있었다. 대학생이 되자마자 시작된 술자리와 불규칙한 생활로 인해 근육들은 점점 다 빠져버리고 몸은 더욱 마르기 시작했다. 운동을 하려고 헬스장에 가는 것도 귀찮았고, 그 시간에 친구들을 만나 술 먹고 노는 것이 더 좋았다. TV나 SNS에서 몸이 좋은 사람들을 보면 부럽다는 생각만 간혹 했을 뿐이다. 운동을 열심히 하지 않은 가장 큰 이유는 고통스러운 근육통 문제도 있었지만, 몸이 단기간에 좋아지지 않는다는 것을 깨달았기 때문이다(처음에는 3~4주만 운동하면 몸이 변화되고 좋아질 줄 알았다). 바쁜 일상 속에서 운동을 꾸준히 하는 것은 쉬운 일이 아니었다.

하지만 군대에서 모든 것이 바뀌었다. 해군으로 입대하여 일병까지는 육상 생활과 함정 생활을 번갈아 했다. 당시 몸이 굉장히 좋은 간부가 있었는데, 운동에 대해서 물어보고 싶어도 말 붙일 계급이 되지 않아 실행으로 옮기지 못했다. 그렇게 7개월 정도의 함정 생활을 마치고 육상에 있는 부대로 발령을 받았다. 그리고 그곳에서 난생처음 헬스장이라는 곳을 보게 되었다. 하지만 그때도 아직 일병 계급장을 붙이고 있었기 때문에 멀리서 지켜볼 수밖에 없었다.

그렇게 시간이 흘러 상병이 되었고, 겨울에 휴가를 나가게 되었다. 그런데 이게 웬일인가? 작년까지만 해도 팔과 허리가 딱 맞던 니트와 바지가 완전히 헐렁해져 입지도 못하는 상황이 벌어졌다. 거울에 비친 몸은 대학교에 다닐 때보다 더 볼품없이 말라 있었다. 군대에 가

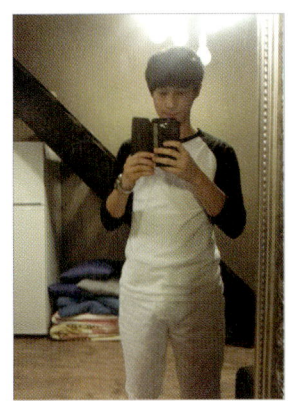 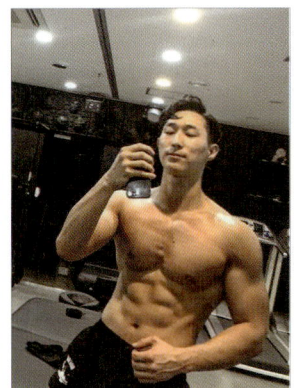

Before　　　　　　After

면 자연스럽게 몸도 좋아지고 근육도 잘 붙을 줄 알았는데 운동을 전혀 하지 않으니 오히려 남아 있던 근육마저 빠지게 된 것이다. 더욱 더 앙상해진 팔을 보니 자신감마저 사라졌다. 갑자기 우울함이 밀려와 기다리던 휴가를 망치고 부대로 복귀했다. 그때부터 이를 악물고 운동을 하기로 결심했다.

"평생 이 몸으로 스트레스 받으면서 살고 싶지는 않아!"

남들이 부러워할 만한 몸을 만들기 위해 생활관에서 푸시업을 무작정 15개씩 나누어 총 60개씩 하기 시작했다. 갑작스러운 운동 때문에 온몸에 근육통이 일주일간 지속되었다. 평소 같았으면 거기서 그만두었을 텐데 나 자신이 이렇게 나약했었나 하는 생각이 들었다. 악에 받친 나는 근육통이 잔뜩 생긴 상태에서도 매일매일 푸시업을 했다. 다음 날엔 75개, 그 다음 날엔 80개, 또 그 다음 날엔 85개…. 조금씩 개수를 늘려가며 깊게 생각하지 않고 오로지 몸을 움직였다. 다른 운동법은 잘 모르지만 푸시업이라도 열심히 하는 것이 낫겠다는 생각, 반드시 예전의 몸보다 더 좋아질 것이라는 믿음 하나로 운동만 하던 시절이었다. 푸시업을 하루에 100~200개씩 하는 건 30분이 채 걸리지 않아 시간이 없다는 핑계를 댈 수도 없었다. 다시 휴가를 나갔을 때는 사람들로부터 "몸 많이 좋아졌네, 운동 열심히 했나 보다." 하는 말을 들을 수 있었다. 처음으로 뿌듯함을 느끼며 운동에 대한 동기부여를 잔뜩 받은 상태에서 부대에 복귀했다. 그때부터 운동을 더욱 즐겁게 하게 되었고, 변해가는 내 몸을 보며 다시 자신감이 생겼다.

어느 트레이너가 했던 말이 생각난다. "평범한 노력으로 운동한다면 평범한 몸이 만들어질 뿐이다. 자기 자신이 생각하는 것 이상으로 운동해야 몸이 변한다." 물론 근육질의 대단한 몸을 가진 유명인들에 비하면 나는 아직 멀었다. 하지만 병사들도 이 정도는 할 수 있다는 것을 보여주고 싶었다. 무엇보다 마음먹고 운동을 시작했다면 휴가 때마다 반드시 사진을 찍어두는 게 좋다. 비포 애프터 사진을 보면서 변화되어가는 자신의 몸을 볼 수 있을 테니 말이다.

나는 운동 일기를 쓴다

나는 이등병 때부터 병장 때까지 꾸준하게 일기를 썼다. 군대에서 있었던 일들과 그 순간에 느꼈던 감정들을 잊고 싶지 않기 때문이다. 운동을 시작한 뒤에도 일기장을 적극적으로 활용했는데, 매일 운동하는 부위와 간단한 운동 루틴을 함께 적어두었다.

운동을 하면 다른 일을 할 시간이 부족할 줄 알았는데, 오히려 일찍 일어나는 습관이 생기고 부지런하게 움직이다 보니 활용할 시간이 더 많아졌다. 가장 중요한 것은 운동을 하면서 도전정신이 더욱 강해졌다는 것이다. 몸이 좋아지면서 성취감을 느껴 다른 분야에도 적극

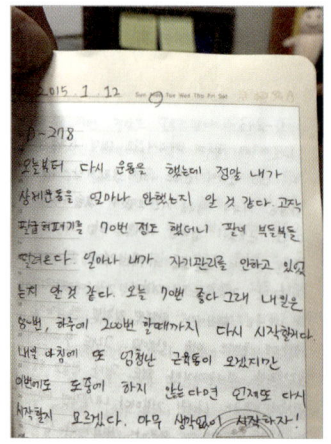 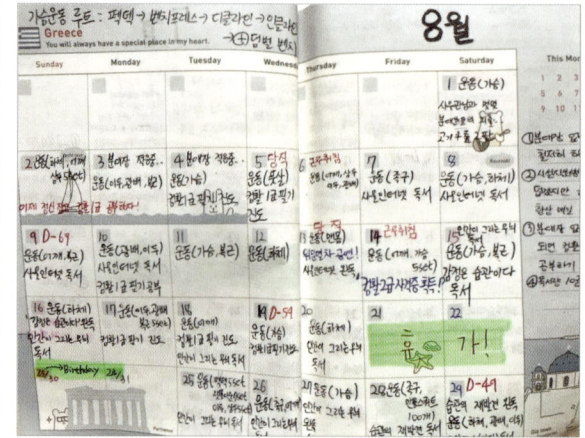

군대에서부터 쓰기 시작한 운동 일기와 운동 계획표

적으로 도전해보려는 의욕이 생겼고, '하면 되는구나.' 하는 자신감도 생겼다.

그러므로 이 책을 보는 병사들도 일기장에 자신의 운동 일지를 적어두기 바란다. 근육 또한 일정한 루틴을 반복하다 보면 금방 매너리즘에 빠지기 때문에, 기록을 해두어 끊임없이 새로운 운동법을 찾아 나가는 것이 중요하다. 그렇게 매일 일기로 기록하다 보면 스스로 피드백을 할 수도 있고, 정체기가 왔을 때 초심을 잃지 않도록 돕는 도구가 되기도 한다.

궁금하면 물어봐라

바디 컨설턴트로 일을 시작하면서부터 SNS를 통해 일반인은 물론 군인들에게도 다양한 질문을 받았다. 운동에 관해서 군인들이 궁금해하는 것은 일반인들이 궁금해하는 것과 별다를 것이 없다. 하지만 군대에서는 정보를 습득하기 어려우므로 운동과 체형 관련한 답변 하나하나가 굉장히 소중하게 느껴질 것이다.

나도 군대에 있을 때 운동을 전문적으로 하는 지인들에게 노하우를 꾸준하게 물어보았다. 또한 단순히 물어보는 행위로 끝내지 않고 행동으로 옮겨 차근차근 익혀나갔다. 병사들도 주변 지인들 중 운동을 전문적으로 하는 사람이 있다면 적극적으로 물어보아야 한다. 운동에 대한 열정이 있다면 궁금한 점이 많은 건 당연한 일이다. 만약 주변에 물어볼 만한 사람이 없다면 이 책을 읽고 나에게 직접 메시지나 메일을 보내도 좋다. 잘못된 상식으로 효과 없는 운동을 하지 않도록 확인하며 제대로 운동하기 바란다.

군대, 알고 보면
몸만들기 가장 이상적인 공간

활동량이 많다

사회에 있을 때는 몸을 쓸 일이 많지 않다. 이동할 때도 대중교통이나 자가용을 이용하여 걷는 시간이 줄고, 공부를 하거나 일을 하느라 많은 시간을 앉아서 보낸다. 하지만 군대에서는 훈련이나 작업, 운동 등으로 활동량이 많을 수밖에 없다. 물론 몸을 너무 혹사하는 것은 좋지 않지만, 작업이나 운동을 통해 적당히 몸을 쓰는 것은 건강에 도움이 된다. 왜냐하면 몸을 자주 쓰는 만큼 근육이 많이 쓰이고 신진대사가 높아져 소화 능력이 향상되며 혈액순환이 원활해지기 때문이다.

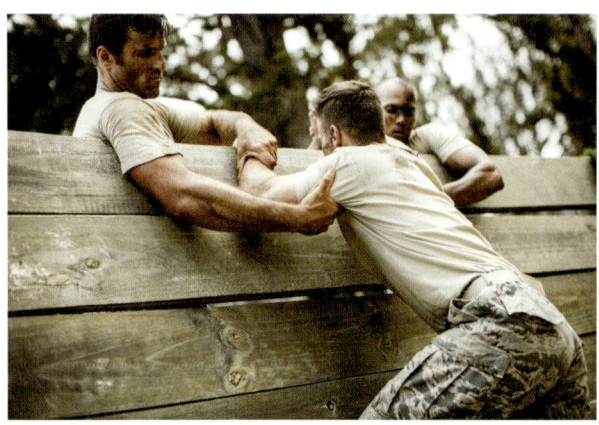

다이어트를 하고 싶은 병사들은 마음만 먹으면 다이어트의 효과를 볼 수 있고, 근육량을 증가시키고 싶은 병사들은 집중 트레이닝을 통해 근육을 활성화시킬 수 있다. 시간만 잘 활용한다면 군대에서의 약 2년 남짓한 기간은 건강을 위해 투자할 수 있는 가장 좋은 시간이 될 수 있다.

군대에서는 자유시간만 있다면 장소에 크게 구애받지 않고 구기 스포츠나 웨이트 운동에만 집중할 수 있다. 하지만 사회에서는 핑계를 댈 수 있는 것들과 유혹거리가 너무 많다. 물론 군대에서도 핑계를 대고 몸을 쓰지 않거나 운동을 하지 않는다면, 몸을 만들 기회는 더욱 더 줄어들 것이다. 운동을 하기로 결심했다면 지금부터 올바른 운동 습관을 충분히 몸에 배게 한 후 전역하는 것을 목표로 생각하자! 땀 좀 흘리면 어떤가? 땀 한 방울 한 방울이 병사들의 몸을 한 단계씩 더 발전시켜줄 것이다. 주변엔 오로지 같은 처지에 있는 동기, 선임, 후임들밖에 없으니 어디든 편한 곳을 운동 공간으로 정하면 된다. 물론 운동 후의 샤워는 에티켓!

양질의 식단이 제공된다

오른쪽 표는 어느 부대의 점심식사 메뉴 중 단백질을 포함하고 있는 식품만 나열해본 것이다. 병사들이 매일 단백질을 섭취할 수 있도록 구성되어 있다는 것을 알 수 있다.

과연 군대가 아닌 일상에서도 이렇게 꼬박꼬박 단백질을 잘 챙겨 먹을 수 있을까? 아

월	명태 순살 튀김
화	치킨 너겟, 순두부찌개, 고등어 순살 조림
수	쇠고기 육개장, 닭갈비
목	한우 불고기
금	닭곰탕, 생선, 묵 볶음

마 힘들 것이다. 전역 후에는 매일 일에 치이느라 아침은 자주 거르고 점심도 소홀히 먹을 때가 많다. 저녁엔 회식이나 술자리까지 있다고 생각하면 오히려 내 몸 안에 있는 단백질을 파괴하는 시간이 더 많다고 볼 수 있다.

하지만 군대에서는 기상시간과 취침시간이 정해져 있고 하루에 삼시 세끼를 정해진 시간에 챙겨 먹을 수밖에 없다. 그렇기 때문에 군대에서는 규칙적인 식단 관리가 가능하다는 것! 이 시기에 식단을 신경 쓰는 습관을 잘 만들어두면 전역 이후의 관리에도 도움이 될 것이다.

매일 보급으로 제공되는 우유

군대 식단은 일반적으로 나트륨 함량이 조금 높다. 하지만 우유에 함유된 풍부한 칼륨은 나트륨을 상쇄시켜 주고, 근육합성에도 도움이 된다. 우유 속 단백질인 카제인이 체내에 장시간 머물며 오랫동안 근육을 합성하는 데 큰 도움을 주기 때문이다. 특히 운동을 하고 나면 수분이 빠져나가 약간의 탈수 증상이 생기는데 이때 우유를 마시면 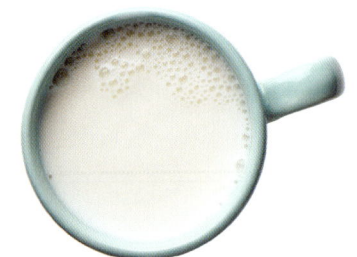 운동 중에 빠져나간 수분과 영양소를 보충할 수 있다. 우유에 함유된 비타민은 체내 활력을 높여주어 운동 후 피로한 근육에서 만들어지는 젖산의 분비를 억제해 근육통과 피로회복에 도움을 준다.

우유에 포함된 지방이 걱정이라고? 알고 보면 지방의 함량은 비교적 적으며, 칼슘이 오히려 지방을 분해하는 역할을 한다. 특히 생리활성 펩타이드, 비타민D, 아미노산이 풍부하여 지방량 감소에 도움을 준다. 근육을 만들고 싶다면 매일 보급으로 제공되는 우유를 잘 활용하는 것이 좋다.

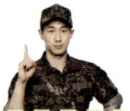

> **TIP 유당불내증으로 인해 우유를 못 먹는다면?**
> 유당불내증은 쉽게 말해 우유를 먹었을 때 소화가 잘 되지 않고 복통이 생기거나 설사를 하는 경우를 말한다. 그럴 때는 인터넷을 통해 유당이 적어 소화에 불편함이 없는 WPI 분리유청단백과 같은 보조제품을 구해서 섭취할 것을 추천한다.

식물성 단백질이 풍부한 두부와 고구마

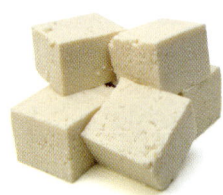

근육을 키우기 위해선 단백질이 빠질 수 없다. 대부분 고기를 통해 단백질을 섭취하는데, 고기의 동물성 단백질에는 필수아미노산이 골고루 구성되어 있기 때문에 근육을 합성하는 데 도움이 된다. 하지만 건강하게 운동을 하기 위해서는 동물성 단백질과 식물성 단백질을 골고루

섭취해주어야 한다. 식물성 단백질은 음식물을 소화시킬 때 산화물질이 적게 발생하고, 동물성 단백질에 비해 포화지방이 적어 살이 찔 가능성이 낮기 때문이다.

두부에는 동물성 단백질과는 다른 식물성 단백질이 많이 함유되어 있다. 군대에서는 두부가 자주 나오진 않으니 두부가 식단에 포함된 날에는 먹을 수 있을 만큼 많이 먹어두는 것이 좋다.

만약 두부가 너무 질려서 먹기 힘들다면, PX에서 판매하는 말린 고구마 제품을 섭취해도 좋다. 고구마를 그대로 말려서 만든 제품에는 약간의 당분이 포함되어 있어 운동 후 에너지 회복에도 좋고, 칼륨이 풍부하여 나트륨 배출에도 도움이 되므로 간식으로 즐겨먹기 좋다. 또한 운동 후 피로가 누적될 수 있는데 고구마에 들어 있는 마그네슘과 비타민이 피로 회복을 도와준다. 다만 말린 고구마 제품을 너무 많이 섭취하면 다이어트에 해가 될 수 있으므로 딱 한 봉지만 간식으로 먹을 것!

보급으로 제공되는 건빵과 주스

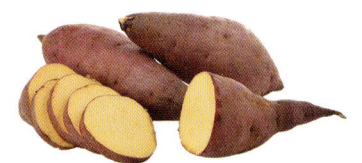

다이어트와 근육량 증가를 위해서는 단백질 섭취도 중요하시만, 탄수화물노 반느시 섭취해야 한다. 다행히 군대에서도 탄수화물 섭취를 돕는 식품들을 쉽게 찾아볼 수 있다. 병사들에게는 보급으로 받는 건빵과 '생생가득' 주스가 있다. 건빵은 성분표를 보면 알 수 있듯이 탄수화물과 지방, 단백질이 골고루 분포되어 있기 때문에 운동 전후에 좋은 탄수화물 공급원이 될 수 있다. 살을 찌우고 싶은 저체중 병사들이라면 식사 사이에 건빵을 섭취하는 방법도 추천한다.

생생가득 주스는 탄수화물 함량이 높기 때문에, 운동 직후에 섭취하면 도움이 된다. 운동을 하면 근육 안에 있던 글리코겐이라는 에너지가 거의 다 소진된 상태가 된다. 운동 직후 30분 안에는 소진된 글리코겐이 굉장히 빠르게 재흡수되기 때문에 소화흡수가 빠른 탄수화물 음료를 마시게 되면 근육 안에 글리코겐을 충분히 보충시킬 수 있다.

또한 몸속에 탄수화물이 들어올 때 인슐린 호르몬이 원활하게 분비되어 단백질 합성을 촉진하게 된다. 따라서 운동 직후 단수화물 없이 단백질만 보충하게 되면 50%밖에 충전할 수 없다고 보면 된다. 인슐린 호르몬 없이는 단백질 합성이 어렵기 때문이다.

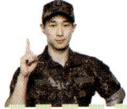

> **TIP** 운동 직후 올바른 영양소 섭취 순서
> 운동 직후에는 15~20g의 탄수화물을 보충해주는 것이 좋다. 탄수화물(단당류)이 글리코겐을 재충전시키고 인슐린 호르몬의 분비를 유도하기 때문! 운동 후 30분 이내에 단백질 보충제를 섭취하거나 고단백의 식사를 하여 단백질을 보충해준다. 운동 직후 섭취할 수 있는 단당류의 종류로는 보통 고구마, 꿀물, 바나나 정도를 추천한다.

군대리아는 근육을 만들어주는 식품

군대리아는 벌크업 목적이나 다이어트 목적을 가진 병사들에게 아주 좋은 식품이다. 단, 섭취할 때 주의할 점이 있다. 다이어트 목적으로 섭취할 때는 같이 나오는 시리얼은 되도록이면 적게 먹을 것! 과체중 병사의 경우 섭취하는 탄수화물 양이 많으면 다이어트가 어려워진다.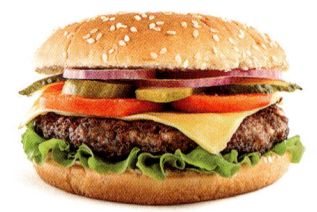
하지만 몸을 키우는 벌크업 목적으로 섭취를 할 때는 시리얼은 물론이고, 나오는 그대로 다 섭취하는 것이 좋다. 명심해야 할 점은 탄수화물인 빵과 시리얼만 잔뜩 섭취했다간 뱃살과 내장지방이 많이 쌓이는 '살크업'이 될 수 있으니 단백질이 포함된 패티까지 꼭 넣어서 먹는 것이 좋다.

음주가 불가능하다

간이 없으면 근육은 만들어질 수 없다고 해도 과언이 아니다. 그만큼 간은 몸을 만드는 데 있어서 매우 중요한 역할을 한다. 단백질이 간에서 합성되어 근육으로 만들어지기 때문에 평소에도 간 손상을 최소화해야 효율성을 높일 수 있다. 다행히 군대에서는 음주를 할 수 없기 때문에 근육을 만들기에 굉장히 유리한 환경이라고 볼 수 있다.

입대하기 전 병사들의 모습을 생각해보라. 적어도 1~2주에 한 번은 술을 마시던 모습이 생각나지 않는가? 술을 많이 마신 다음 날 아침은 여러 가지 이유로 인해 평소와 같은 컨디션을 유지하기 힘들다. 탈수로 인해 목이 마르거나 머리가 아프고, 속이 좋지 않아 밥도 제대로 먹지 못한 사람도 있을 것이다.

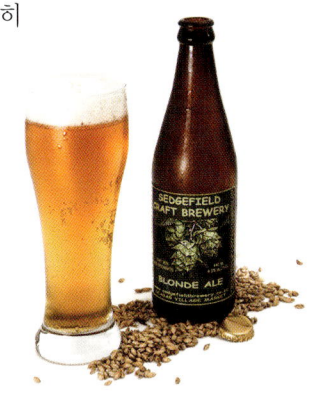

운동을 할 때도 마찬가지다. 술을 마신 뒤 운동을 하면 운동 수행 능력이 현저히 떨어지게 된다. 평소 들던 덤벨의 무게도 제대로 들지 못할뿐더러 쉽게 할 수 있었던 운동도 제대로 집중해서 하지 못해 효과가 감소하게 된다. 그 이유는 뭘까?

우리 몸속으로 술이 들어오면 간에서는 해독작용이 우선적으로 진행된다. 이때 근육합성까지 하려면 간이 평소보다 2배 이상으로 일을 해야 하기 때문에 쉽게 피로해지는 것이다. 따라서 운동한 다음에 술을 마시게 되면 그날 운동했던 것은 대부분 무용지물이 된다고 보면 된다. 하지만 부대에서 열심히 일하고 휴가를 나와서 친구들과 함께 마시는 시원한 맥주 한 잔을 뿌리칠 필요는 없다. 꾸준하게 운동을 하여 근육이 어느 정도 보이는 단계라면 1~2일 술을 마신다고 해서 근육이 쉽게 빠지진 않으니까! 그래도 걱정되는 병사들을 위해 휴가 때 근육 손실을 최소화시키며 술을 마시는 팁을 아래에 간단하게 소개한다.

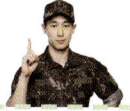

> **TIP 휴가 중 음주 꿀팁**
> - 음주 한 시간 전부터 이온 음료 1.5L 섭취하기
> - 음주 중에 최대한 물을 많이 마시기
> - 고단백질 안주 섭취하기(고기류 중 삼겹살은 제외, 생선류 중심)

충분한 숙면을 취할 수 있다

사회에 나와서는 일찍 눕는 사람은 있어도 일찍 자는 사람은 많지 않다. 퇴근 후에도 해야 할 일이 남아서 늦게까지 처리를 하거나 자려고 눕더라도 휴대폰으로 SNS를 하고 TV를 보느라 제시간에 자기란 쉽지 않다. 하지만 군대에서는 점호와 동시에 10시에 취침을 해야 한다. 그리고 다음 날 아침 기상까지 7~8시간은 충분한 숙면이 가능하다. 무엇보다 군대에서는 휴대폰 때문에 수면에 방해를 받지도 않고, 고된 작업과 운동으로 인해 몸이 지쳐 있는 상태이기 때문에 충분한 숙면할 수 있는 환경이 반강제적으로(?) 조성되어 있다.

그렇다면 왜 제시간에 잠을 자는 것이 근육을 키우는 데 도움이 될까? 제시간에 잠을 자야 근육을 성장시키는 호르몬들이 분비되어 작업과 운동 중 손상되었던 근육들을 회복시키면서 크고 단단하게 만들어주기 때문이다. 웨이트 트레이닝 같은 저항운동에 필수적인 3요소는 영양, 운동, 휴식이다. 이 3가지가 제대로 이루어지지 않는다면 근육이 제대로 성장할 수가 없는데, 그중에 많이들 놓치는 것이 바로 휴식이다.

휴식의 최고 방법은 잠을 자는 것이고 병사들은 사회인들보다 잘 수 있는 시간이 더 보장되기 때문에 점호가 끝나면 되도록 바로 취침하기를 권한다. 만약 휴식을 제대로 취하지 않고 계속 운동만 한다면 근육의 성장은 굉장히 더딜 수밖에 없다. 최악의 경우 열심히 운동을 했는데도 근육이 빠져버리는 근손실 현상이 올 수도 있기 때문에 근무가 없다면 제시간에 충분히 자는 것이 좋다.

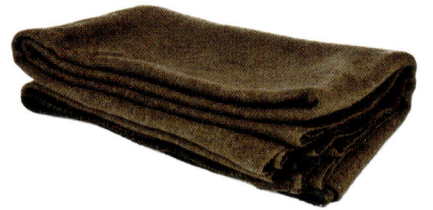

자유시간이 보장되어 있다

사회인이 병사들에게 이런 말을 해도 되는지 모르겠지만, 군대는 사실 사회보다 자유시간이 어느 정도 보장되는 편이다(이 부분은 부대마다 훈련 상황, 여건 등에 따라 다르게 영향을 받으니 오해하지는 않기를 바란다). 실제로 사회생활을 일찍 시작한 바람에 늦게 입대를 한 병사들은 어느 정도 공감을 할 수 있을 거라 생각한다.

사회에서 우리는 하루 중 대부분의 시간을 돈을 벌기 위해 일하는 데(혹은 일하기 위해 취업

준비 하는 데)에 가장 많이 사용한다. 일이 끝나고 난 후에는 식사를 하며 다시 내일을 위해 지친 몸을 쉬어주어야 한다. 대부분 저녁시간에 여유가 생기면 휴대폰을 보며 어영부영 시간을 보내거나, 만나야 할 사람들과의 약속으로 바쁘다. 이렇게 일주일이 정신없이 흘러가면 몸은 더욱 지치게 마련이다.

하지만 군대는 이러한 조건들이 다 배제된 환경이다. 군대에서만 유독 시간이 더디게 흘러가는 것도 같은 맥락으로 이해할 수 있다. 만약 훈련이 매일 있는 부대라면 어쩔 수 없지만 그렇지 않다면 대부분 일과가 끝난 후 생활관에서 쉬거나 전투체육을 할 수 있는 시간이 주어질 것이다. 또한 예전보다 개인 자유시간이 좀 더 보장되기 때문에 마음만 먹으면 운동에 더욱 집중하기 쉽다.

매일 똑같이 TV 앞에 앉아 있거나 Cyber 지식 정보방(일명 싸지방)에 가 있는 게 전부라면 시간이 아깝지 않은가? 많은 시간을 투자하라는 것이 아니다. 하루에 최소 30분, 여유가 된다면 1시간 정도 자신의 몸을 위해 투자하라는 것이다. 몸은 한 번 만들기 시작하면 눈으로 보이기 때문에 유지하기가 쉽다. 이 책에 나와 있는 루틴대로 한다면 분명 가능하다(하루 30분을 내는 것도 어려운 바쁜 병사들을 위한 루틴도 있다). 계급이 낮을수록 훈련받느라, 선임과 간부들 눈치 보느라 힘들겠지만 적어도 운동을 할 수 있는 환경에 있으면서 시도하지 않는 것은 안타까운 일이다. 어차피 군대도 사회나 마찬가지로 할 사람은 뭐든 하고 아닌 사람은 아무것도 하지 않는다. 주어진 환경에 최선을 다하며 자신을 위하여 시간을 투자하는 사람이 결과를 얻게 될 것이다.

체형별 맞춤 식단 및 운동 꿀팁

병사들은 크게 두 가지 체형으로 나눌 수 있다. 저체중 병사와 과체중인 병사. 이 중 어느 한 가지에 해당하는 병사들은 고민이 많을 것이다. 수많은 정보를 찾아봤을 것이고 같은 이야기를 수백 번은 들었을 것이다. 하지만 왜 몸은 바뀌지 않을까? 그 이유는 '식단'과 '운동법'이 잘못 되었기 때문이다. 아니면 "한 달만 운동하면 나도 근육 금방 나오지." 하고 말만 하며 아예 행동조차 하지 않았을 수도 있고!

문제는 몸을 만드는 것을 너무 쉽게 생각한다는 것이다. 대단한 근육질 몸이 아니면 대부분 '나도 저 정도는 금방 한다'며 우습게 여기고 배우거나 시도하려고 하지 않는 경우가 태반이다. 또 대중매체와 SNS에서는 점점 자극적이고 쉬운 방법으로 '하루 10분으로 몸짱되기'와 같은 불가능한 내용으로 일반인들을 현혹한다. 그대로 따라 해도 아무런 변화가 없으니 운동을 금세 포기하게 되는 것이다. 하루 이틀 공부해서 서울대를 갈 수 없는 것처럼, 우리 몸도 하루 이틀 운동한다고 변하는 것이 아니다. 꾸준함이 필요하다.

이와 동시에 반드시 병행되어야만 하는 것이 식단 조절이다. 지금부터 체형별로 알아두어야 할 식단과 현실적인 운동법을 소개한다.

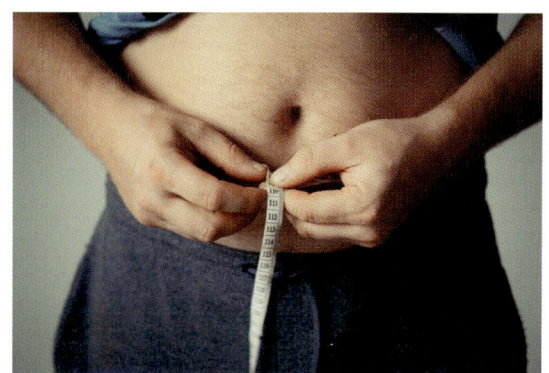

과체중 병사를 위한 식단 및 운동 꿀팁

과체중인 병사는 우선 자신의 생활 습관을 다시 돌아볼 필요가 있다. 무엇보다 운동과 식단 조절을 하기에 앞서 가장 중요한 것은 절대 변명하지 않는 것이다! 대표적인 변명거리들을 들어보자면 이렇다.
1) 나는 유전자가 안 좋다.
2) 나는 물만 먹어도 살찐다.
3) 나는 운동을 해도 바뀌는 게 없다.
이 세 가지의 변명은 내가 만난 사람들에게서 가장 많이 들었던 말이다. 이런 변명들을 앞세워 제대로 실천하지 않는다면 더 이상 도와줄 수가 없다. 하지만 정말 살을 빼고 싶은 병사라면 지금부터 잘 새겨듣기 바란다.

유전자가 안 좋다?

기본적으로 타고난 체형이 좋다면 다이어트도 필요 없고 좋은 몸을 만드는 게 훨씬 수월하다. 하지만 그런 사람들만이 좋은 몸을 가질 수 있는 것은 절대 아니다. 몸은 정말로 정직하기 때문에, 운동을 하지 않으면 절대 근육질의 몸이 만들어지지 않는다. 대부분 몸이 좋은 사람들은 남모르게 하나라도 더 들고, 더 뛰고, 피와 땀을 흘려가며 노력하였기 때문에 현재의 모습을 유지하는 것이다. 노력의 힘을 무시하지 말자.

물만 먹어도 살이 찐다?

우선 현재의 식습관부터 돌아보자. 삼시 세끼를 남들보다 많이 먹는 건 아닌지 점검할 필요가 있다. 삼시 세끼 모두 정량을 먹는다면 살이 쉽게 찔 수가 없다. 무언가 다른 원인이 있기 때문에 결과가 있는 것이다. 밥은 맛이 없어서 적게 먹는다고? 그럼 평소 군것질을 얼마나 하는지 생각해보자. 본인이 주장하는 것과는 다르게 물은 0칼로리이며 살을 찌울 만한 영양소가 없다. 그러니까 이 책을 보는 병사들만큼은 이런 변명은 하지 않았으면 한다.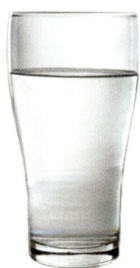
만약 사회에서 살이 쪄서 입대를 했다면 오히려 좋은 기회가 될 수 있다. 몸만들기에 대한 의지가 약한 병사일수록 입대 전에 수많은 음식과 유흥거리 때문에 굉장히 힘들었을 것이다. 하지만 군대는 어떠한가? 유혹거리도 없을뿐더러 운동할 수 있는 여건이 잘 마련되어 있다. 그러니 이제부터라도 살을 빼고 싶다면 삼시 세끼 정량을 잘 먹고, PX에서 간식을 사먹는 횟수를 줄이자. 어렵다는 거 안다. 하지만 식습관을 고치지 않는 이상 병사의 몸은 쉽게 바뀌지 않을 것이다.

운동을 해도 바뀌는 게 없다?

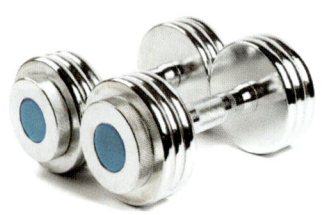
최선을 다해 운동해본 적이 있는가? 병사가 말하는 최선의 한계가 어느 정도인지는 모르겠지만, 운동을 너무 쉽게 보아서는 안 된다. SNS를 보고 있으면 다양한 운동법을 소개하는 사람도 많고 단기간에 만든 근육을 자랑하는 비포 애프터 사진이 많이 올라온다. 예를 들면 '4주 안에 끝내는 복근 만들기' 같은 미션이 가능할까? 평상시 운동을 꾸준하게 하여 몸 안에 근육량이 많은 사람은 가능할 수도 있다. 하지만 일반인들이나 운동을 제대로 해본 적이 없는 병사들은 거의 불가능하다고 말하고 싶다. 아니면 어렵게 생겨도 금방 사라지는 헛근육일 가능성이 높다.
요즘은 운동에 대한 정보를 쉽게 접할 수 있다 보니, 잘못된 정보나 자극적인 내용들이 굉장히 많이 확산되고 있다. 하지만 우리 몸은 쉽게 바뀌지 않는다. 생각하는 것 이상으로 어려운 일이다. 그래서 많은 이들이 도중에 포기하는데, 그럴 때일수록 조급해하지 말고 길게

보면서 운동해야 한다. 단기간에 운동해서 몸을 키울 생각이라면 잠시 접어두는 것이 좋다. 그저 꾸준하게 운동을 하다 보면 어느 정도 경지에 오르게 된다. 그때부터는 운동을 할 때 근육의 움직임과 자극을 확실하게 느낄 수 있기 때문에 더욱 흥미가 붙는다. 그러다 보면 자신의 몸이 변하는 것을 직접 눈으로 볼 수 있다. 그때까지는 목표를 향해 끈기 있게 올라가야 한다.

그렇다면 무엇부터 시작해야 할까? 사실 운동을 전문적으로 하지 않는 일반인이 근육량을 증가시키면서 동시에 살까지 빼는 것은 조금 힘들 수 있다. 그래서 우리는 우선순위를 근육량 증가에 둔다. 근육량을 증가시켜주는 무산소 웨이트 운동을 하면서 마무리로 가벼운 유산소 운동을 해주는 것이다.

단순히 '유산소 운동=살을 빼는 운동'이라고 생각해서는 안 된다. 무산소 운동도 다이어트에 큰 도움이 된다. 앞에서 설명했듯이 근육량을 증가시키면 요요가 올 가능성이 줄어들고, 몸 안에서 활동하는 엔진(근육)들이 많아져 대사량이 높아지기 때문에 살을 태우기 더 쉬워진다. 병사들이 소중하게 생각해야 할 것은 1g씩 늘어가는 근육량이라는 것을 인지하길 바란다!

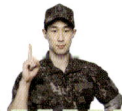

TIP 다이어트 운동 팁
1. 운동 동작 사이의 휴식 시간은 30초에서 1분으로 잡는 것이 좋다.
2. 기구를 사용할 경우 낮은 무게부터 시작하여 자극을 순차적으로 느낄 수 있게 한다.
3. 무산소 운동을 하고 나면 몸은 지방을 잘 태울 수 있는 환경으로 바뀌므로 근육 운동 후에 15~30분 정도 뛰면서 유산소 운동을 해주는 것이 좋다.

다이어트 식단 팁
1. 평소 먹던 밥의 양을 일주일에 한 숟가락씩 줄인다. 그래야만 위가 천천히 적응하면서 갑작스러운 폭식과 요요를 예방할 수 있다.
2. 취침 3시간 전에는 최대한 음식 섭취를 자제한다. 야식을 주의할 것!
3. PX를 방문하기 전에 계획을 세우는 것이 좋다. 일주일 단위로 최소한의 방문일을 정해놓고, 미리 적어 둔 물품만 살 수 있도록 한다.
4. 다이어트를 할 때도 단백질 섭취가 중요하므로 식물성 단백질 음식과 동물성 단백질 음식을 골고루 섭취한다.

저체중 병사를 위한 식단 및 운동 꿀팁

저체중인 병사는 운동도 중요하지만, 잘 먹는 것도 중요하다. 이런 이야기는 이미 수백 번(?)은 더 들었을 것이다. 당연히 먹는 것이 있어야 살이 찌지 않겠나! 나는 충분히 먹고 있다고 생각하는데 정말 그러한지 생각해보자. 주관적인 생각 말고 주변 병사들에게 물어보아라(정확한 답변이 필요할 땐 가까운 선임들에게 물어보는 것이 좋다. 후임들은 비위를 맞추느라 선의의 거짓말을 할 가능성이 크다).

식사를 할 때 신경 쓸 것은 탄수화물의 비율을 늘리고 단백질 섭취를 잘하는 것이다. 혹시 식사보다 지방이 많은 과자나 인스턴트 음식을 많이 먹고 있는 건 아닌가? 자신을 좀 더 냉정하게 평가해보자.

그런데 평소보다 조금만 많이 먹어도 배가 아파서 화장실에 자주 가거나 소화가 제대로 되지 않는 병사들도 있을 수 있다. 이런 고통을 받는 병사들은 한 번에 많이 먹지 말고 나눠서 먹는 방법을 택할 수 있다. 하루에 3끼를 먹던 것을 5끼로 나눠서 다양한 방법으로 섭취해보자. 소화기관이 음식을 한 번에 넣지 말라고 경고를 했는데도 자꾸 한 번에 많이 먹는다면, 소화도 제대로 안 될뿐더러 오히려 건강을 해칠 수 있다.

가장 이상적인 섭취 시간은 아침-점심 사이에 1번, 점심-저녁 사이에 1번으로 탄수화물과 단백질, 지방이 골고루 포함된 식품을 먹는 것이 좋다. 나의 경우에는 볼품없이 마른 체형이었기 때문에 군대에서 땅콩잼이 발린 식빵을 식간에 오전, 오후 무조건 2번씩 먹었다. 각 부대마다 상황이 다를 수 있기 때문에 식간에 챙겨 먹을 수가 없다면, 저녁 식사 이후 2시

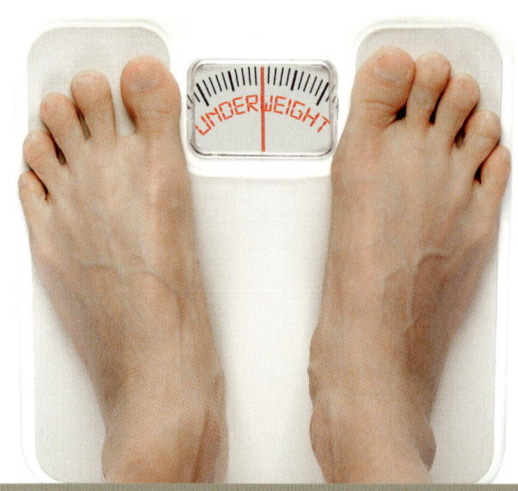

간이 지났을 때쯤 도움이 되는 식품을 반드시 섭취하는 게 좋다.

저체중 병사들에게도 운동만큼이나 식습관을 개선하려는 노력이 필수적이라는 것을 다시 한 번 강조하고 싶다. 식단 관리가 잘 되어야 운동을 했을 때 효과가 나타나기 때문이다. 몸에서 점차 늘어가는 영양소를 받아들이는 것에 적응하게 되면, 섭취할 수 있는 용량이 이전보다 커진다. 이때 근육량을 같이 키우게 되면 몸에서 저장할 수 있는 대사량이 높아지기 때문에 몸이 커지면서 몸무게가 함께 늘어난다. 이러한 과정은 요요를 막아준다.

저체중의 경우 요요는 남의 이야기처럼 생각하고 있는 경우가 많다. 하지만 단순하게 살이 빠졌다가 찌는 현상만 요요라고 생각하면 안 된다. 살이 쪘다가 다시 빠지는 것도 요요 현상이기 때문에, 자신이 원하는 체중을 만들었다면 적어도 6개월~1년은 유지해야 다시 살이 빠지지 않는다. 이를 위해 식단과 운동을 따로 분리하지 말고 병행해야 하는 것이다.

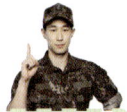

TIP 벌크업 운동 팁
1. 운동은 짧고 굵게 하는 것이 중요하며 휴식 시간은 최대 1~2분으로 잡는 것이 좋다.
2. 벌크업을 위해서 기구를 사용할 때 고중량 운동은 필수가 아니다. 6~12회 정도 가능한 중량과 횟수로 운동하면 된다.
3. 세트 수에 연연하지 않는다. 각 세트마다 운동하는 부위의 근육이 지치는 느낌이 들게 하는 것이 가장 중요하다.
4. 운동 시간은 최소 30분씩 적응해나가다가 점차 1시간 또는 그 이상으로 늘려주는 것이 좋다.
5. 유산소 운동은 일주일에 1회 정도 하여 신진대사를 활발하게 만들어준다.

벌크업 식단 팁
1. 평소 먹던 밥의 양을 1.5배 정도 늘린다. 살을 찌우기 위해서는 지방보다는 탄수화물을 많이 섭취해야 한다.
2. 운동을 하면서 컨디션이 떨어진 느낌이 들 때는 지방도 적절히 섭취한다.
3. 보충제는 웬만하면 먹지 말 것. 군대 식단은 신선한 식이섬유 섭취가 쉽지 않기 때문에 오히려 소화불량으로 인한 장 트러블을 유발한다. 운동 강도가 정말 세지 않다면 애써 먹은 보충제는 내장지방으로 저장되어 배만 나올 가능성이 크다.
4. 끼니를 4~5끼로 나누어 섭취한다. 탄수화물을 섭취할 때 나오는 인슐린 호르몬은 근육을 크고 단단하게 만들어주는 역할을 한다.

운동 자가평가 방법
푸시업, 풀업, 스쿼트

이 책은 초급자용과 중급자용 프로그램으로 나누어져 있다. 이미 운동을 오래 하여 전문지식이 많거나 누군가를 가르칠 수 있는 능력이 되는 상급자는 이 책을 보지 않아도 되기 때문에 프로그램에서 제외했다. 초급자용 프로그램은 운동을 한 번도 해본 적이 없는 병사들을 대상으로 구성했고, 중급자용 프로그램은 지금 운동을 하고 있거나, 운동을 해본 적이 있는 병사들을 대상으로 구성했다.

초급자용 프로그램	운동을 한 번도 해본 적 없거나, 운동 짬 6개월 미만인 병사
중급자용 프로그램	운동을 꾸준하게 하고 있는 중이거나, 운동 짬 6개월 이상인 병사

초급자는 정확한 자세를 배우고 근육에 자극을 느끼는 법을 제대로 익히는 것이 중요하다. 그래서 맨몸 및 밴드, 필요에 따라 덤벨을 이용하여 운동을 할 수 있게 구성했고, 중급자는 수준을 올려 밴드와 덤벨을 위주로 운동을 할 수 있게 구성했다. 이미 알고 있는 운동과 처음 보는 운동이 섞여 있을 것이다. 운동의 종류보다 각 운동을 정확한 자세로 하여 자극을 느낄 수 있을 때까지 연습했느냐가 중요하다.
또한 한 가지 운동만 매번 같은 중량과 같은 방법으로 하게 되면 근육이 금방 적응해버려서 성장을 멈추기 때문에, 운동 루틴을 다채롭게 구성하여 근육이 쉽게 적응하지 못하도록 자

극을 주는 것이 중요하다. 그래서 각 부위별 운동법부터 살펴보려고 한다. 운동 자세와 자극점을 한 번 더 체크한 뒤, 자가평가 프로그램의 플로우를 그대로 따라 해보기 바란다.

자가평가

먼저 병사들의 각자 레벨을 파악하기 위해 테스트를 거쳐야 한다. 테스트를 통해 초급자와 중급자를 나눌 수 있으며, 레벨에 맞게끔 트레이닝을 진행하게 된다. 테스트는 얼마나 더 잘하는지를 보는 것이 아니라 지금 현재 체력과 근력 수준을 파악하기 위해서 진행하는 것이기 때문에 억지로 하지 않아도 된다. 자신의 레벨보다 운동 강도가 너무 세면 오버 트레이닝이 되어 부상의 위험이 있을 수 있다. 반면에 운동 강도가 너무 약하면 근육에 제대로 자극이 가지 않아 효율이 떨어진다. 편안한 마음으로 다음에 제시된 세 가지 운동을 하면서 현재의 상태를 테스트해보자.

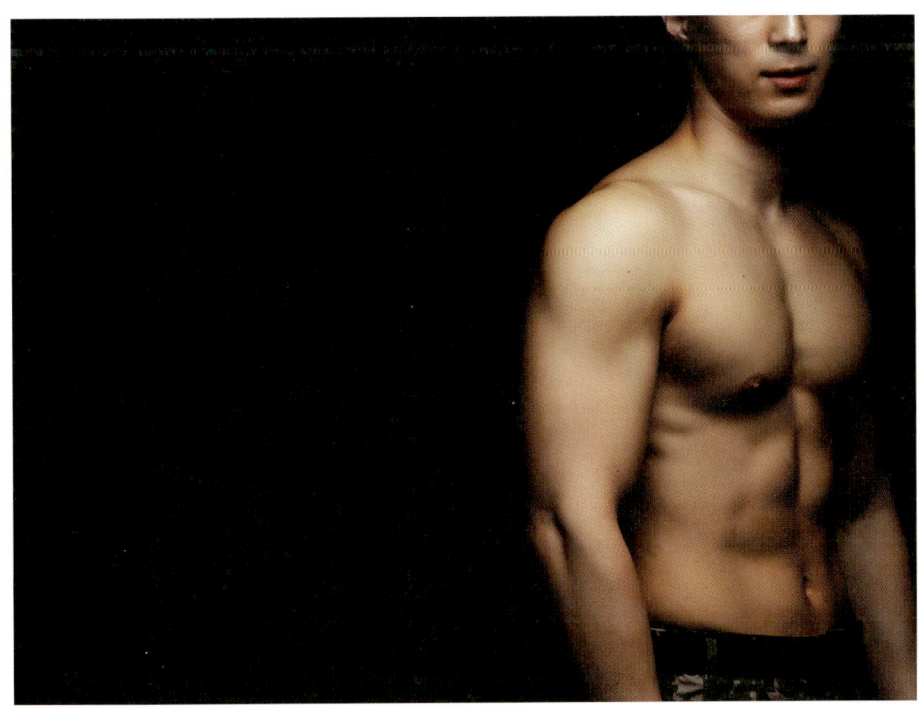

스쿼트

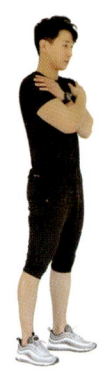 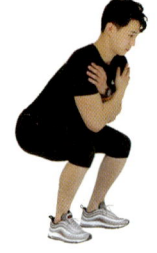

1 두 발을 어깨너비보다 약간 넓게 벌리고 허리를 편 뒤 양손은 편하게 어깨에 댄다.

2 상체를 앞으로 숙이며 엉덩이를 뒤로 빼고 무릎을 구부린다. 엉덩이와 허벅지 앞쪽의 자극을 느낀 뒤, 발뒤꿈치로 밀면서 올라온다.

※ 넓적다리와 바닥이 거의 평행이 될 때까지 구부린다.
※ 각 세트를 1분 안에 수행한다.
※ 세트 사이 휴식 시간은 30초로 정한다.

맨몸 스쿼트 테스트 표

1세트	2세트	3세트	Level
30회	30회	30회	중급자
30회	30회	25회	중급자
30회	25회	25회	중급자
30회	25회	20회	중급자
25회	20회	15회	초급자
25회	20회	10회	초급자
20회	15회	15회	초급자
15회	10회	10회	초급자

푸시업

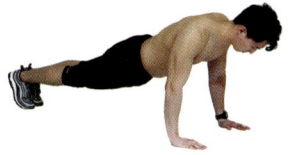 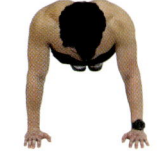 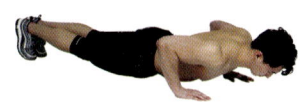

1 두 발을 나란히 모은 채 바닥에 엎드린다. 양손은 어깨너비보다 약간 더 넓게 벌려준다.

2 가슴이 바닥에 닿을 정도로 팔꿈치를 구부린다. 허리가 꺾이지 않게 복부에 약간 힘을 주고 팔을 다시 편다.

※ 스쿼트가 끝나고 30초 뒤에 실시한다.
※ 각 세트를 1분 안에 수행한다.
※ 세트 사이 휴식 시간은 30초로 정한다.

푸시업 테스트 표

1세트	2세트	3세트	Level
25회	25회	25회	중급자
25회	25회	20회	중급자
25회	20회	20회	중급자
25회	20회	15회	중급자
20회	15회	15회	초급자
20회	15회	10회	초급자
20회	10회	10회	초급자
15회	10회	5회	초급자

풀업

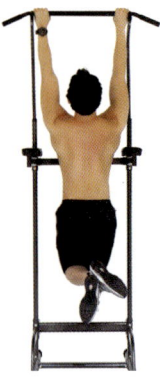

1 철봉을 잡고 양팔을 최대한 늘어뜨려 매달리며 등 근육을 이완시킨다.

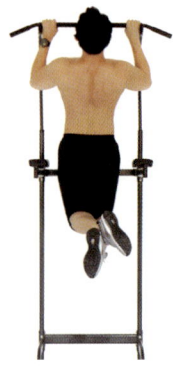

2 가슴을 편 상태에서 허리에 살짝 아치를 만든 뒤 몸통을 끌어올린다. 등 근육이 수축하는 것을 느끼며 천천히 원자세로 돌아온다.

※스쿼트와 푸시업이 끝나고 30초 뒤에 실시한다.
※각 세트를 1분 안에 수행한다.
※세트 사이 휴식 시간은 30초로 정해둔다.

풀업 테스트표

1세트	2세트	3세트	Level
15회	12회	10회	중급자
15회	10회	10회	중급자
12회	10회	5회	중급자
10회	5회	5회	중급자
10회	5회	3회	초급자
5회	5회	5회	초급자
5회	5회	3회	초급자
5회	3회	3회	초급자

자신의 레벨 측정

스쿼트, 푸시업, 풀업을 차례로 3세트씩 테스트했을 때 중급자가 2개 이상이면 중급자 프로그램을 선택한다. 중급자는 초급자 프로그램을 자유롭게 병행할 수 있다. 초급자가 2개 이상이거나 중급자가 1개 나왔을 경우 초급자 프로그램을 선택한다. 초급자는 중급자 프로그램을 보기 전에 초급자 프로그램과 운동을 모두 마스터한 후 다시 자가평가를 한다. 테스트 결과 중급자가 나왔을 경우 중급자 프로그램을 선택하면 된다.

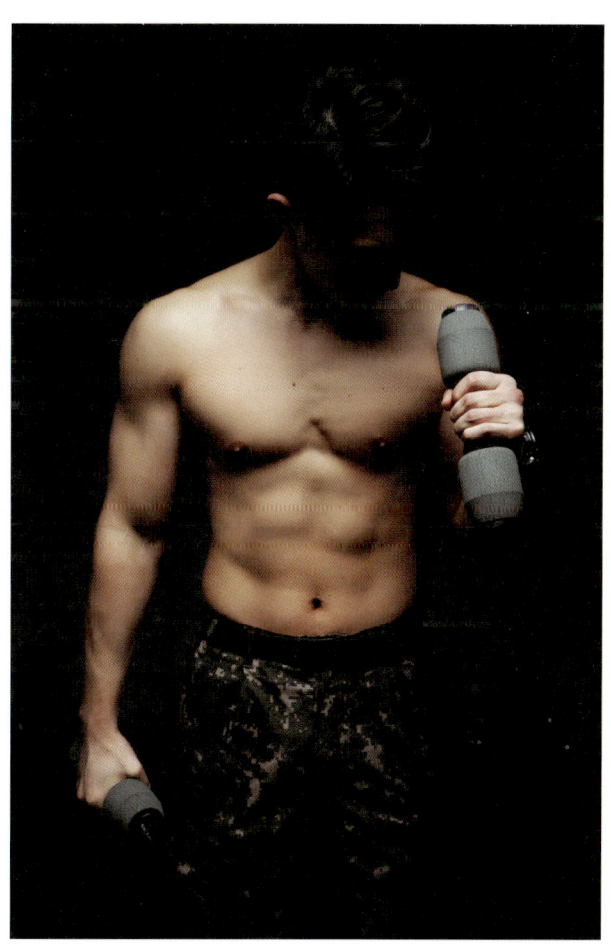

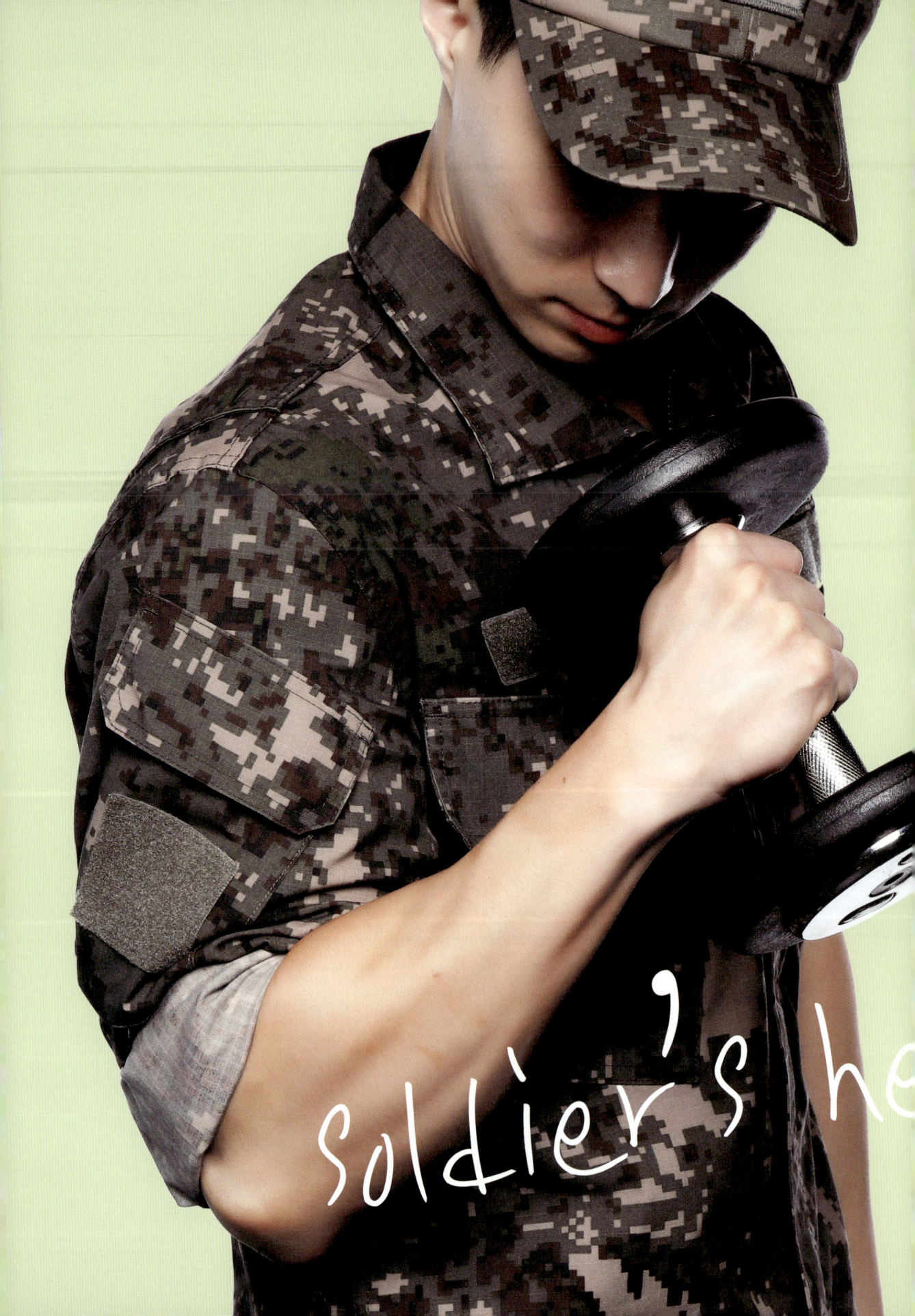

PART 02

군즈 헬스 부위별 운동법

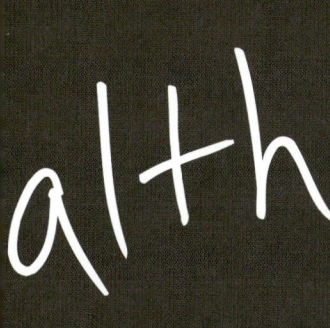

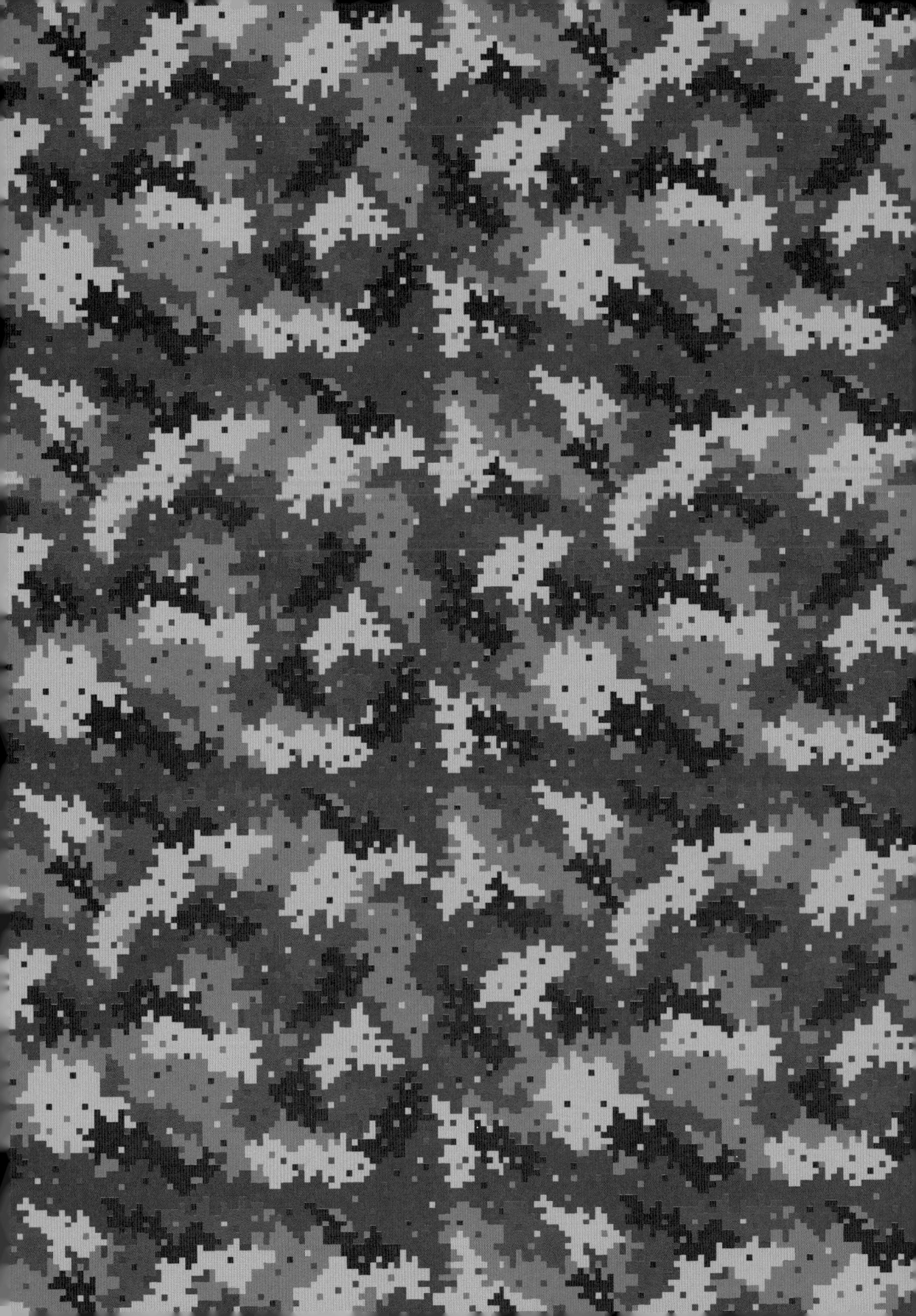

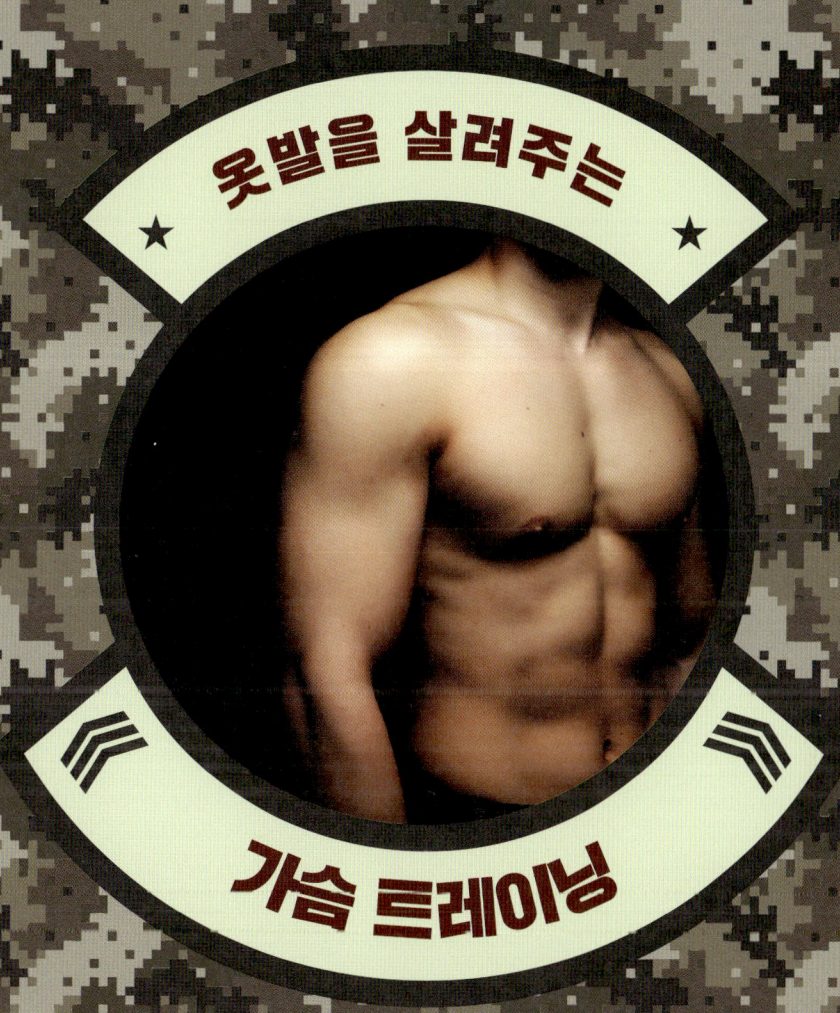

Chest Training

이제 막 운동을 시작했다면 당연히 딱 벌어진 가슴 근육에 대한 로망이 있을 것이다. 가슴 근육을 키우면 옷을 입었을 때 태가 완전히 달라진다. 반팔이나 셔츠를 입었을 때 옷이 밋밋하게 일자로 떨어지는 것이 아니라 근육으로 인해 입체감 있게 보이기 때문이다. 무엇보다 상체가 커져서 운동한 티를 팍팍 낼 수 있기 때문에 성취감도 크다.

가슴 근육은 대근육이라 상체 근육 중에서도 꽤 큰 근육에 속한다. 따라서 근육량을 늘리는 게 목표인 경우에 가슴 근육을 빼고 운동을 한다는 것은 말이 안 되는 소리다. 그렇다면 가슴 운동의 가장 기본적인 원리는 무엇일까? 바로 '밀기'다. 가슴 근육을 키우기 위한 대표 운동인 푸시업, 덤벨 프레스, 딥스 등의 운동이 모두 밀면서 가슴에 자극을 주는 것이다. 도구를 이용할 때는 대부분 밴드나 덤벨을 통해 가슴에 찢어질 듯한 저항을 주는데, 이때 핵심은 겨드랑이쪽에 힘을 주며 팔을 쭉 뻗어 자극을 계속 이어나가는 것이다.

아무리 운동 초보자라도 맨몸으로 하는 운동 중에 가장 많이 해본 것이 푸시업일 것이다. 푸시업은 전신의 근육을 써서 하는 운동이라 전신 운동이기도 하지만 그중에서도 가슴 근육을 많이 사용하기 때문에 가슴 운동 쪽에 더욱 가깝다. 만약 푸시업을 할 때 어깨에 자극이 더 많이 가거나 상부 승모근에 자극이 온다면, 팔꿈치 위치와 등의 각도를 제대로 확인해보자. 어깨와 팔꿈치 선이 같으면 어깨에 자극이 더 많이 가기 때문에 손바닥을 가슴 위치에 두고 양쪽 팔꿈치는 그대로 구부리면서 내려가면 된다.

가슴의 근육량을 더 효과적으로 늘리기 위해서는 운동할 때 삼두근을 꾸준하게 단련해두어야 한다. 만약에 삼두근을 제대로 쓰지 않는다면 손목이나 팔꿈치 같은 관절을 이용해 숭량을 늘리기 때문에 부상의 위험이 높아질 수밖에 없다. 그래서 처음부터 무리하게 푸시업을 하다가 손목에 부상을 당하는 경우가 생기는 것이다. 이러한 경우에는 손목에 무리가 덜 가게 도와주는 푸시업 바를 이용하는 것을 추천한다.

가슴 근육은 하나로 이루어져 있지 않고 크게 위, 중간, 아래 가슴으로 나누어져 있기 때문에 한 부위만 운동하는 것이 아니라 다양한 각도에서 해주는 것이 좋다. 가슴 운동을 할 때는 다른 근육의 보조가 반드시 필요하다. 등이 제대로 잡혀 있지 않은 상태에서 가슴으로만 운동을 하려고 한다면 몸통이 제대로 고정이 되지 않아 자꾸 흔들리기 때문이다. 지금부터 소개하는 운동들을 천천히 따라 해보고 본인의 수준에 맞는 운동 루틴(초급, 중급)을 제대로 수행하다 보면 어느 새 달라진 몸을 느낄 수 있을 것이다.

월 푸시업
Wall Push-Up

적용 부위 가슴 전체　　**호흡** 올라올 때 내쉬기　　**난이도** 하

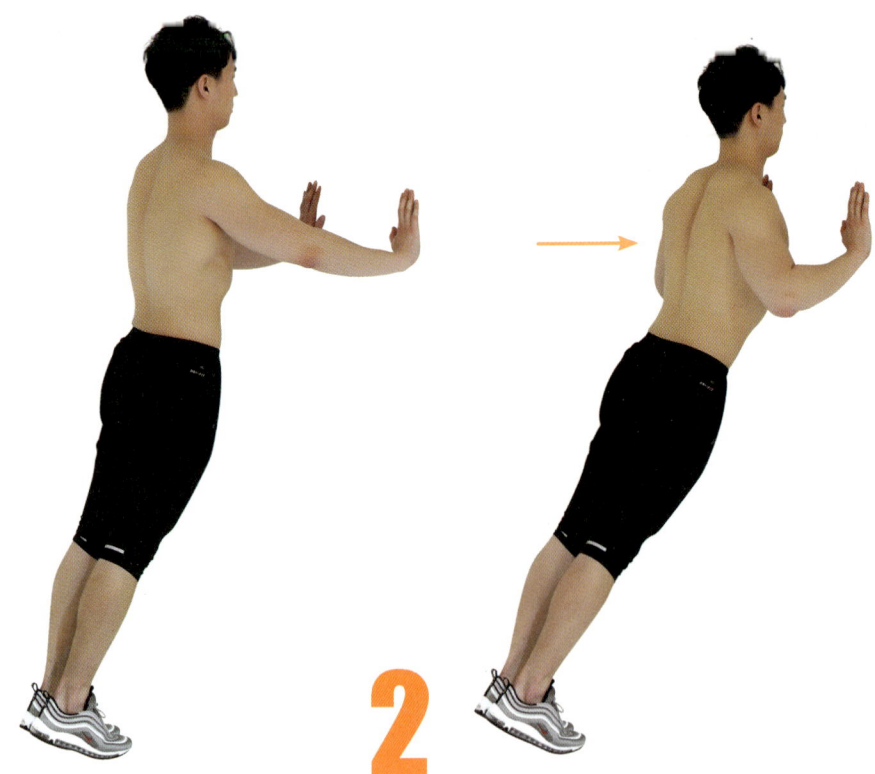

1 양팔을 어깨너비보다 조금 넓게 벌리고 손바닥을 벽에 댄다. 두 발은 나란히 모아 뒤로 뻗는다.

2 가슴이 벽에 닿을 정도로 양쪽 팔꿈치를 구부린다. 이때 가슴이 늘어나는 자극을 받아야 한다. 허리가 꺾이지 않게 복부에 약간 힘을 주고 양팔을 다시 편다.

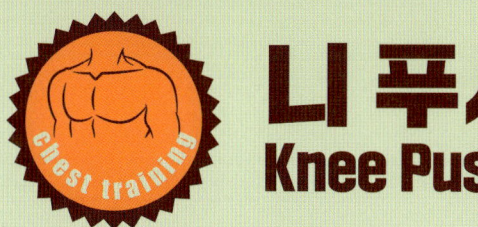

니 푸시업
Knee Push-Up

적용 부위 가슴 전체　　**호흡** 올라올 때 내쉬기　　**난이도** 하

1

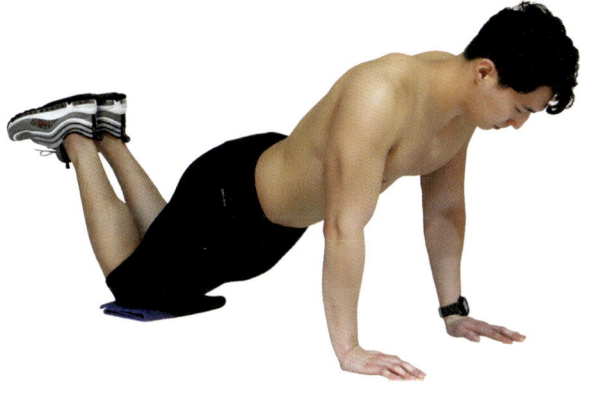

두 발을 나란히 모은 채 무릎을 바닥에 댄다. 양손은 어깨너비보다 조금 넓게 벌려 바닥을 짚는다.

2

가슴이 바닥에 닿을 정도로 양쪽 팔꿈치를 구부린다. 허리가 꺾이지 않게 복부에 약간 힘을 주고 양팔을 다시 편다.

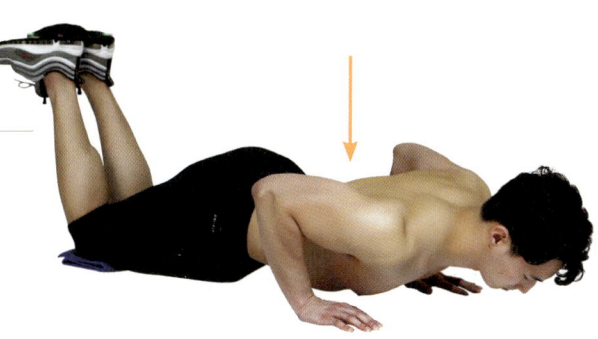

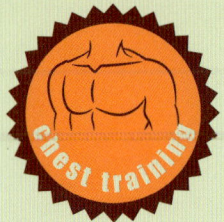

내로우 니 푸시업
Narrow Knee Push-Up

적용 부위 가슴 안쪽　　**호흡** 올라올 때 내쉬기　　**난이도** 중

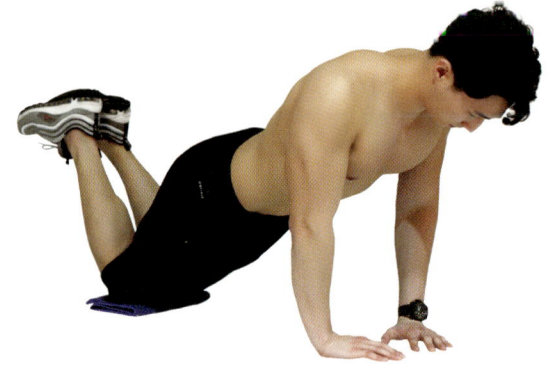

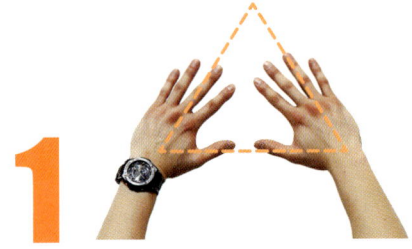

1

두 발을 나란히 모은 채 무릎을 바닥에 댄다. 양손을 삼각형 모양으로 만들어서 바닥을 짚는다.

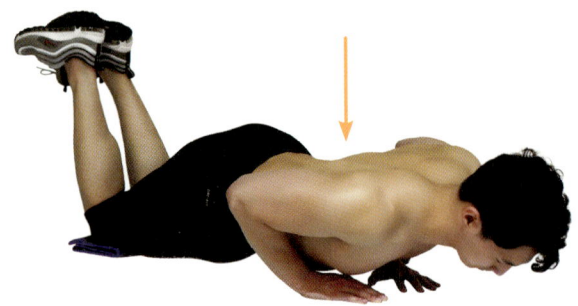

2

가슴이 바닥에 닿을 정도로 양쪽 팔꿈치를 구부린다. 허리가 꺾이지 않게 복부에 약간 힘을 주고 팔을 다시 편다.

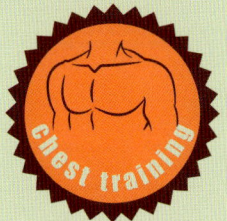

와이드 니 푸시업
Wide Knee Push-Up

적용 부위 가슴 바깥쪽　　**호흡** 올라올 때 내쉬기　　**난이도** 중

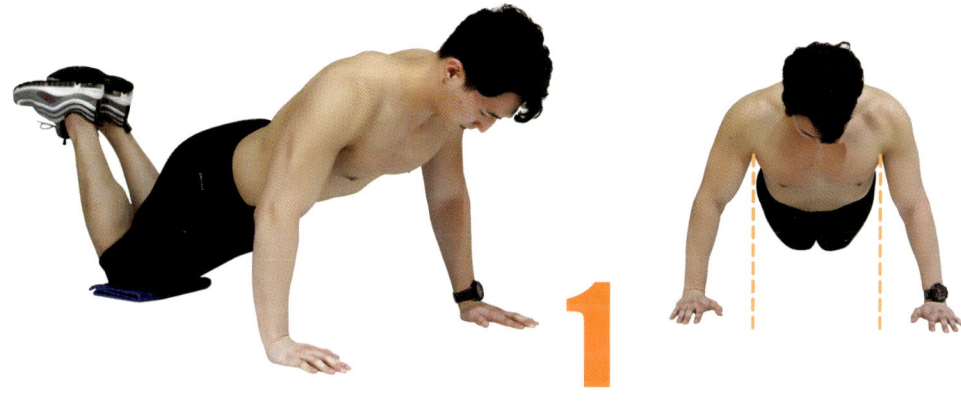

1

두 발을 나란히 모은 채 무릎을 바닥에 댄다. 양손은 어깨너비보다 조금 더 넓게 벌려 바닥을 짚는다.

2

가슴이 바닥에 닿을 정도로 양쪽 팔꿈치를 구부린다. 가슴 바깥쪽이 늘어나는 느낌을 받으면 팔을 다시 편다.

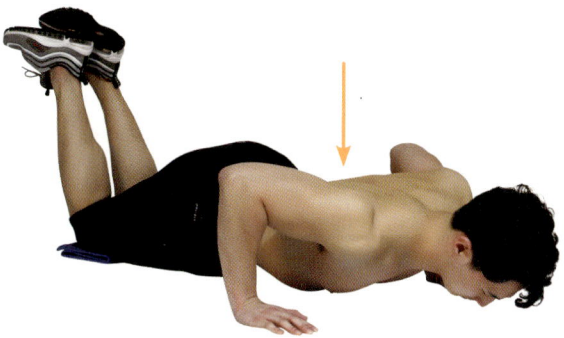

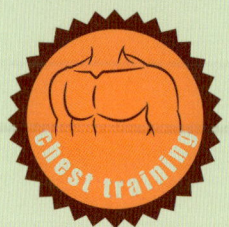

인클라인 니 푸시업
Incline Knee Push-Up

적용 부위 가슴 아래쪽　　**호흡** 올라올 때 내쉬기　　**난이도** 중

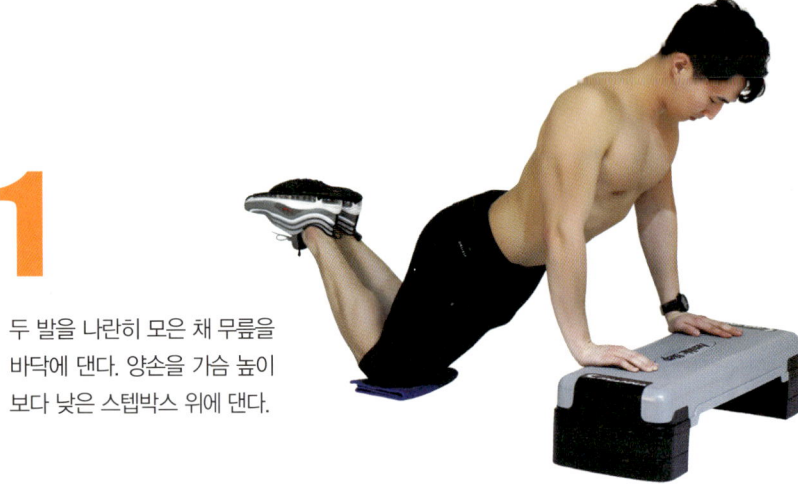

1 두 발을 나란히 모은 채 무릎을 바닥에 댄다. 양손을 가슴 높이보다 낮은 스텝박스 위에 댄다.

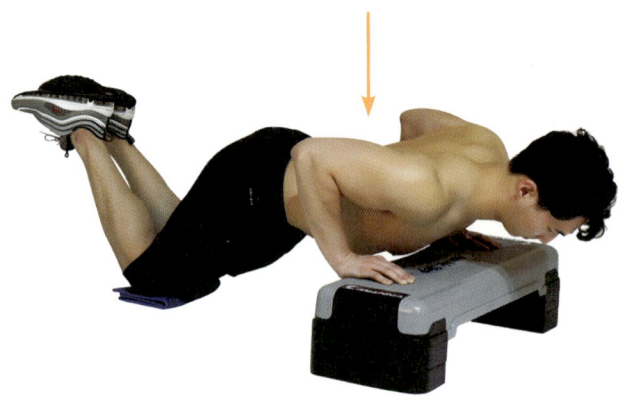

2 가슴이 스텝박스에 닿을 정도로 양쪽 팔꿈치를 구부린다. 가슴 아랫부분에 힘을 주며 양쪽 손바닥으로 스텝박스를 밀고 올라온다.

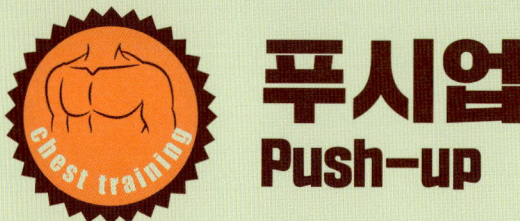

푸시업
Push-up

적용 부위 가슴 전체　　**호흡** 올라올 때 내쉬기　　**난이도** 중

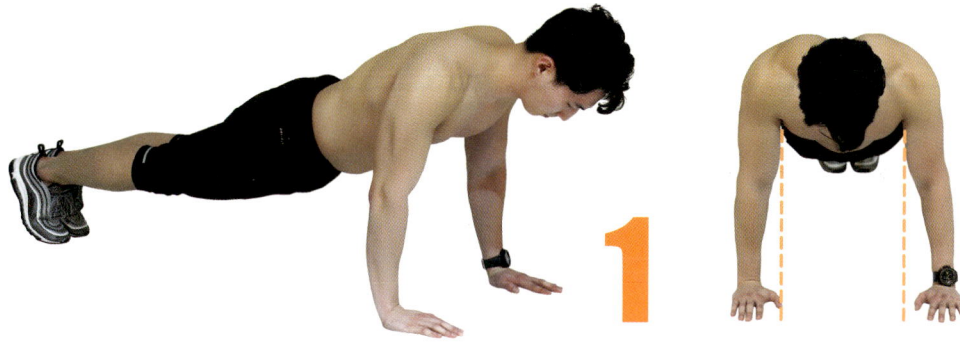

1 두 발을 나란히 모은 채 바닥에 엎드린다. 양팔은 쭉 펴서 어깨너비보다 약간 더 넓게 벌린다.

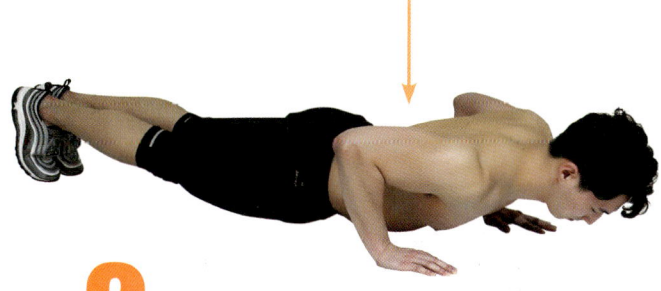

2 가슴이 바닥에 닿을 정도로 양쪽 팔꿈치를 구부린다. 허리가 꺾이지 않게 복부에 약간 힘을 주고 팔을 다시 편다.

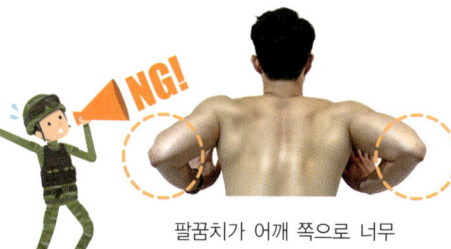

팔꿈치가 어깨 쪽으로 너무 올라오지 않게 주의한다.

내로우 푸시업
Narrow Push-Up

적용 부위 가슴 안쪽 ▶ 호흡 올라올 때 내쉬기 ▶ 난이도 중–상

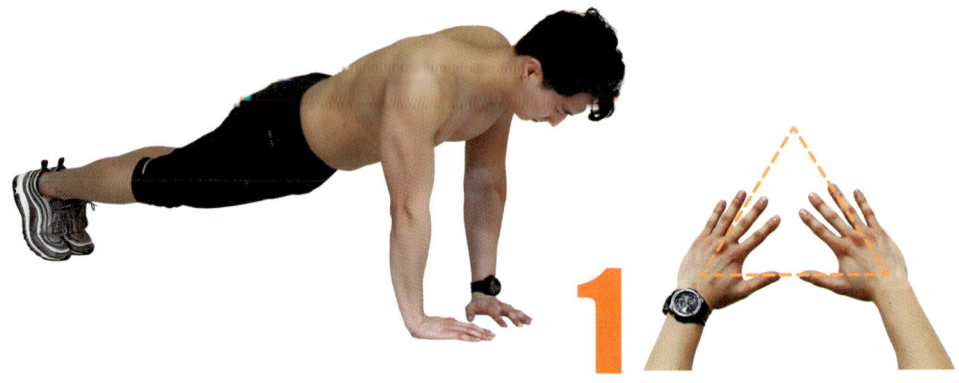

1 두 발을 나란히 모은 채 바닥에 엎드린다. 양팔은 쭉 펴서 손으로 삼각형으로 만든다.

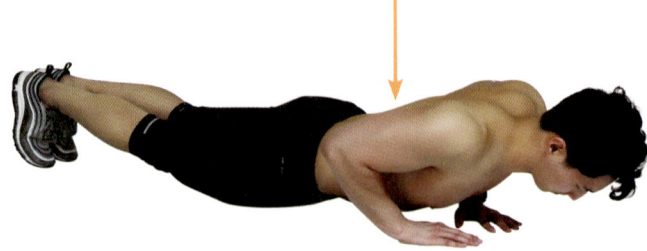

2 팔꿈치를 구부리면서 가슴이 바닥에 닿을 정도로 내려간다. 가슴 안쪽에 힘을 주며 팔을 다시 편다.

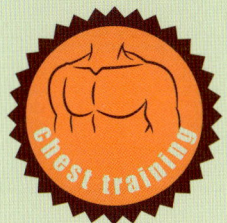

와이드 푸시업
Wide Push-Up

적용 부위 가슴 바깥쪽　　**호흡** 올라올 때 내쉬기　　**난이도** 중상

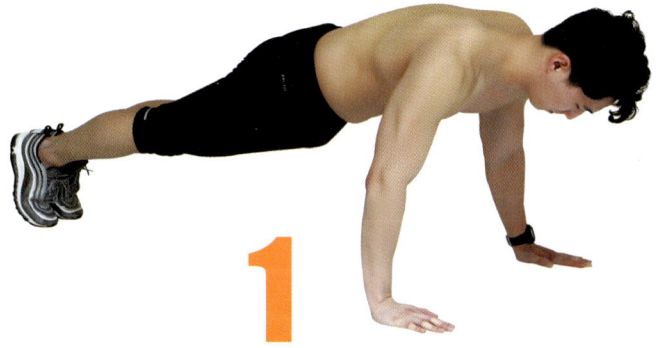

1 두 발을 나란히 모은 채 바닥에 엎드린다.
양팔은 쭉 펴서 어깨너비보다 더 넓게 벌린다.

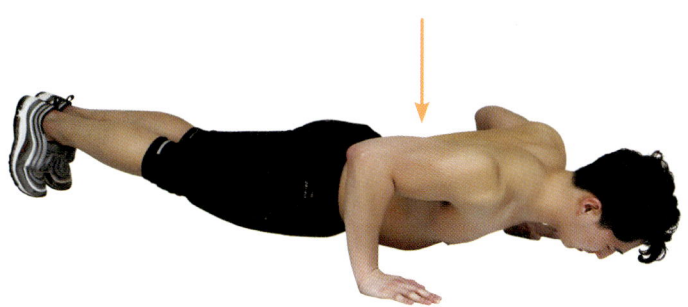

2 팔꿈치를 구부리면서 가슴이 바닥에 닿을 정도로 내려간다. 가슴 바깥쪽이 늘어나는 느낌을 받으면 팔을 다시 쭉 편다.

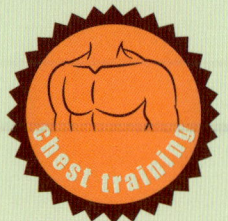

인클라인 푸시업
Incline Push-Up

적용 부위 가슴 아래쪽　　**호흡** 올라올 때 내쉬기　　**난이도** 중

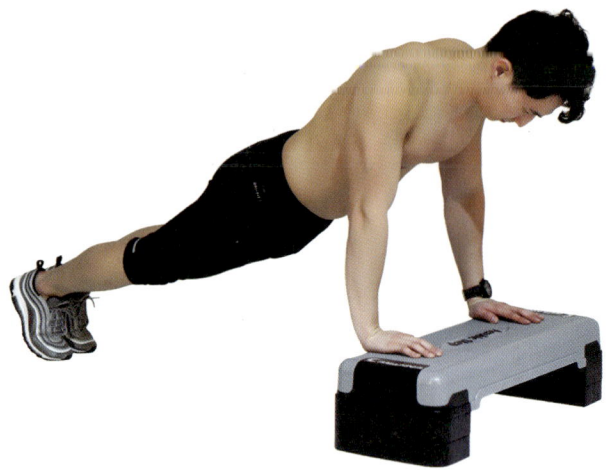

1

두 발을 나란히 모은 채 양팔을 쭉 펴서 가슴 높이보다 낮은 스텝박스 위에 올린다.

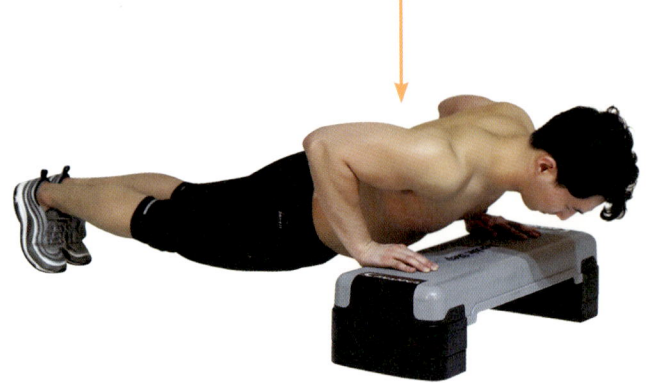

2

팔꿈치를 구부리면서 가슴이 스텝박스에 닿을 정도로 내려간다. 가슴 아랫부분에 힘을 주며 양쪽 손바닥으로 스텝박스를 밀고 올라온다.

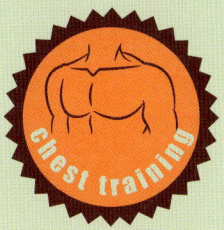

디클라인 푸시업
Decline Push-Up

적용 부위 가슴 위쪽　　**호흡** 올라올 때 내쉬기　　**난이도** 중–상

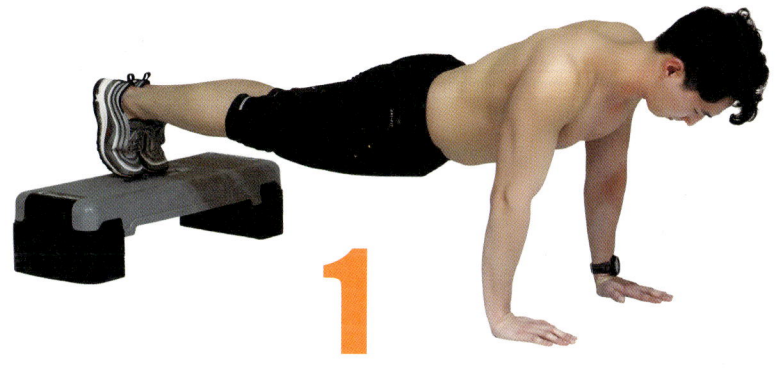

1

두 발을 나란히 모은 채 스텝박스 위에 올리다 양팔은 쭉 펴서 바닥에 대고 어깨너비로 벌린다.

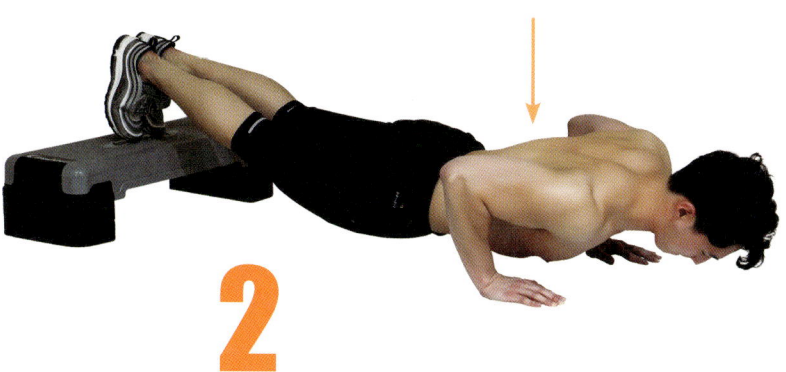

2

팔꿈치를 구부리면서 가슴이 바닥에 닿을 정도로 내려간다. 허리가 꺾이지 않게 복부와 위쪽 가슴에 힘을 주며 팔을 다시 편다.

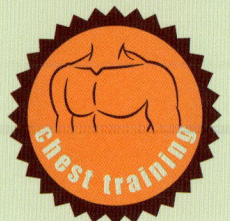

밴드 프레스
Band Press

적용 부위 가슴 전체　　**호흡** 팔을 뻗을 때 내쉬기　　**난이도** 중

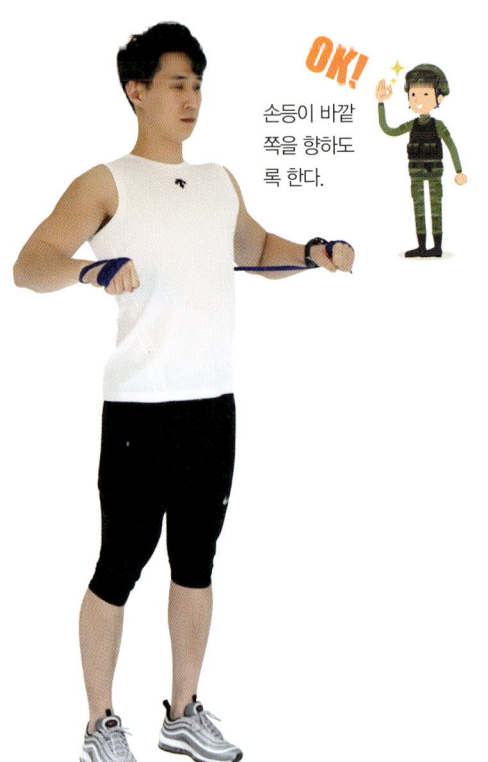

손등이 바깥쪽을 향하도록 한다.

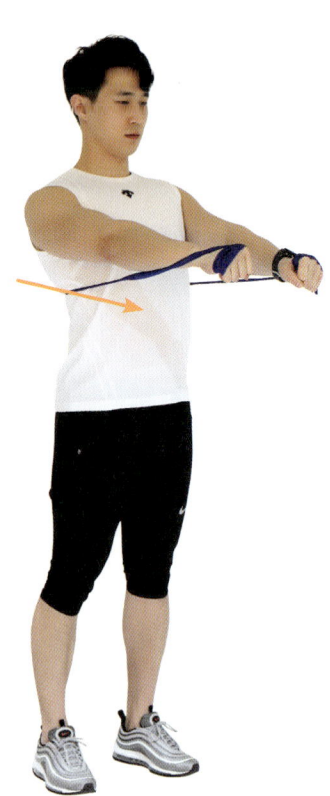

1

밴드를 등 뒤로 넘겨 양손으로 잡고 양쪽 팔꿈치를 손보다 살짝 아래쪽으로 내린다.

2

가슴 전체를 모아준다는 느낌으로 양팔을 앞으로 쭉 편다. 힘을 풀지 말고 천천히 버티다가 다시 원자세로 돌아온다.

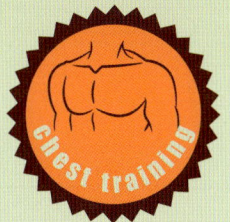

밴드 플라이
Band Fly

적용 부위 가슴 전체　　**호흡** 팔을 모을 때 내쉬기　　**난이도** 중

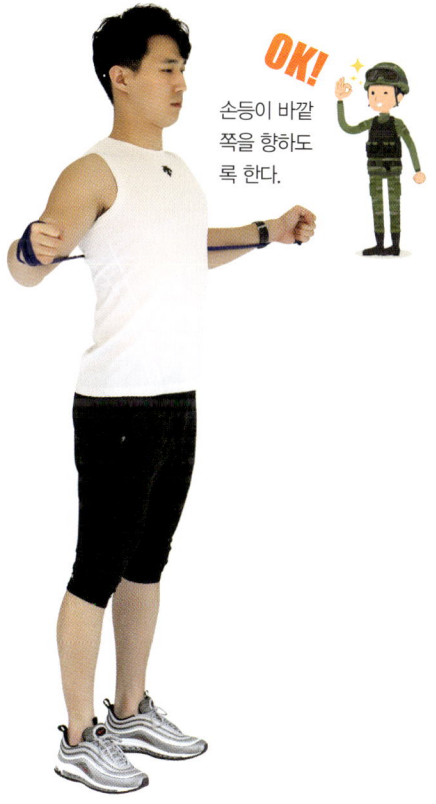

1

밴드를 등 뒤로 넘겨 양손으로 잡고 양쪽 팔꿈치를 손보다 살짝 아래쪽으로 내린다. 팔을 뒤로 벌리면서 W 자를 만들어 가슴 바깥쪽이 늘어나도록 자극한다

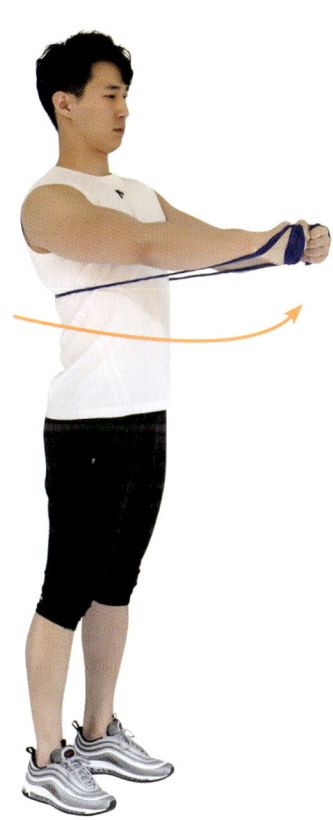

2

가슴 안쪽까지 힘을 주어 팔을 모은다. 힘을 풀지 말고 천천히 버티다가 다시 원자세로 돌아온다.

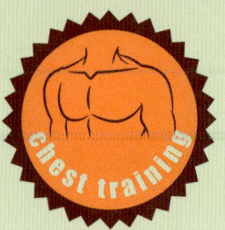

밴드 크로스 오버
Band Cross-Over

적용 부위 가슴 위쪽　　**호흡** 팔을 올릴 때 내쉬기　　**난이도** 중

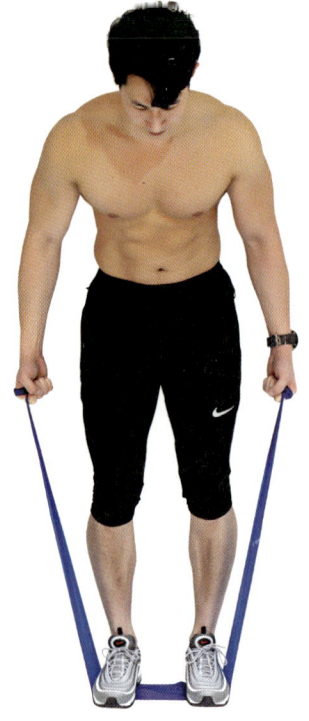

1

양손으로 밴드를 잡고 두 발로 밟고 선다. 이때 양손은 허벅지 옆쪽에 위치시킨다.

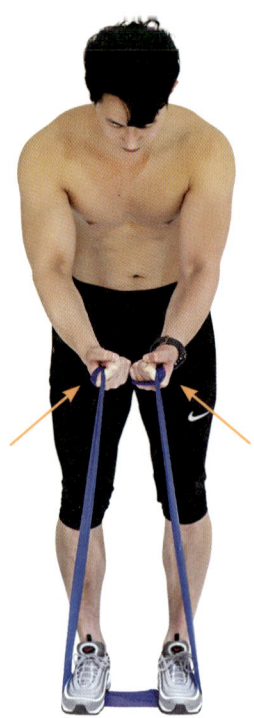

2

가슴을 펴고 밴드를 앞으로 모으며 끌어올린다. 힘을 풀지 말고 천천히 버티다가 다시 원자세로 돌아온다.

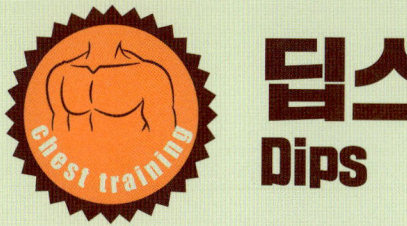

딥스
Dips

적용 부위 가슴 아래쪽 **호흡** 올라올 때 내쉬기 **난이도** 상

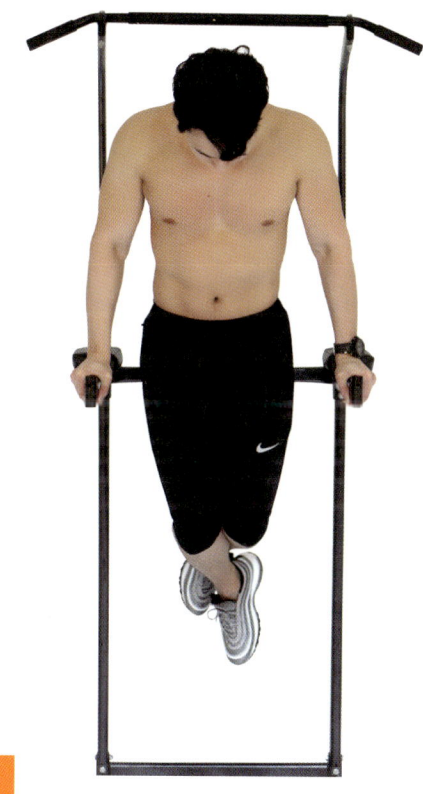

1

양손으로 평행봉을 잡고 올라간 뒤, 무릎을 구부리고 몸통을 앞으로 살짝 숙인다.

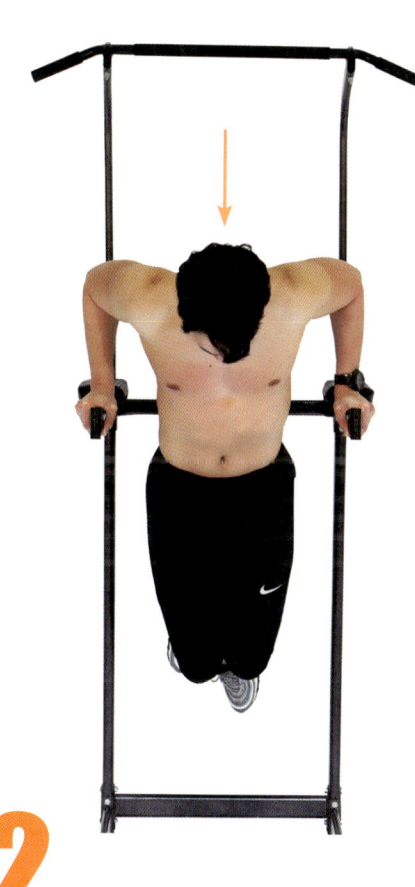

2

그대로 팔꿈치를 구부리며 천천히 아래로 내려간다. 가슴을 아래쪽으로 미는 느낌으로 힘을 주다가 팔을 다시 펴면서 몸통을 들어올린다.

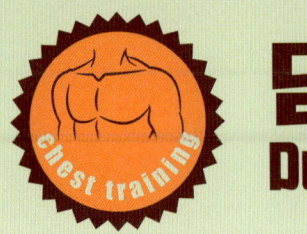

덤벨 프레스
Dumbbell Press

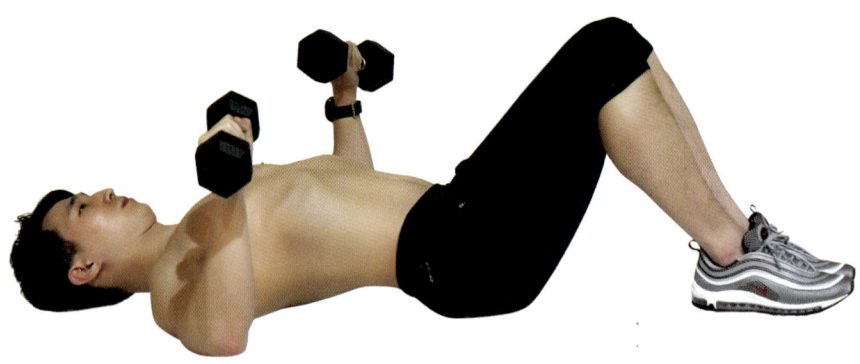

1

양손에 덤벨을 들고 바닥에 누워 두 발을 나란히 모은 채 무릎을 세운다. 이때 등이 움직이지 않게 모아서 고정시킨다.

적용 부위	호흡	난이도
가슴 전체	팔을 뻗을 때 내쉬기	중-상

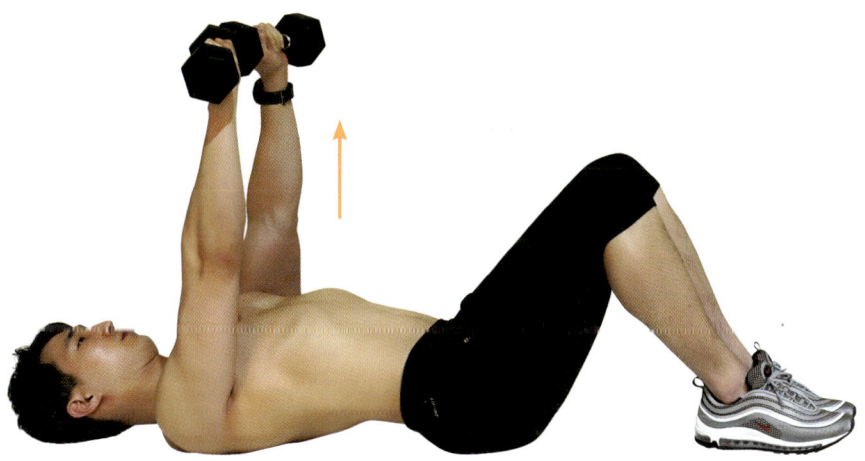

2

가슴 전체를 모아준다는 느낌으로 양팔을 쭉 편다. 힘을 풀지 말고 버티다가 천천히 팔을 내리며 원자세로 돌아온다.

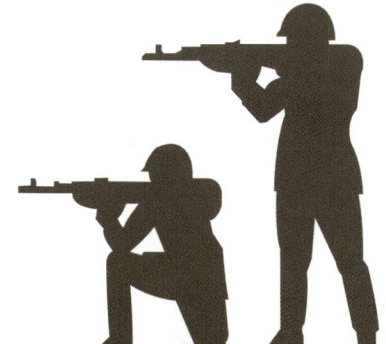

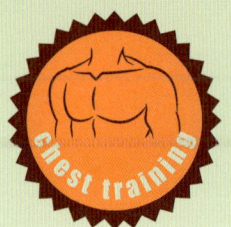

덤벨 플라이
Dumbbell Fly

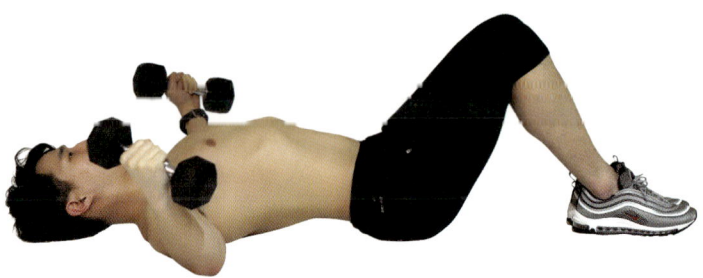

1 양손에 덤벨을 들고 바닥에 누워 두 발을 나란히 모은 채 무릎을 세운다. 이때 양쪽 손등이 바깥을 향하도록 한다.

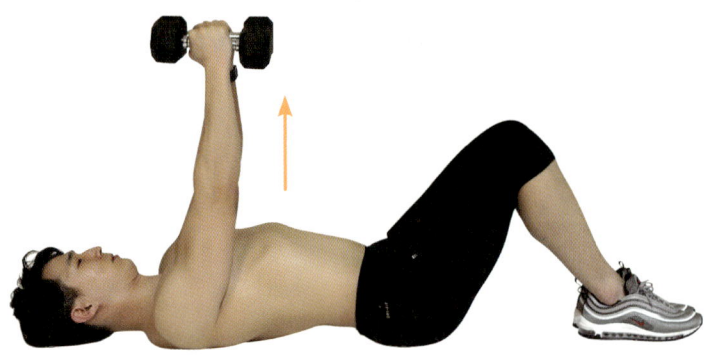
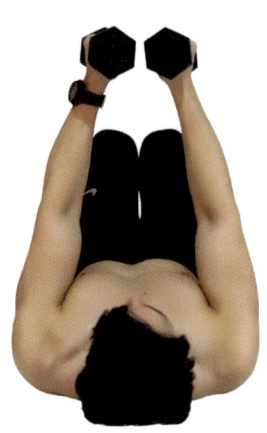

2 양팔을 가슴 앞쪽으로 쭉 편다.

적용 부위	호흡	난이도
가슴 전체	팔을 뻗을 때 내쉬기	중–상

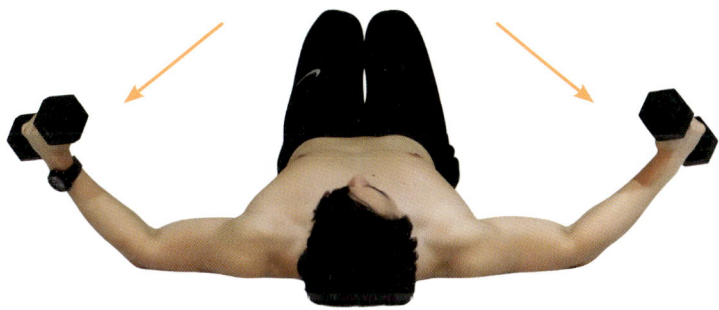

3

그 상태에서 팔을 양옆으로 벌리면서 가슴 바깥쪽을 늘린다. 다시 원자세로 돌아온 뒤 가슴 안쪽까지 힘을 주며 동작을 반복한다.

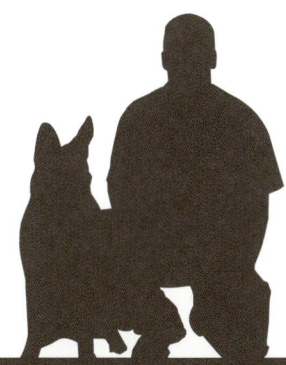

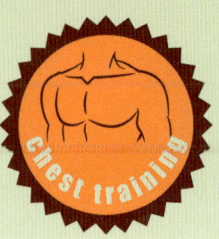

덤벨 크로스 오버
Dumbbell Cross-Over

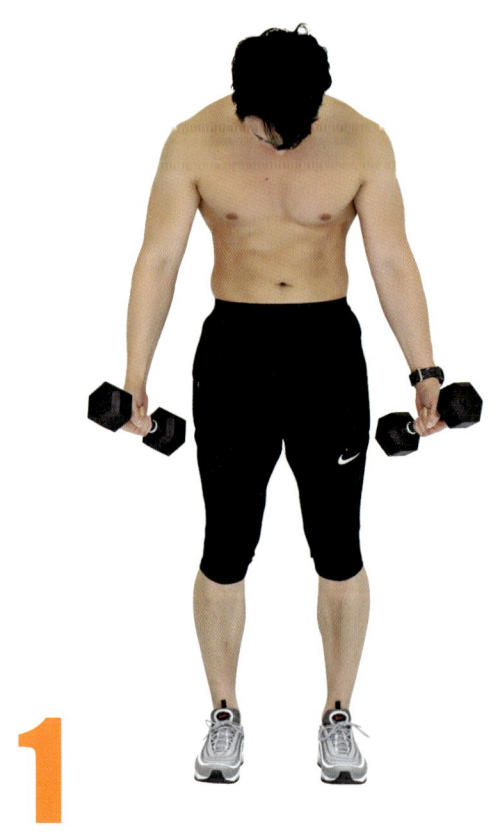

1

양손에 덤벨을 들고 두 발을 어깨너비로 벌리고 선다.
양손을 허벅지 옆쪽에 위치시키고 살짝 고개를 숙인다.

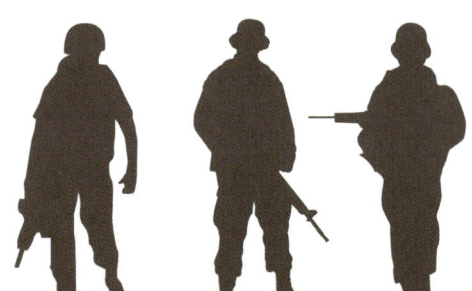

적용 부위	호흡	난이도
가슴 위쪽	팔을 올릴 때 내쉬기	중

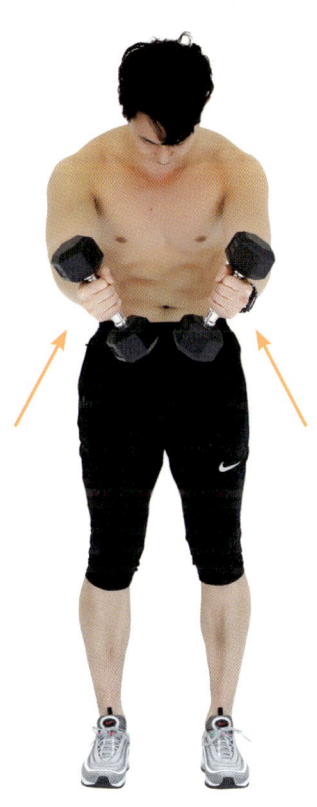

2

덤벨을 가슴 앞쪽으로 들어올리며 가슴을 앞으로 모은다.
힘을 풀지 말고 천천히 버티다가 다시 원자세로 돌아온다.

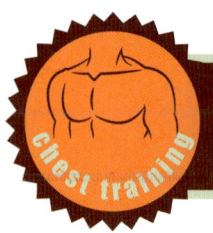

초급 운동 루틴

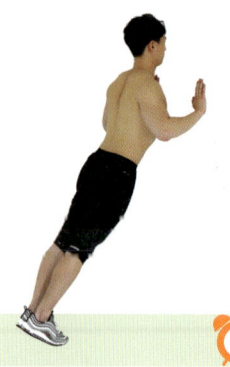
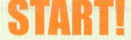
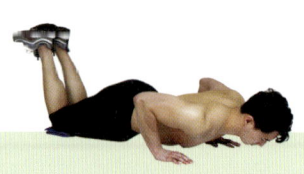

START!   월 푸시업(42쪽) 20회×3세트   휴식 2분   니 푸시업(43쪽) 15회×4세트   휴식 2분

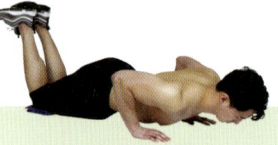

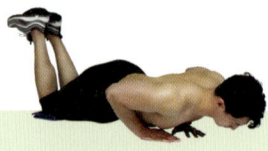

START!   니 푸시업(43쪽) 15회×4세트   휴식 2분   내로우 니 푸시업(44쪽) 15회×3세트   휴식 2분

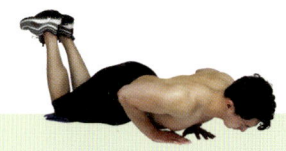  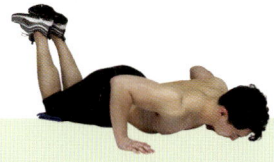 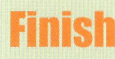

내로우 니 푸시업(44쪽)
12회×3세트

휴식 2분

와이드 니 푸시업(45쪽)
15회×3세트

휴식 2분

Finish

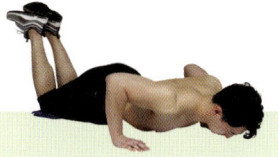 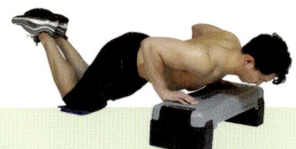 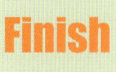

와이드 니 푸시업(45쪽)
12회×3세트

휴식 2분

인클라인 니 푸시업(46쪽)
15회×3세트

휴식 2분

Finish

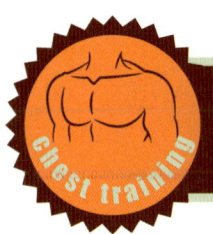

초급 운동 루틴

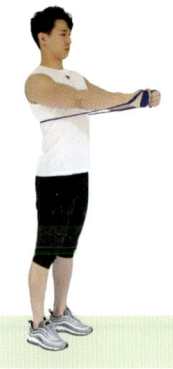
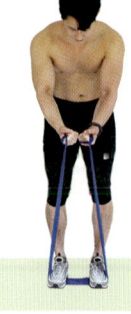

START!

밴드 플라이(53쪽)
20회×4세트

휴식 2분

밴드 크로스 오버(54쪽)
15회×3세트

휴식 2분

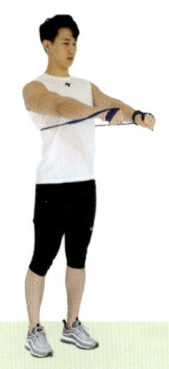
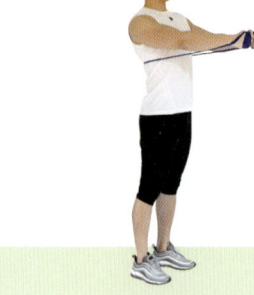

START!

밴드 프레스(52쪽)
20회×4세트

휴식 2분

밴드 플라이(53쪽)
20회×3세트

휴식 2분

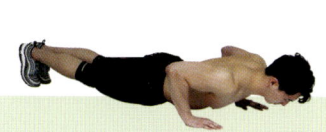  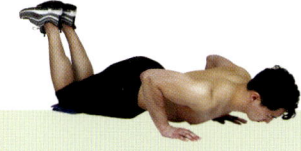 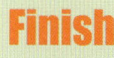

푸시업(47쪽)
12회×3세트

휴식 2분

니 푸시업(43쪽)
15회×3세트

휴식 2분

Finish

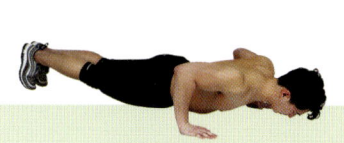 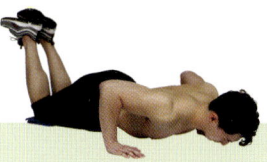 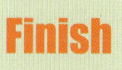

와이드 푸시업(49쪽)
10회×3세트

휴식 2분

와이드 니 푸시업(45쪽)
15회×3세트

휴식 2분

Finish

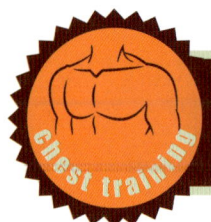

중급 운동 루틴

START! 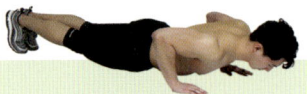 푸시업(47쪽) 15회×4세트 휴식 2분 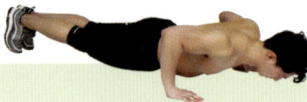 와이드 푸시업(49쪽) 15회×5세트 휴식 2분

START! 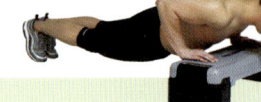 인클라인 푸시업(50쪽) 15회×4세트 휴식 2분 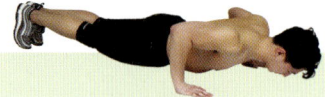 와이드 푸시업(49쪽) 15회×4세트 휴식 2분

START! 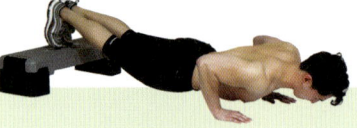 디클라인 푸시업(51쪽) 15회×4세트 휴식 2분 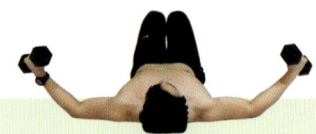 덤벨 플라이(58쪽) 15회×4세트 휴식 2분

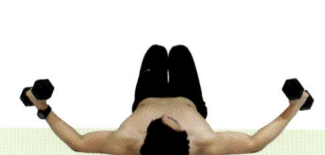  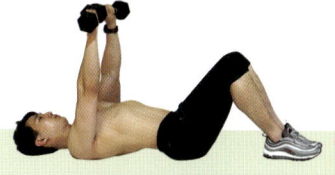 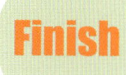

덤벨 플라이(58쪽) 휴식 2분 덤벨 프레스(56쪽) 휴식 2분 Finish
20회×4세트   20회×5세트

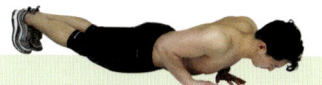 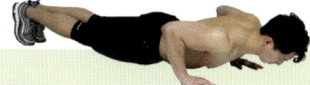 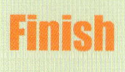

내로우 푸시업(48쪽) 휴식 2분 푸시업(47쪽) 휴식 2분 Finish
20회×5세트   15회×5세트

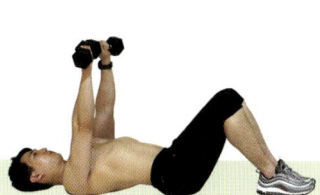 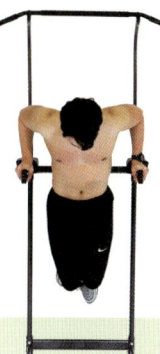 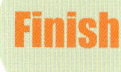

덤벨 프레스(56쪽) 휴식 2분 딥스(55쪽) 휴식 2분 Finish
15회×5세트   15회×5세트

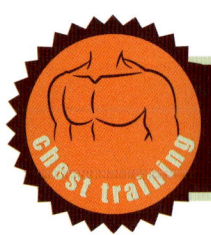

중급 운동 루틴

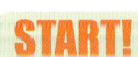 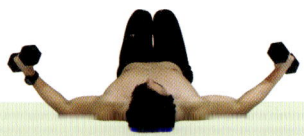 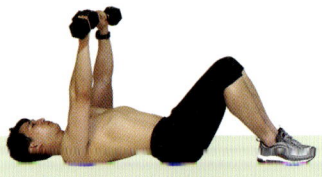

START!　　덤벨 플라이(58쪽)　　휴식 2분　　덤벨 프레스(56쪽)　　휴식 2분
　　　　　　　20회×5세트　　　　　　　　　　　20회×5세트

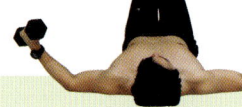 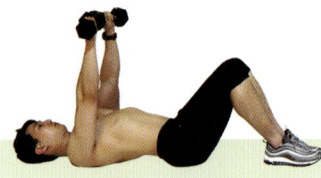

START!　　덤벨 플라이(58쪽)　　휴식 2분　　덤벨 프레스(56쪽)　　휴식 2분
　　　　　　　20회×4세트　　　　　　　　　　　20회×4세트

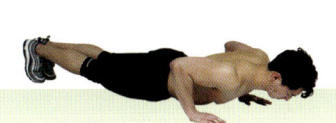  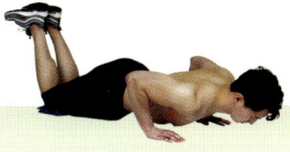 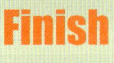

푸시업(47쪽)　　　　휴식 2분　　니 푸시업(43쪽)　　휴식 2분　　Finish
15회×4세트　　　　　　　　　　10회×4세트

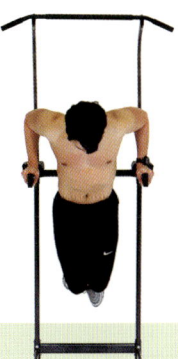 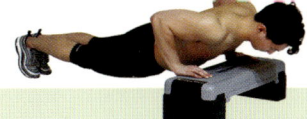 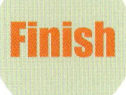

딥스(55쪽)　　　휴식 2분　　인클라인 푸시업(50쪽)　　휴식 2분　　Finish
12회×5세트　　　　　　　　　　20회×5세트

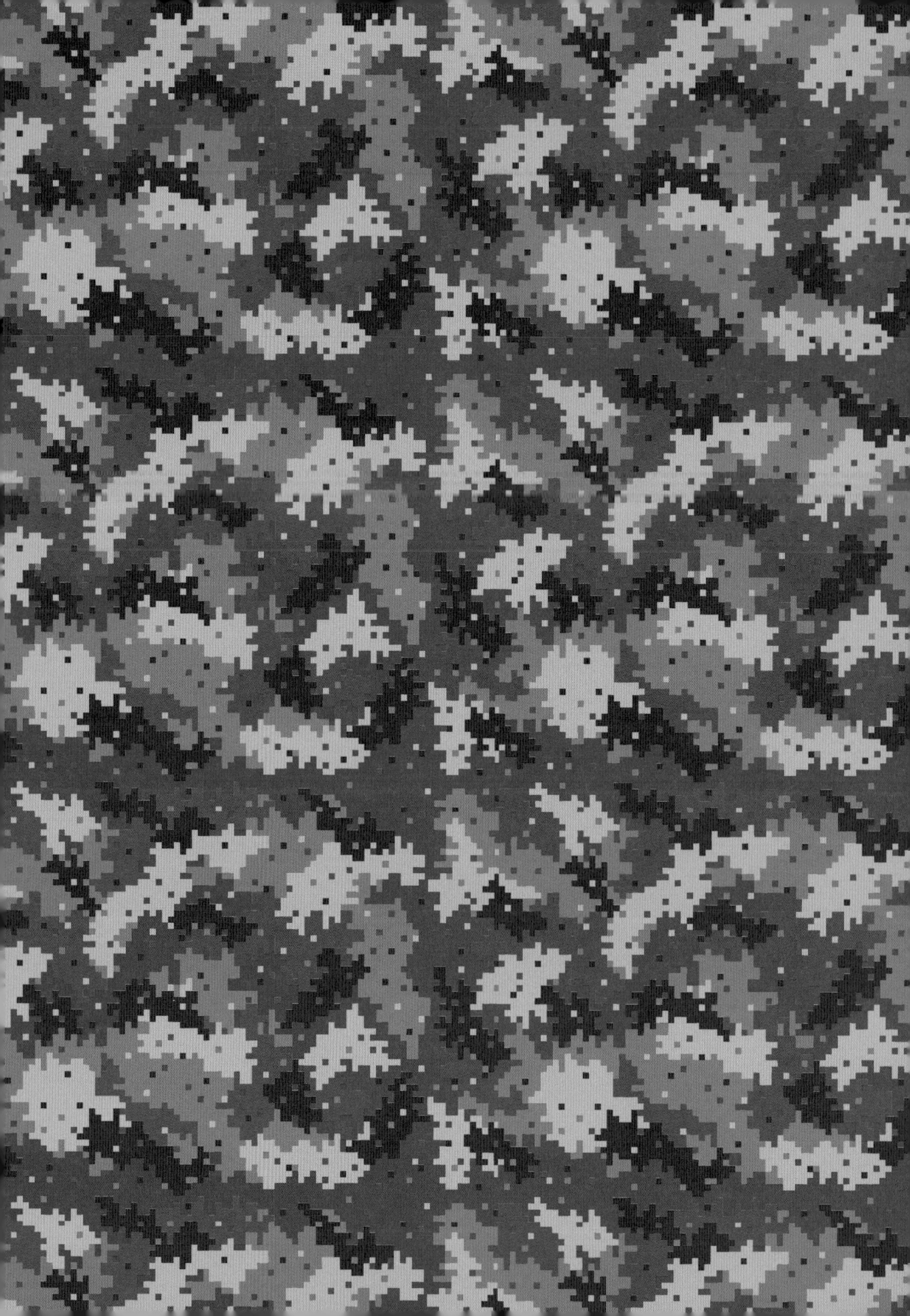

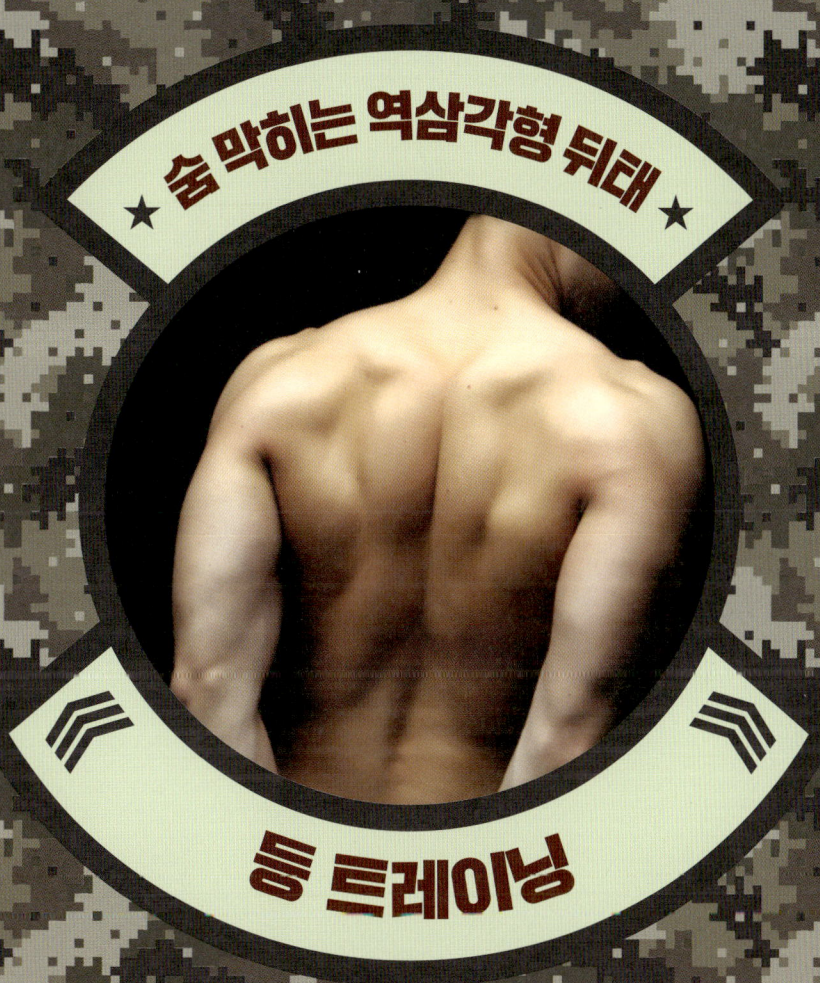

입대 전까지만 해도 마르고 볼품없는 몸이었는데 꾸준한 운동 덕분에 지금은 역삼각형 몸의 일등공신인 넓은 어깨를 가지게 되었다. 이소룡의 등과 같이 날개처럼 펴지는 넓은 광배근은 남자의 강인함과 동시에 섹시함을 느끼게 해준다. 등의 광배근은 키우면 키울수록 옆으로 넓어져 어마어마한 상체를 만들 수 있다. 상체 중에서 근육이 가장 많은 부위가 등이기 때문이다. 등은 다른 데 비해 큼직큼직한 근육들로 이루어져 있어서 몸집을 키우고 싶다면 등 운동은 필수로 해주어야 한다.

그렇다면 효율적인 등 운동법은 무엇일까? 가슴 근육이 밀면서 자극을 주는 운동이라면 등 운동은 당기면서 자극을 주는 운동이다. 때문에 당길 때 쓰이는 팔 근육인 이두근과 전완근이 제대로 보조를 해줄 수 있도록 팔 운동도 같이 해주는 것이 좋다.

등 근육을 키우는 대표적인 운동이 바로 풀업(턱걸이)이다. 풀업은 정확하게 광배근과 중하부 승모근을 자극할 줄 알아야 효과가 크다. 특히 상부 승모근이 올라가지 않게 주의하며 날개 뼈를 잘 고정시키는 것이 중요하다. 바를 잡고 올라갔을 때 날개 뼈가 모이는 느낌이 드는지 꼭 확인하자. 만약 날개 뼈가 제대로 움직이지 않는다면 정확하게 등 근육에 자극이 가지 않는다는 뜻이다. 이때는 날개 뼈를 풀어준 뒤 다시 해볼 것을 권한다.

풀업이 몸을 아래에서 위로 당겨주면서 등을 자극한다면 로우는 밴드와 덤벨과 같은 도구를 배 쪽으로 당겨주면서 등에 자극을 주는 동작이다. 등 운동을 할 때 중요한 것은 풀업과 로우가 반드시 같이 이루어져야 한다는 사실이다. 풀업이 등을 널빤지처럼 넓게 만들어준다면 로우는 등을 입체감 있고 두껍게 만들어주기 때문이다. 만약 한 가지가 빠져버린다면 우리가 생각하는 성난 등을 만들기는 힘들 것이다. 편식 운동을 하지 말고 두 가지 종류의 운동을 반드시 병행하도록 하자.

등 운동은 체중을 늘리고 싶거나 벌크업이 목표인 남성들에겐 특히 중요한 운동이다. 어깨를 넓히기 위해서도 등 운동이 선행이 되어야 한다. 등 근육을 먼저 만들어놓지 않고 다른 운동을 하게 된다면 상체의 어느 한 부위라도 운동의 효과를 보기 어려울 것이다. 등 운동은 거북목과 구부정한 체형을 개선하기 위해서도 좋은 운동이기 때문에 힘들더라도 반드시 기초를 다지기 바란다.

Back T

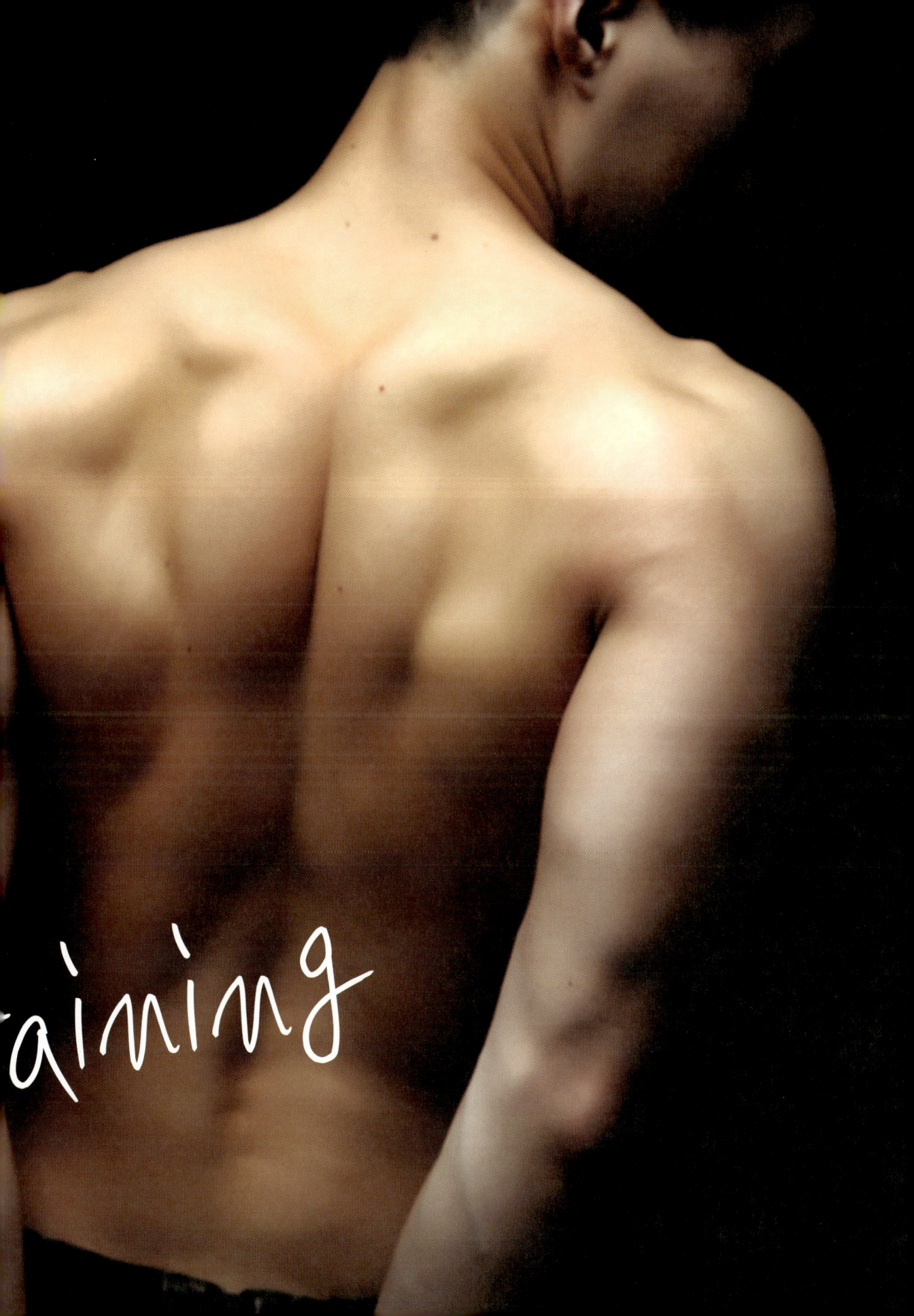

슈퍼맨 로우
Superman Row

적용 부위 척추기립근　**호흡** 팔 올릴 때 내쉬기　**난이도** 하

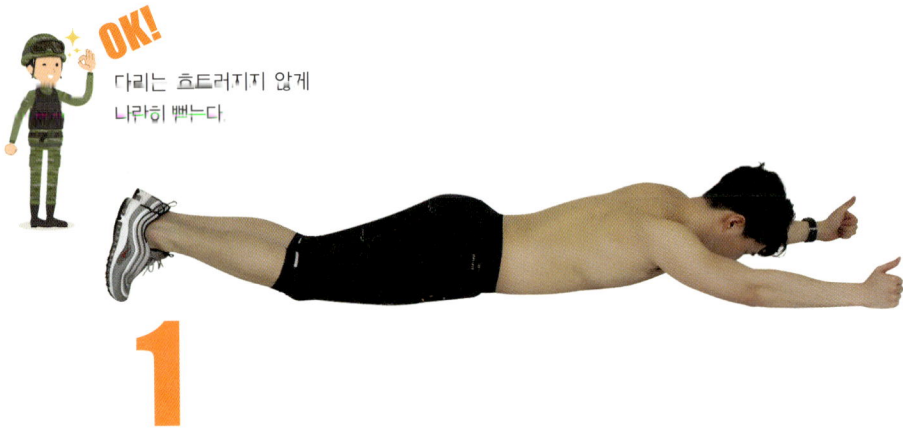

1

바닥에 엎드려서 두 팔을 머리 위로 뻗은 후 엄지를 위로 세운다.

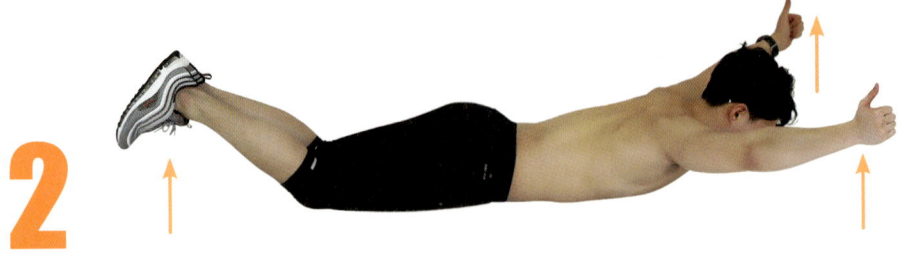

2

가슴을 열어 양팔과 발뒤꿈치를 위쪽으로 최대한 높이 든다. 허리와 엉덩이 근육에 자극을 느끼며 천천히 원자세로 돌아온다.

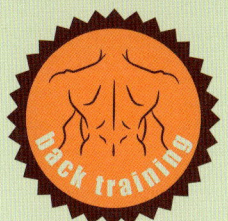

슈퍼맨 W 로우
Superman W Row

적용 부위 중하부 승모근　　**호흡** 팔 올릴 때 내쉬기　　**난이도** 하

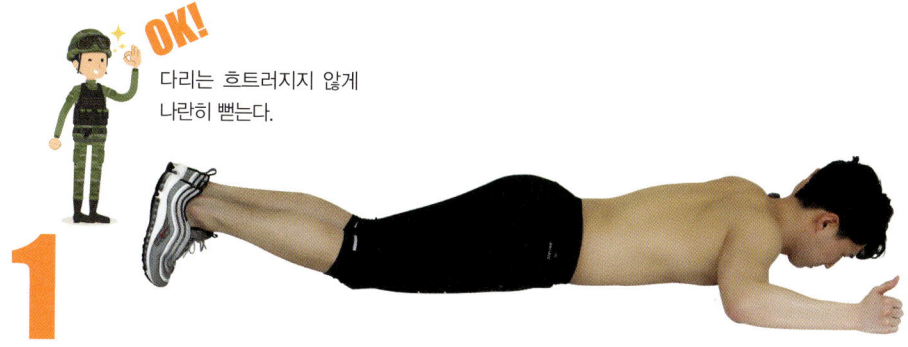

다리는 흐트러지지 않게 나란히 뻗는다.

1 바닥에 엎드려서 두 팔을 양옆으로 벌려 W 자를 만들고 엄지를 위로 세운다.

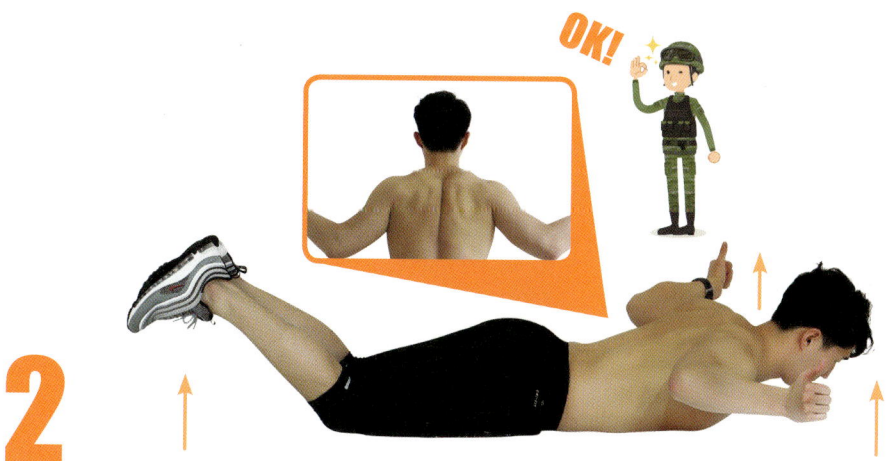

2 엄지에 힘을 주며 그대로 양팔과 발뒤꿈치를 위쪽으로 최대한 높이 든다.
날개 뼈가 모였다가 천천히 풀어지는 것을 느끼며 다시 원자세로 돌아온다.

밴드 로우
Band Row

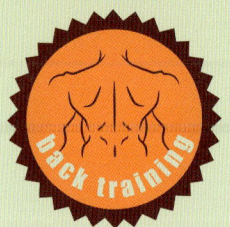

적용 부위 광배근, 중하부 승모근　　**호흡** 팔 당길 때 내쉬기　　**난이도** 중

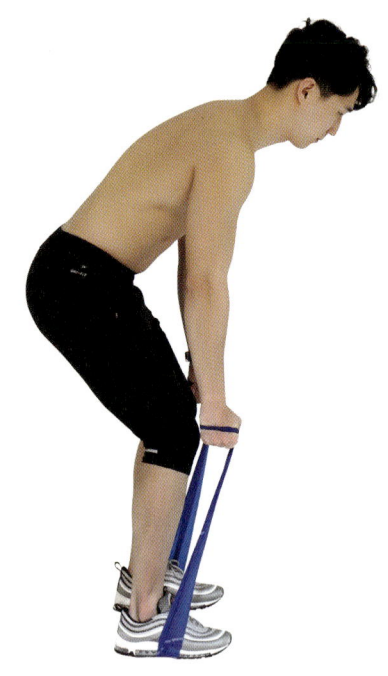

1

양손으로 밴드를 잡고 두 발로 밟고 선다. 몸을 45도 각도로 숙인 뒤 두 발은 어깨너비로 벌린다.

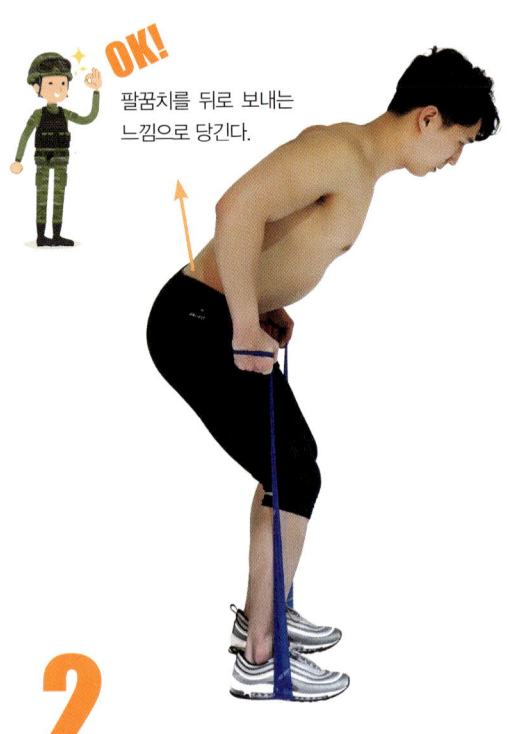

팔꿈치를 뒤로 보내는 느낌으로 당긴다.

2

가슴을 편 상태에서 밴드를 위로 당긴다. 등 근육이 수축하는 것을 느끼며 천천히 원자세로 돌아온다.

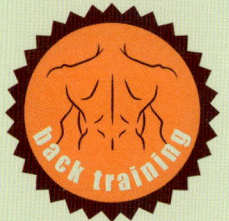

밴드 시티드 로우
Band Seated Row

적용 부위 광배근, 중하부 승모근　　**호흡** 팔 당길 때 내쉬기　　**난이도** 중

1

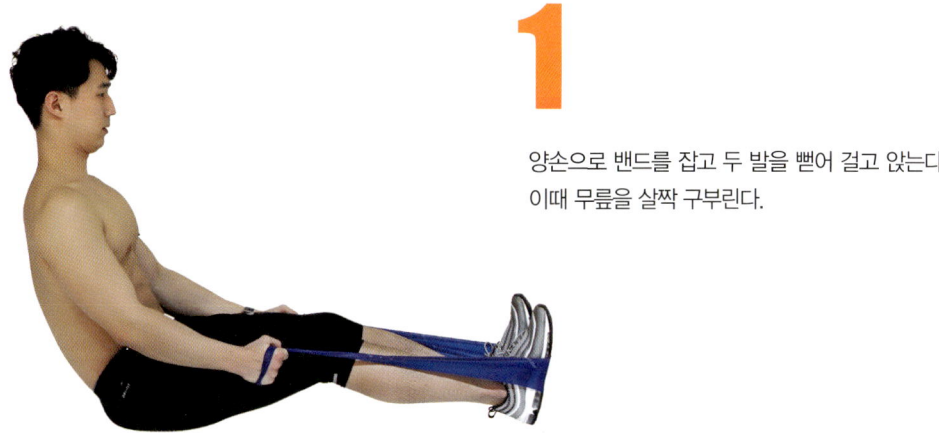

양손으로 밴드를 잡고 두 발을 뻗어 걸고 앉는다.
이때 무릎을 살짝 구부린다.

2

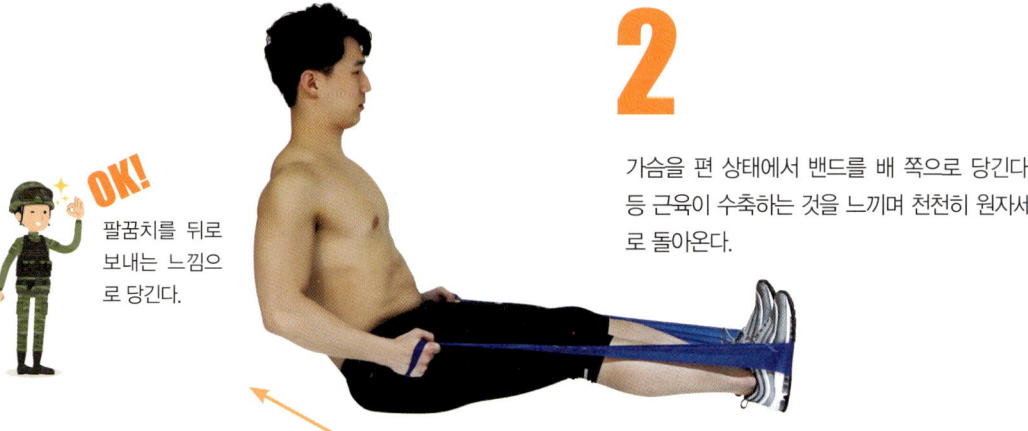

가슴을 편 상태에서 밴드를 배 쪽으로 당긴다.
등 근육이 수축하는 것을 느끼며 천천히 원자세로 돌아온다.

OK! 팔꿈치를 뒤로 보내는 느낌으로 당긴다.

밴드 W 로우
Band W Row

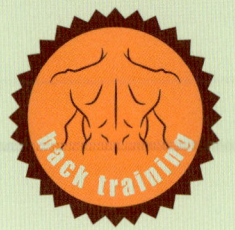

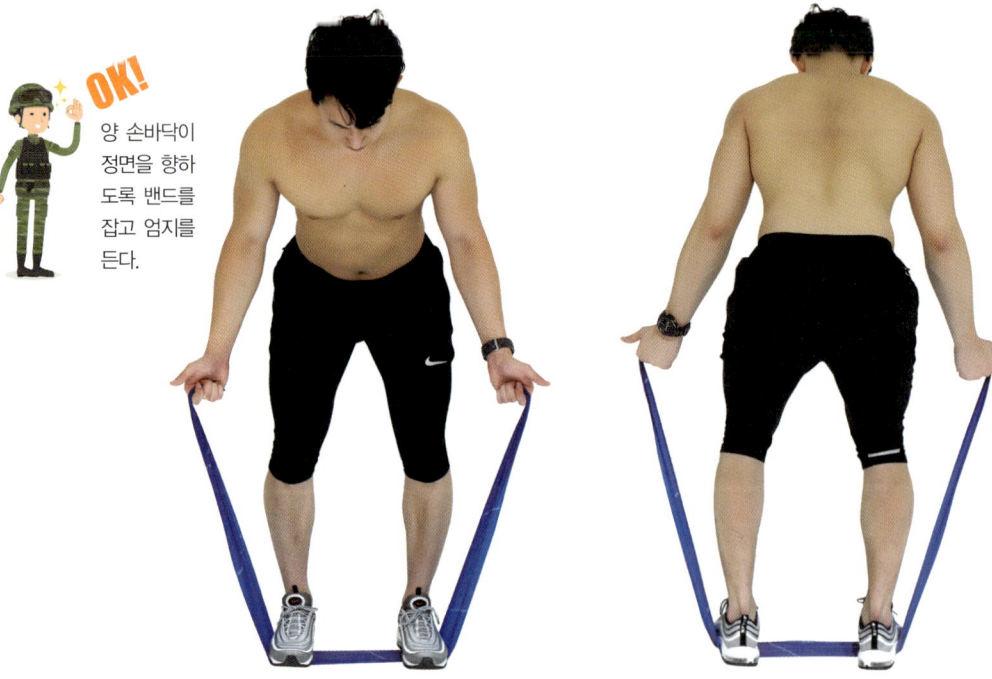

양 손바닥이 정면을 향하도록 밴드를 잡고 엄지를 든다.

1 양손으로 밴드를 잡고 두 발로 밟고 선다. 가슴을 편 상태로 몸을 앞으로 숙인 뒤 두 발을 어깨너비로 벌린다.

적용 부위	호흡	난이도
중하부 승모근	팔 당길 때 내쉬기	중

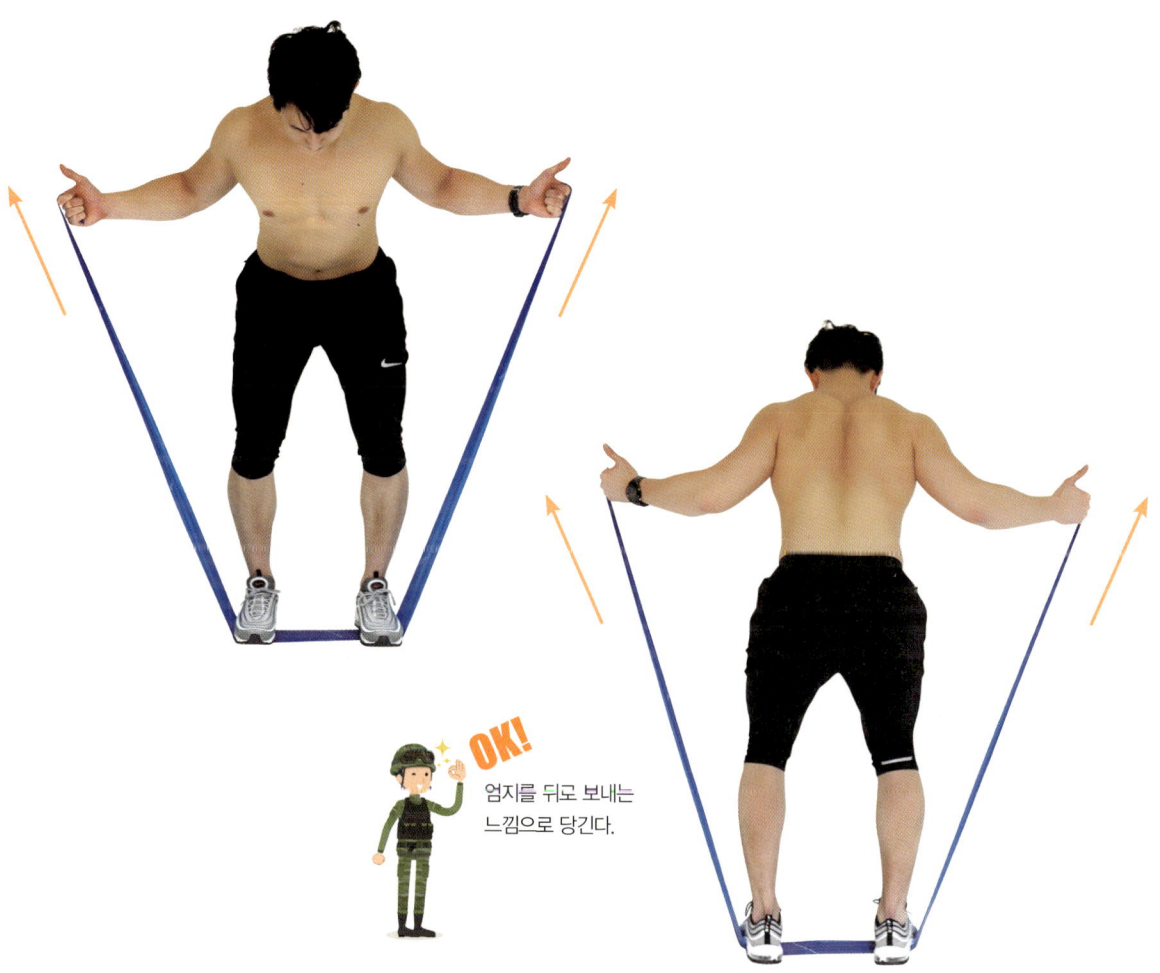

엄지를 뒤로 보내는 느낌으로 당긴다.

2 양손의 엄지를 위로 세우며 밴드를 뒤로 당긴다. 등 근육이 수축하는 것을 느끼며 천천히 원자세로 돌아온다.

덤벨 로우
Dumbbell Row

적용 부위 광배근, 중하부 승모근 **호흡** 팔 당길 때 내쉬기 **난이도** 중~상

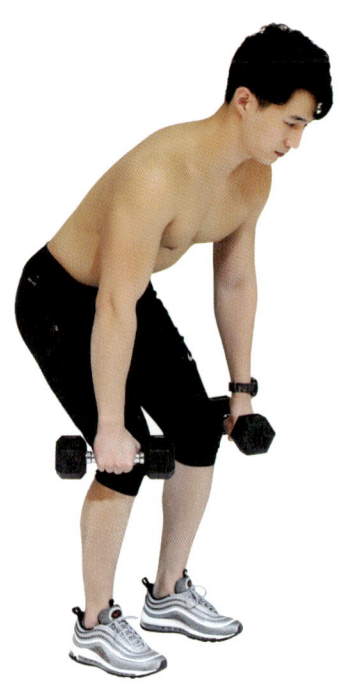

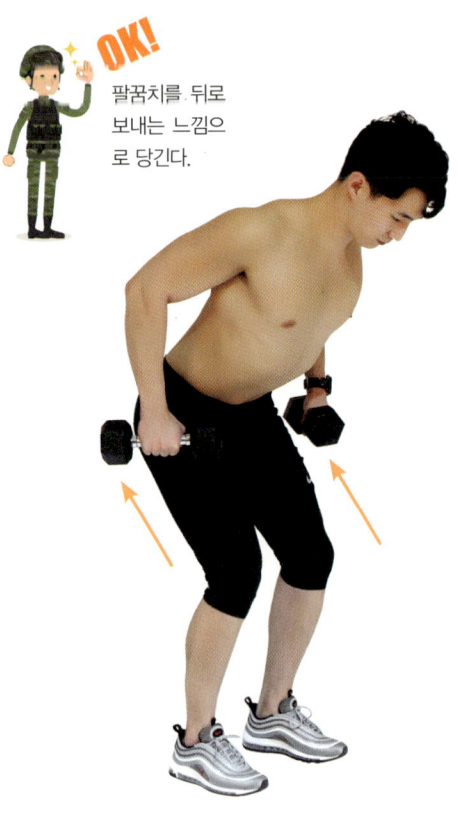

팔꿈치를 뒤로 보내는 느낌으로 당긴다.

1 양손에 덤벨을 들고 서서 두 발을 어깨 너비로 벌린다. 가슴을 편 상태로 몸을 45도 정도 숙여 양손을 무릎 쪽에 위치시킨다.

2 양쪽 팔꿈치를 굽히면서 덤벨을 배꼽 쪽으로 당긴다. 가슴을 펴고 등 근육이 수축하는 것을 느끼며 천천히 원자세로 돌아온다.

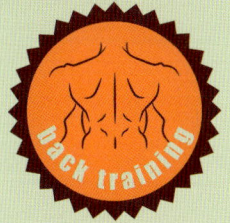

덤벨 언더 그립 로우
Dumbbell Under Grip Row

적용 부위 광배근, 중하부 승모근　　**호흡** 팔 당길 때 내쉬기　　**난이도** 중~상

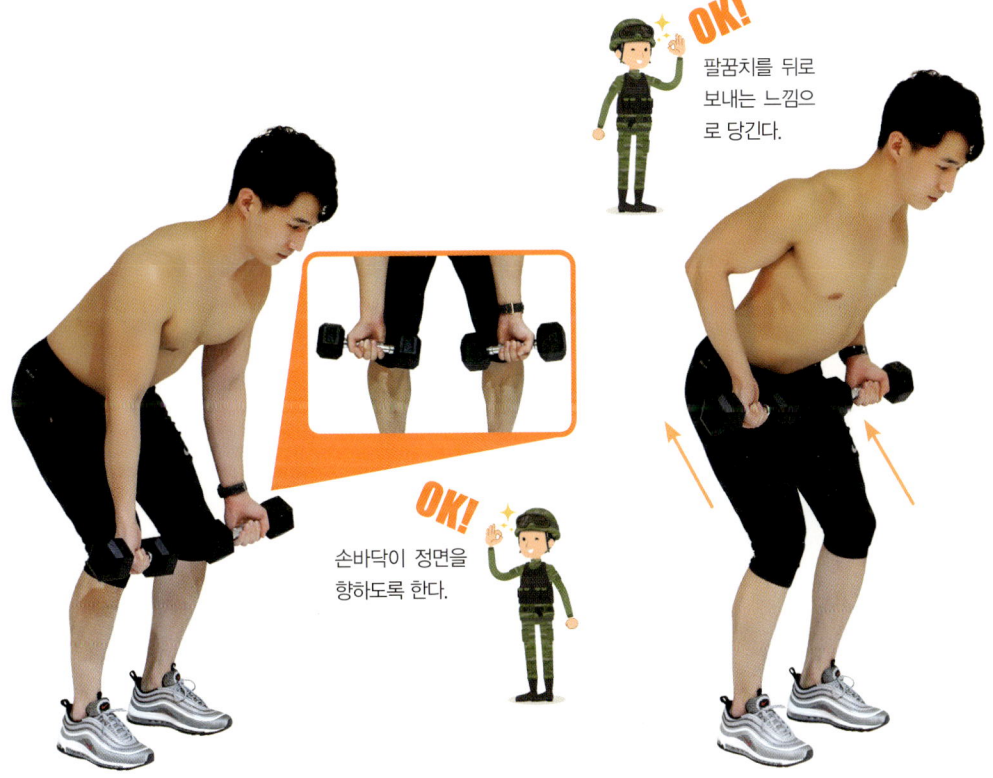

팔꿈치를 뒤로 보내는 느낌으로 당긴다.

손바닥이 정면을 향하도록 한다.

1 양손에 덤벨을 들고 서서 두 발을 어깨너비로 벌린다. 가슴을 편 상태로 몸을 45도 정도 숙여 양손은 허벅지 앞에 위치시킨다.

2 양쪽 팔꿈치를 굽히면서 덤벨을 배꼽 쪽으로 당긴다. 등 근육이 수축하는 것을 느끼며 천천히 원자세로 돌아온다.

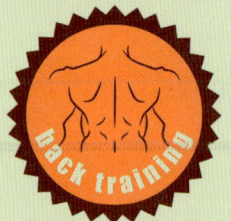

덤벨 원 암 로우
Dumbbell One Arm Row

적용 부위 등 전체　　**호흡** 팔 당길 때 내쉬기　　**난이도** 중

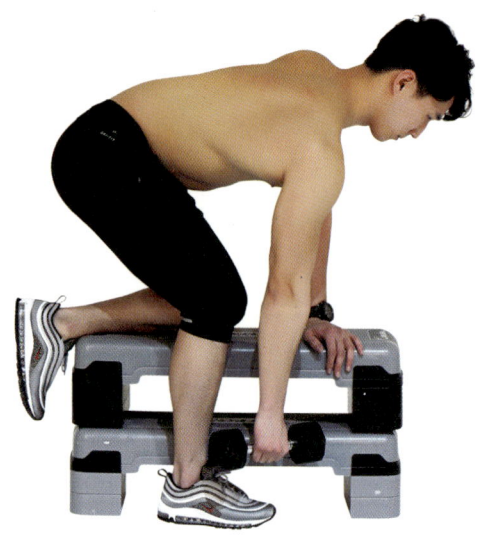

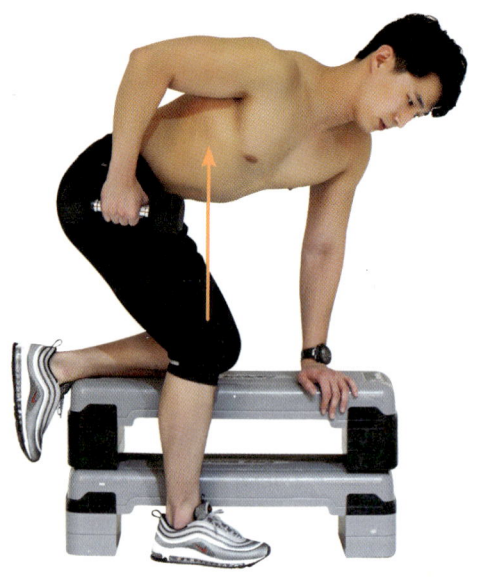

1 한쪽 무릎과 손을 무릎 높이의 스텝박스 위에 올리고 허리와 등을 곧게 펴서 몸을 숙인다. 다른 쪽 손으로 덤벨을 들고 최대한 아래로 늘어뜨린다.

2 덤벨을 옆구리 쪽으로 들어 올리면서 몸통을 자연스럽게 돌려준다. 등 근육이 수축하는 것을 느끼며 천천히 원자세로 돌아온다. 반대쪽도 동일하게 진행한다.

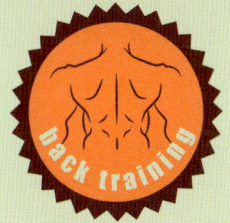

덤벨 데드리프트
Dumbbell Deadlift

적용 부위 등 전체, 허벅지 뒤쪽 ▶ **호흡** 몸 들어 올릴 때 내쉬기 ▶ **난이도** 중~상

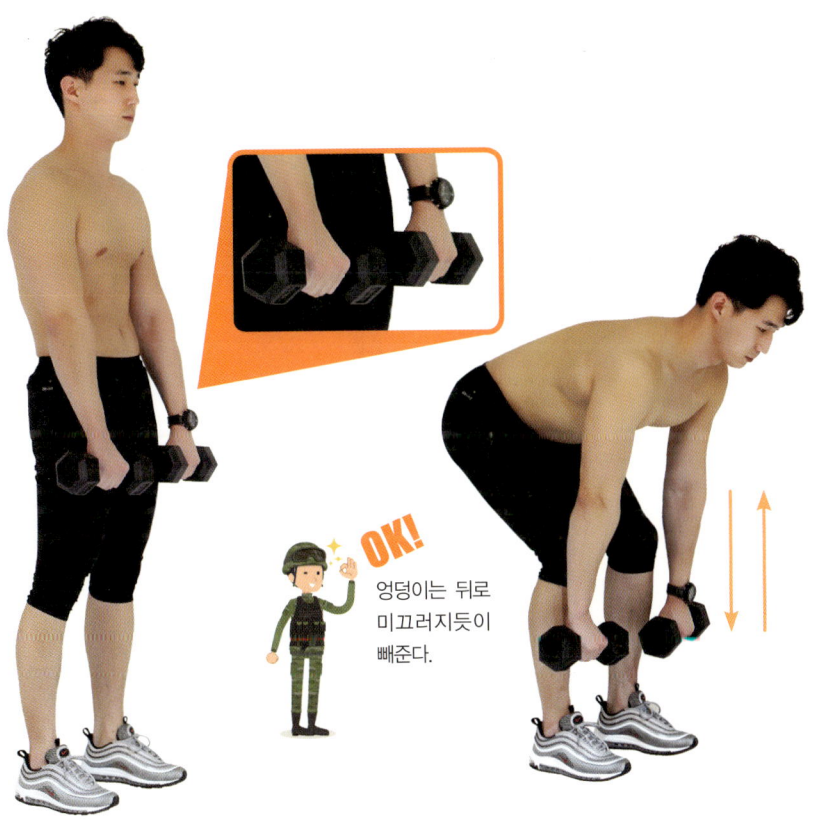

엉덩이는 뒤로 미끄러지듯이 빼준다.

1 양손에 덤벨을 들고 허리를 곧게 펴고 서서 두 발을 어깨너비로 벌린다. 이때 덤벨을 허벅지 앞에 두고 손등이 정면을 향하도록 한다.

2 어깨를 고정시킨 뒤 몸을 숙이며 덤벨을 정강이 중간까지 내린다. 허리가 굽지 않게 복부에 약간 힘을 주며 엉덩이와 허벅지 뒤쪽, 등의 힘으로 다시 올라온다.

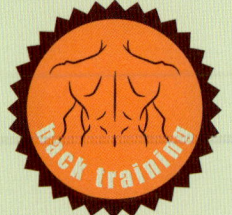

풀업
Pull-Up

적용 부위 등 전체　　**호흡** 몸 들어 올릴 때 내쉬기　　**난이도** 상

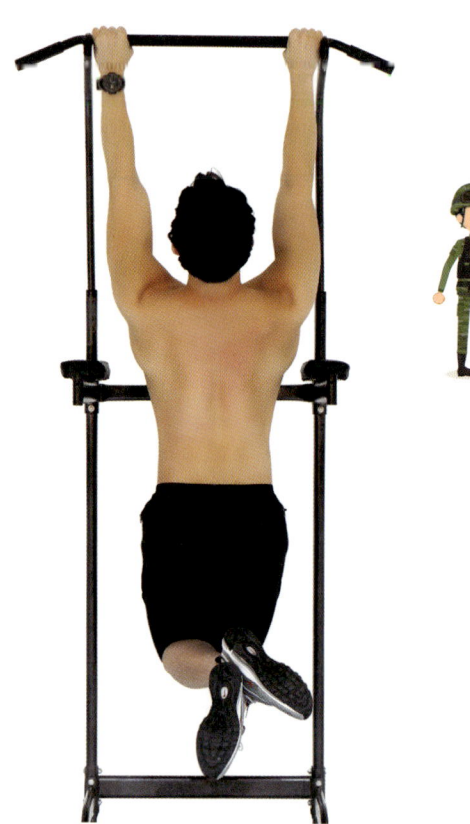
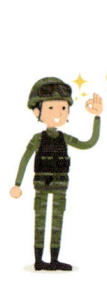

가슴이 철봉에 닿는다는 느낌으로 올라가며 날개 뼈를 모아준다.

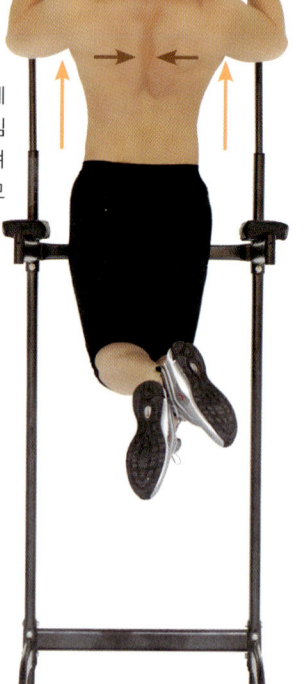

1 철봉을 어깨너비로 잡고 양팔을 최대한 늘어뜨려 매달리며 등 근육을 이완시킨다.

2 가슴을 편 상태에서 허리에 살짝 아치를 만든 뒤 몸을 끌어올린다. 등 근육이 수축하는 것을 느끼며 천천히 원자세로 돌아온다.

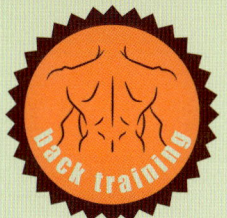

와이드 풀업
Wide Pull-Up

적용 부위 등 전체   **호흡** 몸 들어 올릴 때 내쉬기   **난이도** 상

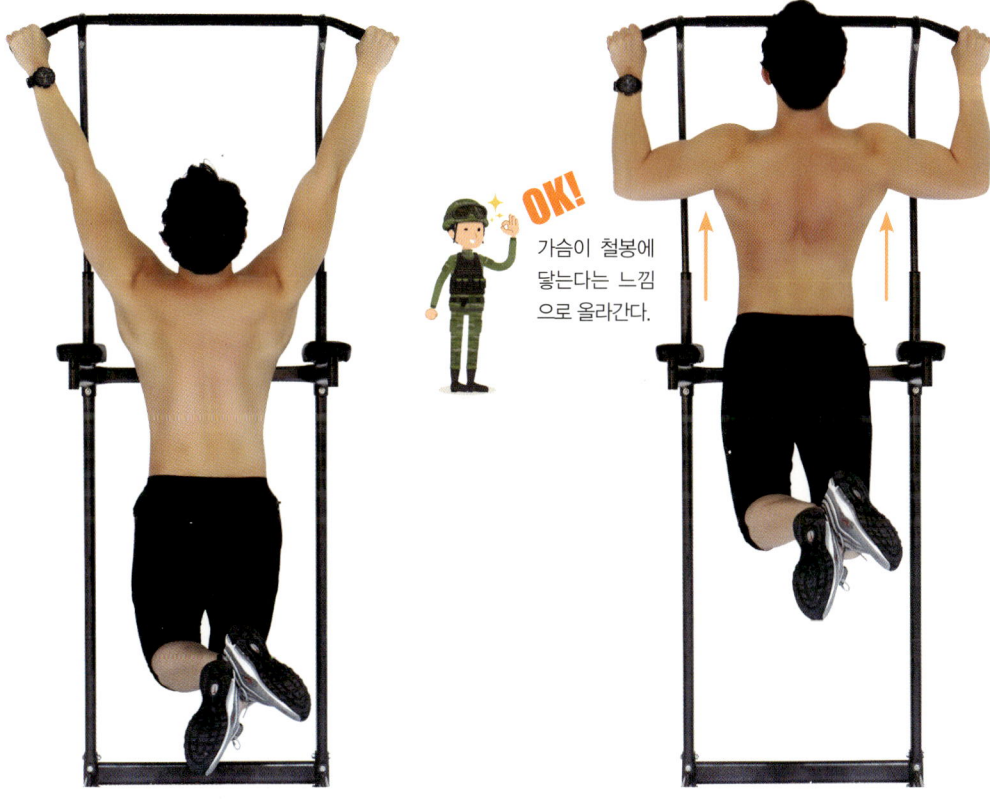

가슴이 철봉에 닿는다는 느낌으로 올라간다.

1 철봉을 어깨 두 뼘 너비로 잡은 뒤, 양팔을 최대한 늘어뜨려 매달리며 등 근육을 이완시킨다.

2 가슴을 편 상태에서 허리에 살짝 아치를 만든 뒤 몸을 끌어올린다. 등 근육이 수축하는 것을 느끼며 천천히 원자세로 돌아온다.

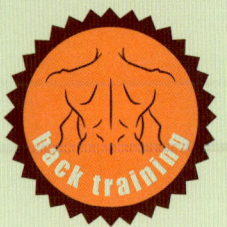

언더 그립 풀업
Under Grip Pull-Up

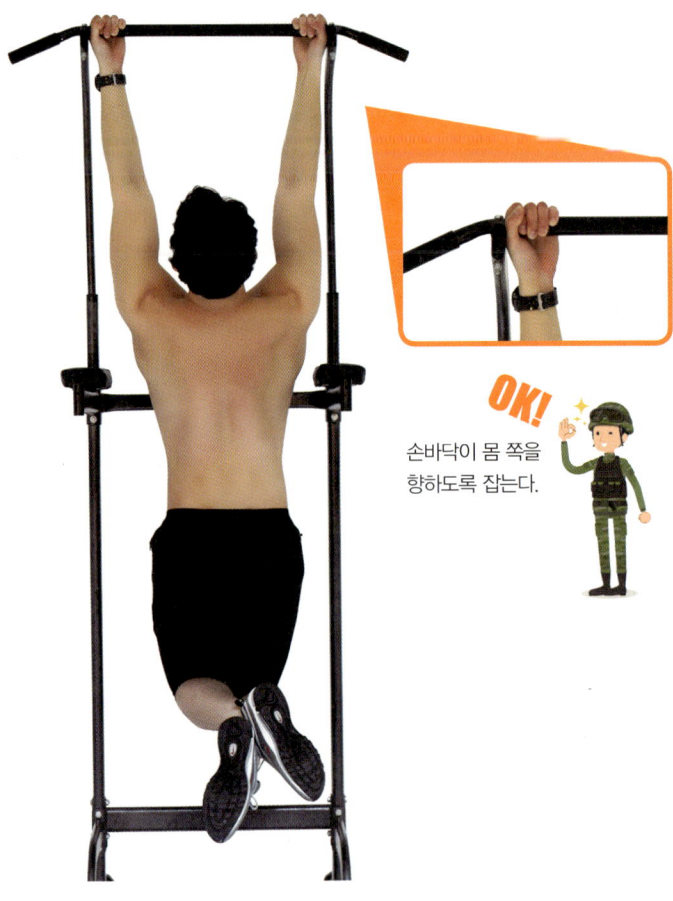

손바닥이 몸 쪽을 향하도록 잡는다.

1 철봉을 어깨너비로 잡고 양팔을 최대한 늘어뜨려 매달리며 등 근육을 이완시킨다.

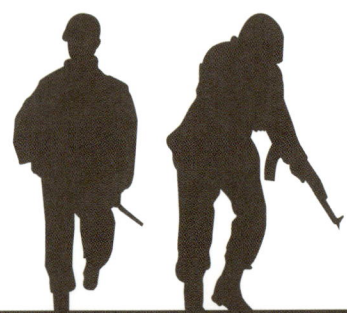

적용 부위	호흡	난이도
광배근, 중하부 승모근	몸 들어 올릴 때 내쉬기	상

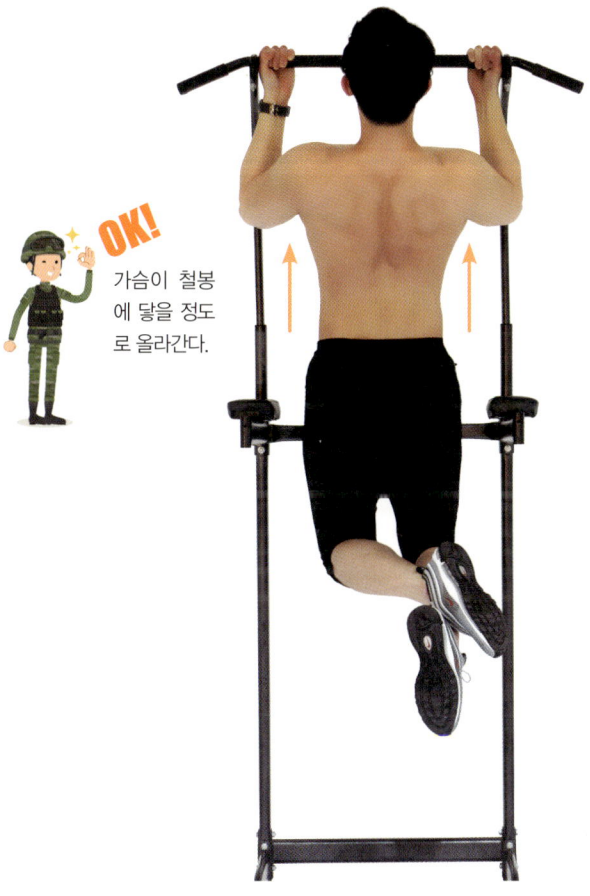

OK!
가슴이 철봉에 닿을 정도로 올라간다.

2 가슴을 편 상태에서 허리에 살짝 아치를 만든 뒤 몸을 끌어올린다. 등 근육이 수축하는 것을 느끼며 천천히 원자세로 돌아온다.

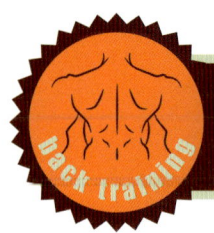

초급 운동 루틴

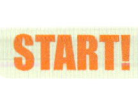 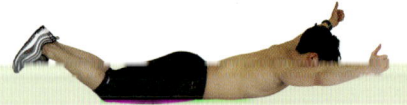 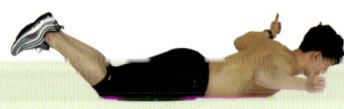

START!   슈퍼맨 로우(74쪽)   휴식 2분   슈퍼맨 W 로우(75쪽)   휴식 2분
                15회×3세트   20회×3세트

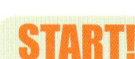 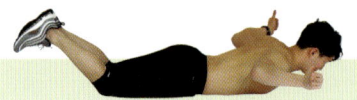  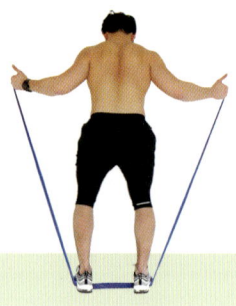

START!   슈퍼맨 W 로우(75쪽)   휴식 2분   밴드 W 로우(78쪽)   휴식 2분
                15회×3세트   20회×3세트

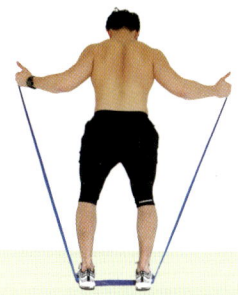  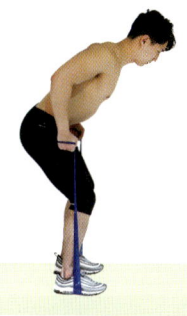 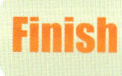

밴드 W 로우(78쪽) 휴식 2분 밴드 로우(76쪽) 휴식 2분 Finish
15회×3세트   15회×4세트

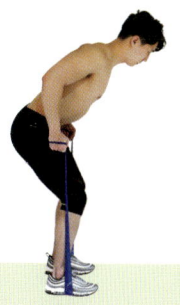 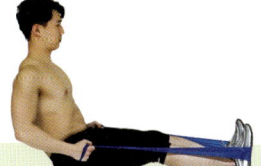 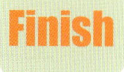

밴드 로우(76쪽) 휴식 2분 밴드 시티드 로우(77쪽) 휴식 2분 Finish
20회×3세트   15회×4세트

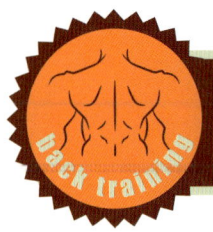

초급 운동 루틴

START!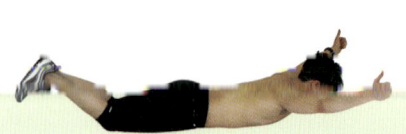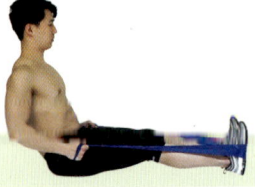

슈퍼맨 로우(74쪽) 휴식 2분 밴드 시티드 로우(77쪽) 휴식 2분
15회×3세트   20회×3세트

START!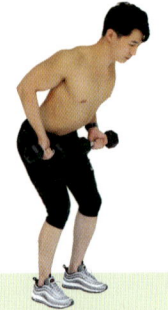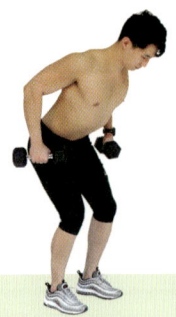

덤벨 언더 그립 로우(81쪽) 휴식 2분 덤벨 로우(80쪽) 휴식 2분
15회×3세트   20회×3세트

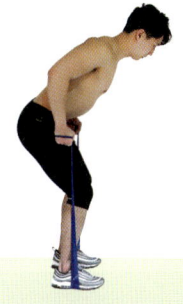  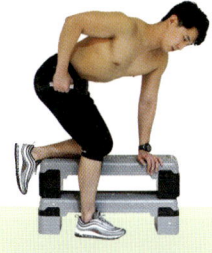 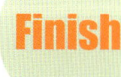

밴드 로우(76쪽)
15회×3세트

휴식 2분

덤벨 원 암 로우(82쪽)
15회×4세트

휴식 2분

Finish

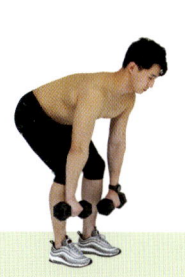  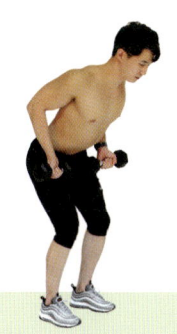 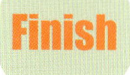

덤벨 데드리프트(83쪽)
15회×4세트

휴식 2분

덤벨 언더 그립 로우(81쪽)
15회×3세트

휴식 2분

Finish

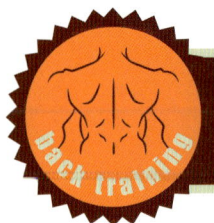

중급 운동루틴

START! 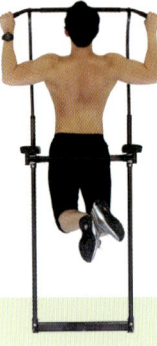 와이드 풀업(85쪽) 15회×4세트  휴식 2분 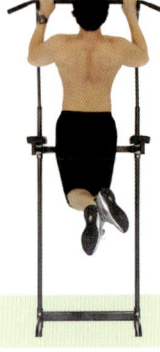 풀업(84쪽) 15회×4세트  휴식 2분

START! 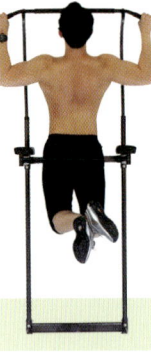 풀업(84쪽) 15회×4세트 휴식 2분 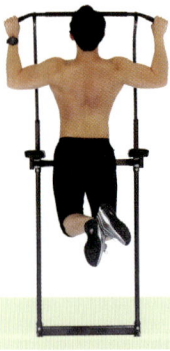 와이드 풀업(85쪽) 10회×4세트 휴식 2분

START! 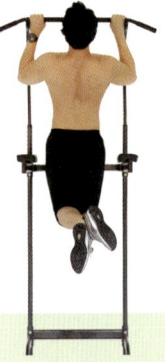 풀업(84쪽) 15회×4세트 휴식 2분 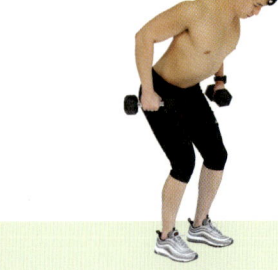 덤벨 로우(80쪽) 20회×4세트 휴식 2분

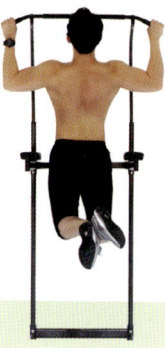 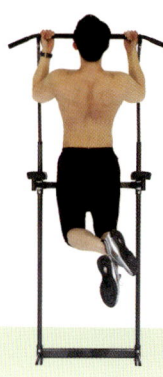 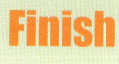

와이드 풀업(85쪽)　　　　휴식 2분　　언더 그립 풀업(86쪽)　　휴식 2분　　**Finish**
12회×5세트　　　　　　　　　　　　　　12회×5세트

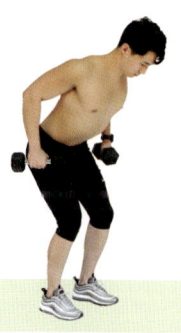  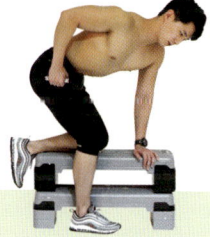 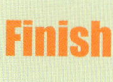

덤벨 로우(80쪽)　　　휴식 2분　　덤벨 원 암 로우(82쪽)　　휴식 2분　　**Finish**
20회×5세트　　　　　　　　　　　　15회×5세트

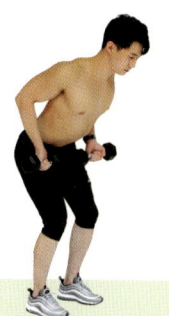 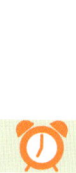 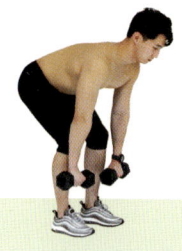 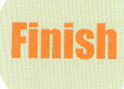

덤벨 언더 그립 로우(81쪽)　휴식 2분　　덤벨 데드리프트(83쪽)　휴식 2분　　**Finish**
20회×5세트　　　　　　　　　　　　　15회×5세트

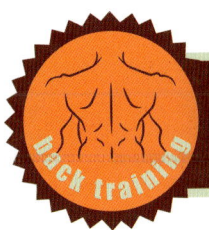

중급 운동루틴

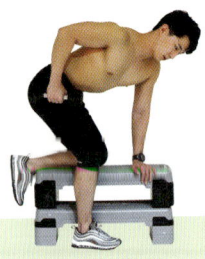 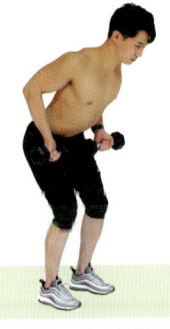

START!   덤벨 원 암 로우(82쪽)   휴식 2분   덤벨 언더 그립 로우(81쪽)   휴식 2분
　　　　　　15회×5세트　　　　　　　　　　　15회×4세트

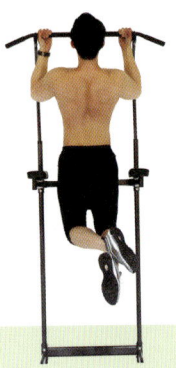 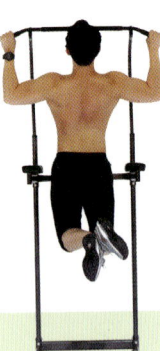

START!   언더 그립 풀업(86쪽)   휴식 2분   와이드 풀업(85쪽)   휴식 2분
　　　　　　12회×5세트　　　　　　　　　12회×5세트

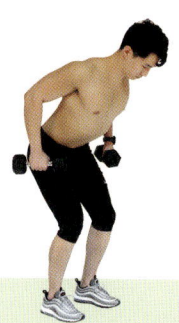
덤벨 로우(80쪽)
20회×4세트

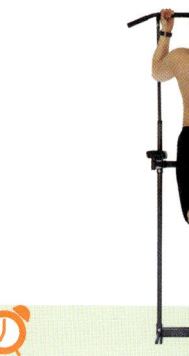
휴식 2분

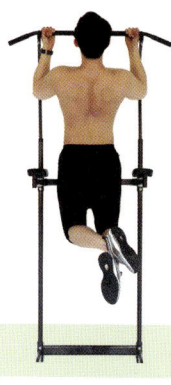
언더 그립 풀업(86쪽)
12회×5세트

휴식 2분

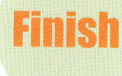
Finish

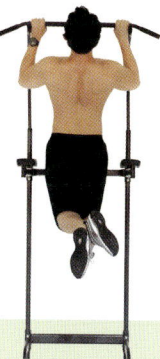
풀업(84쪽)
10회×4세트

휴식 2분

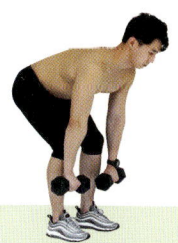
덤벨 데드리프트(83쪽)
15회×4세트

휴식 2분

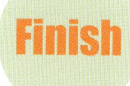
Finish

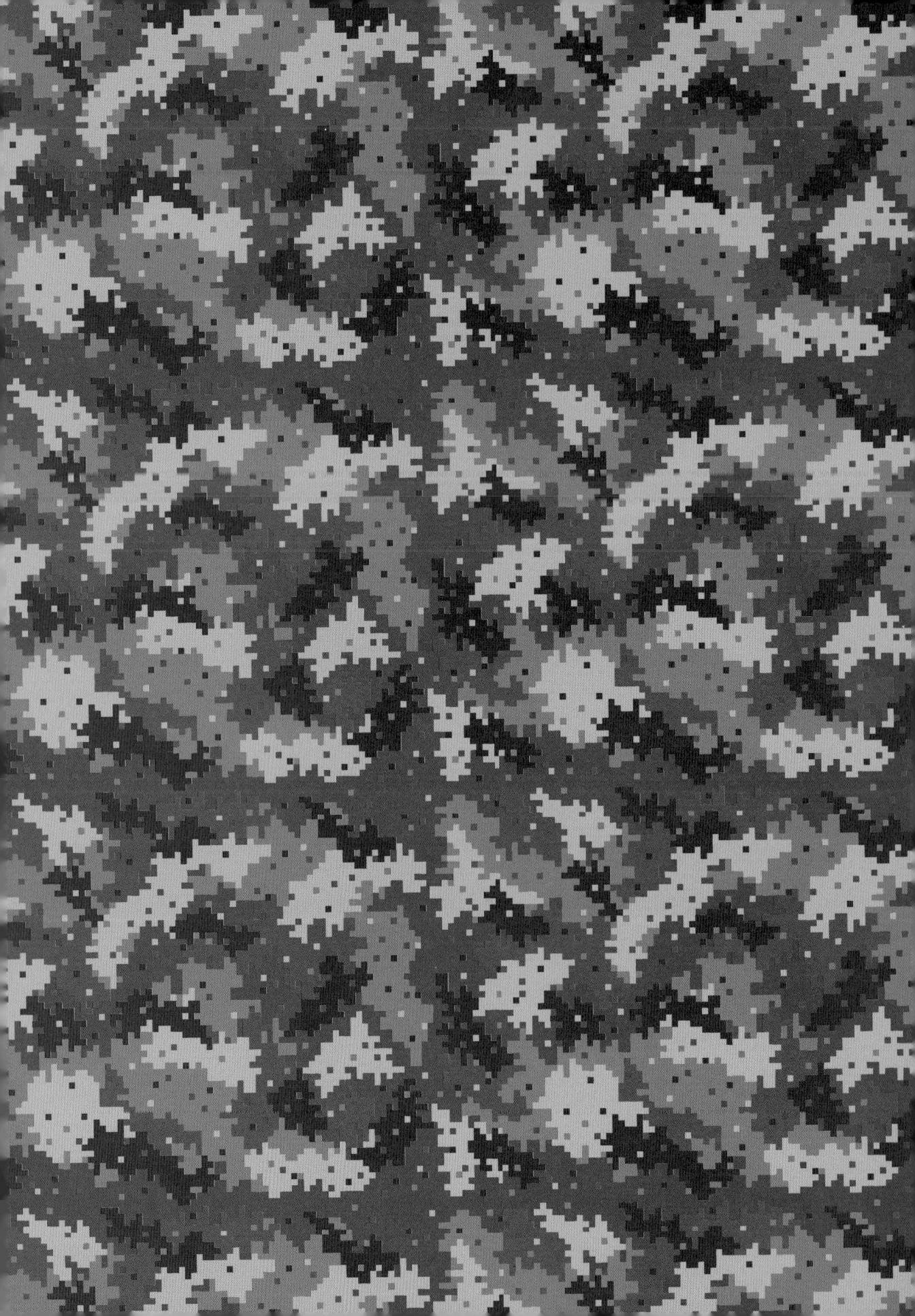

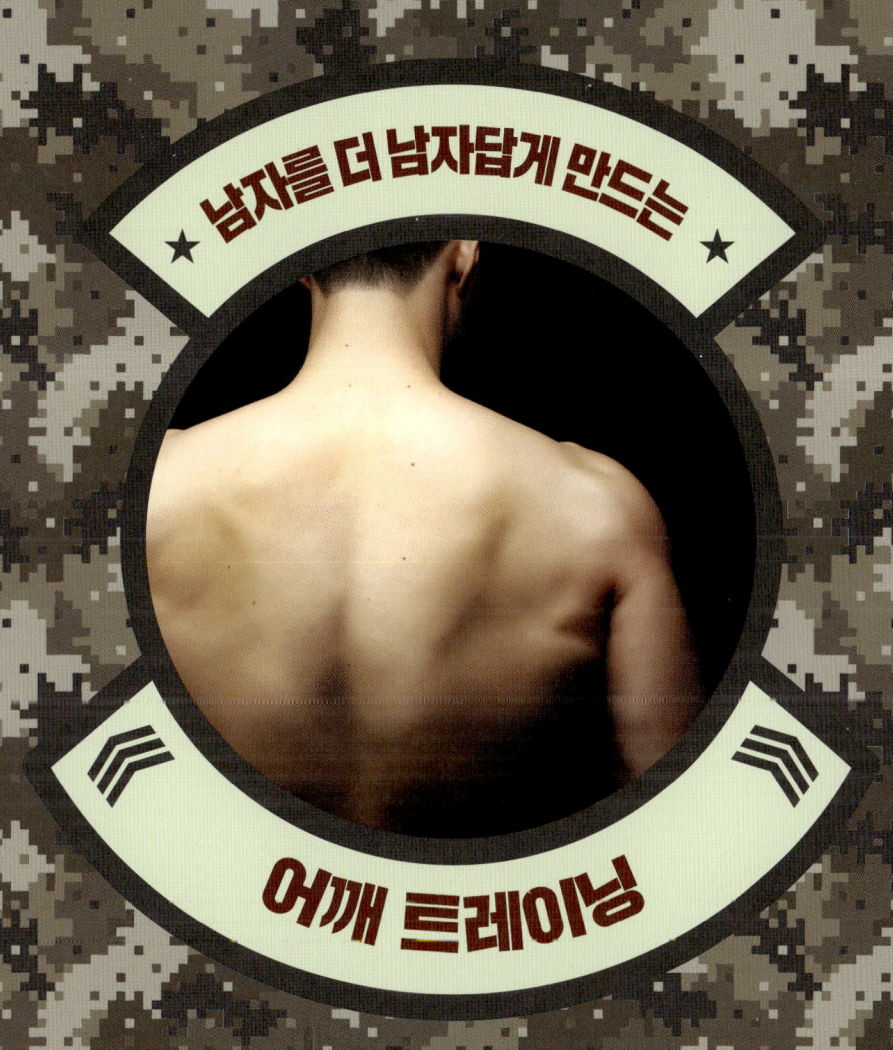

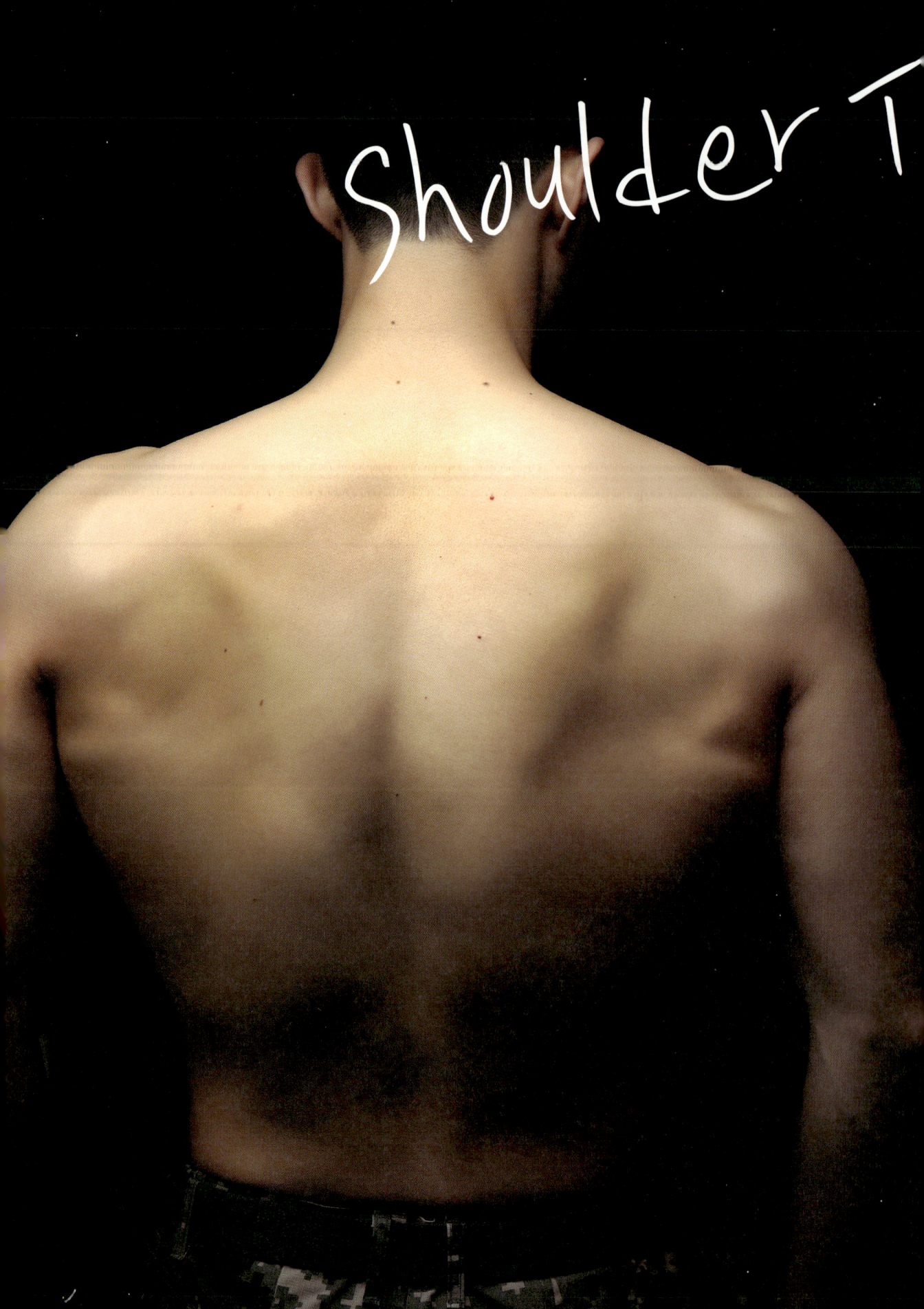

넓은 어깨는 남자를 180도 다른 이미지로 만들어준다. '어깨깡패'라는 말이 괜히 나온 것이 아니다. 물론 유전적으로 골격 자체가 넓어 어깨가 넓은 사람도 있겠지만, 어깨 운동을 통해 크기를 키워 입체감을 살려준다면 훨씬 더 멋진 어깨를 가질 수 있다.

어깨는 크게 세 부분으로 나누어져 있다. 각 어깨마다 앞쪽, 옆쪽, 뒤쪽으로 나뉘어 삼각근이라고도 한다. 그중에서도 가장 중요한 부분은 어디일까? 사실 이 질문에는 정답이 없다. 각 부위 중 하나라도 제대로 완성되지 못하면 2퍼센트 부족한 어깨가 될 수밖에 없기 때문이다.

어깨 전체를 균형 있게 키우기 위한 대표적인 운동 세 가지를 꼽자면 '숄더 프레스' '레터럴 레이즈' '벤트 오버 레터럴 레이즈'를 들 수 있다. 먼저 숄더 프레스는 어깨 앞쪽을 자극시켜 어깨 전체의 크기를 키워준다. 레터럴 레이즈는 어깨 옆쪽을 자극하여 마린 갑옷과 같은 어깨 모양을 만들어주며 벤트 오버 레터럴 레이즈는 어깨 뒤쪽을 자극하여 라인을 만들어주고 전체 너비가 더 넓어 보이도록 만든다. 이때 팔은 삼두근, 전완근 등을 다양하게 쓰기 때문에 보조를 할 수 있을 정도의 힘을 미리 키워두는 것이 좋다.

어깨 운동을 할 때는 승모근 컨트롤이 중요하다. 작은 어깨 근육에 비해 큰 상부 승모근이 어깨에 온전하게 자극이 가지 못하도록 방해할 수 있기 때문에 상부 승모근이 뭉쳐 있지 않도록 운동 전 5분 정도 케어를 해두는 것이 좋다. 또한 레터럴 레이즈 동작을 할 때 상부 승모근의 개입이 너무 크다면 상체를 약간만 숙인 뒤 광배근에 힘을 준 뒤 1세트가 끝날 때까지 힘을 풀지 말고 해보자. 팔을 내릴 때는 마치 삼두근으로 광배근을 꽉 누르듯이 힘을 주면서 내리는 것이 좋다. 그래야 어깨 근육에 지속적으로 자극이 가서 타들어가는 듯한 느낌을 받으며 운동할 수 있을 것이다. 어깨 운동은 비록 다른 부위에 비해서 작은 근육이지만 선호도가 굉장히 높고 그만큼 시간을 투자하여 운동하는 사람들이 많기 때문에 제대로 된 운동 방법을 알고 실행한다면 큰 도움이 될 것이다.

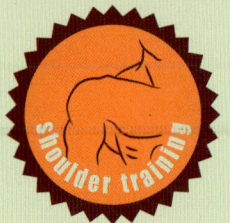

밴드 숄더 프레스
Band Shoulder Press

적용 부위 어깨 전체　　**호흡** 팔 올릴 때 내쉬기　　**난이도** 중

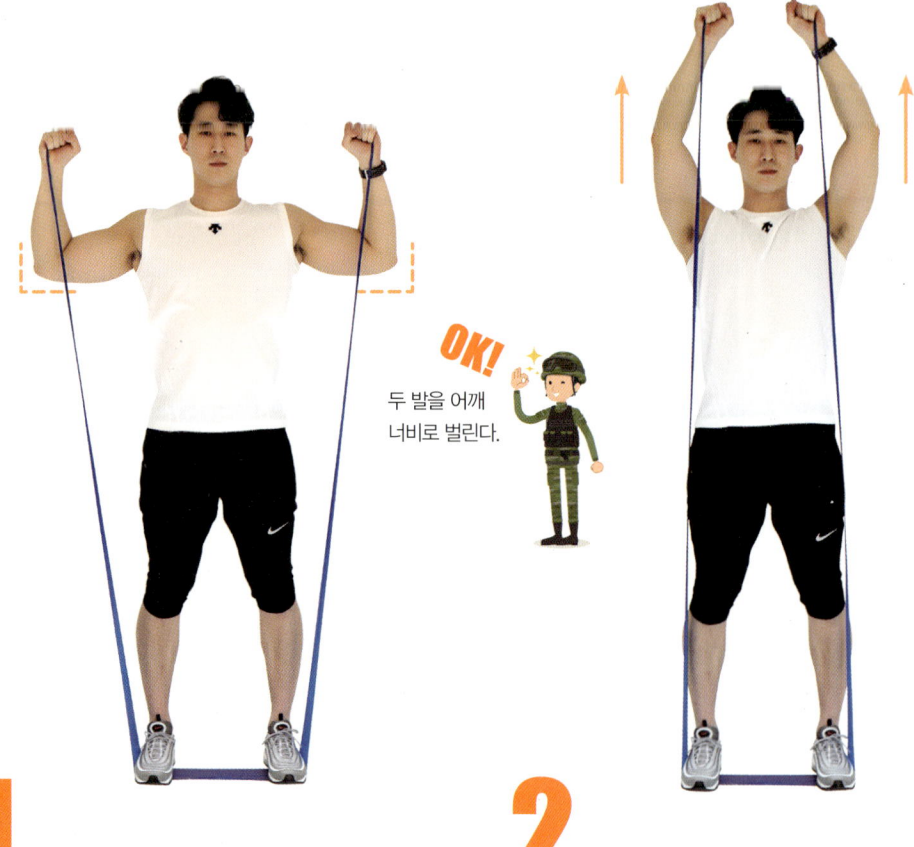

두 발을 어깨 너비로 벌린다.

1 양손에 밴드를 잡고 두 발로 밟고 선다. 등을 곧게 펴고 팔꿈치를 직각으로 만든 뒤 약간 모아준다.

2 양팔을 천천히 위로 펴면서 밴드를 당긴다. 이때 승모근이 올라가지 않게 등에 힘을 주며 날개뼈를 고정시킨다. 팔을 내릴 때에도 어깨에 자극을 유지하면서 천천히 원자세로 돌아온다.

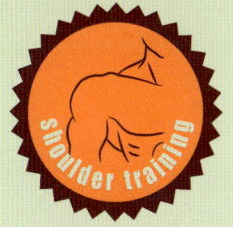

밴드 레터럴 레이즈
Band Lateral Raise

적용 부위 어깨 옆쪽   **호흡** 팔 올릴 때 내쉬기   **난이도** 중

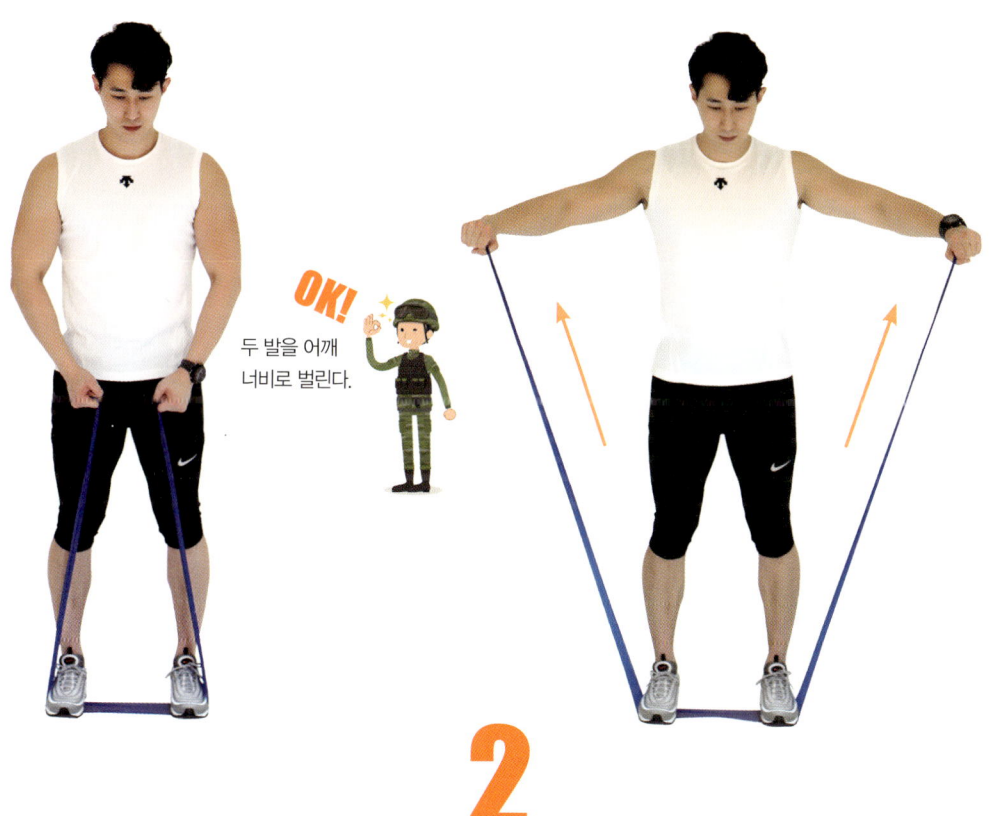

1

양쪽 손등이 바깥을 향하도록 밴드를 잡고 두 발로 밟고 선다. 이때 양손은 골반 안쪽에 위치시킨다.

2

등과 어깨에 힘을 주고 팔을 양옆으로 쭉 펴서 올린다. 어깨 근육의 자극과 등 근육의 힘을 그대로 유지하면서 천천히 원자세로 돌아온다.

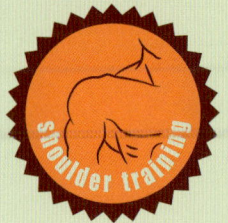

밴드 프론트 레이즈
Band Front Raise

적용 부위 어깨 앞쪽. 옆쪽 　　 **호흡** 팔 올릴 때 내쉬기 　　 **난이도** 중

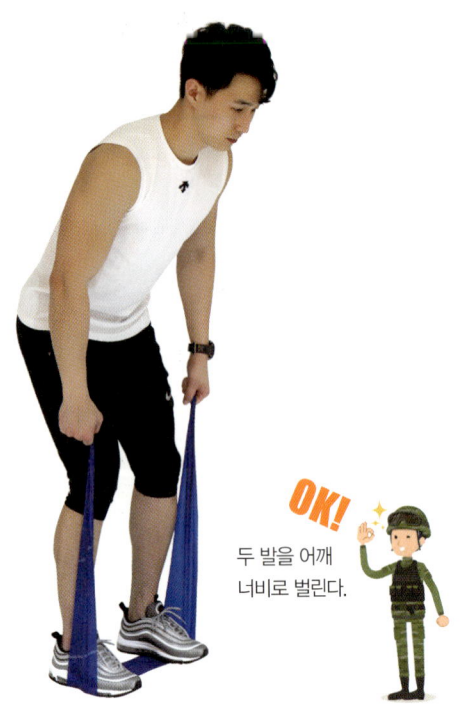

1

양손에 밴드를 잡고 두 발로 밟고 선다. 등을 곧게 펴고 상체를 약간 앞으로 숙인다.

두 발을 어깨 너비로 벌린다.

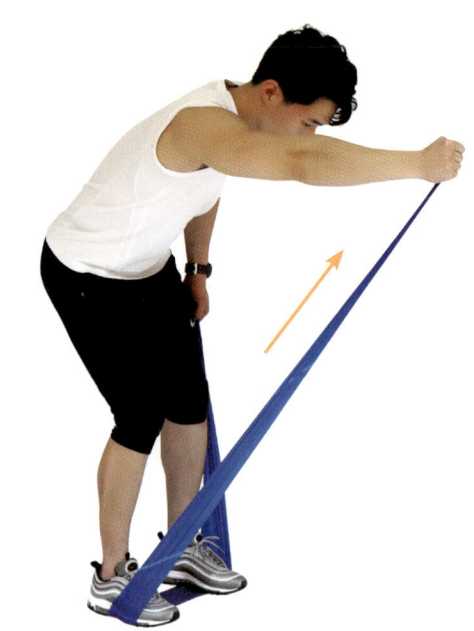

2

한 손을 앞으로 쭉 뻗어 어깨 높이까지 밴드를 당긴다. 어깨 근육의 자극을 유지하며 천천히 원자세로 돌아온다. 동일한 방법으로 반대쪽도 해준다.

밴드 밴트 오버 레터럴 레이즈
Band Bent Lateral Raise

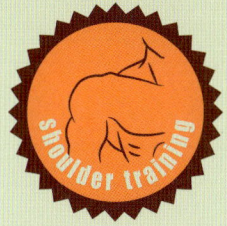

적용 부위 어깨 뒤쪽, 옆쪽 **호흡** 팔 벌릴 때 내쉬기 **난이도** 중

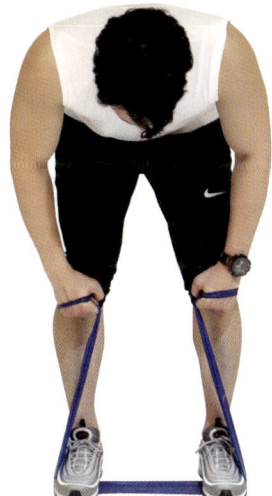

1

양손에 밴드를 잡고 두 발로 밟고 선다. 가슴을 열어 등이 굽지 않게 유지하며 상체를 직각으로 숙인다.

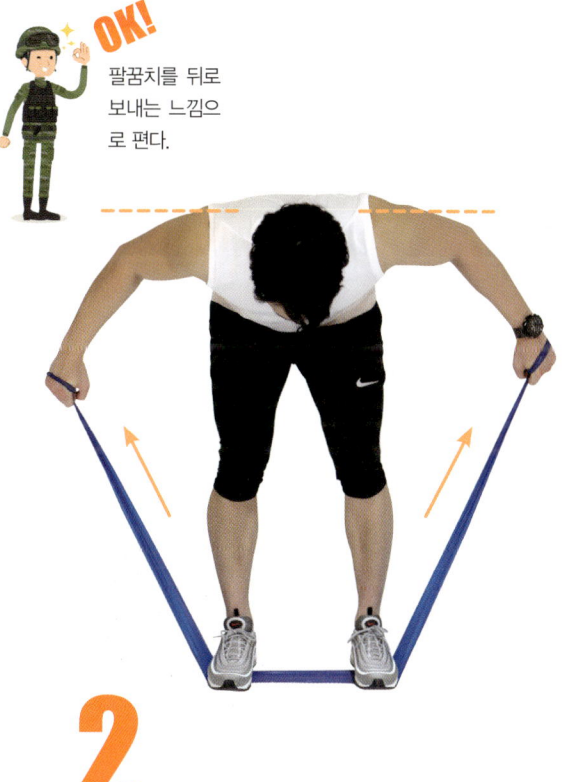

팔꿈치를 뒤로 보내는 느낌으로 편다.

2

양손을 옆으로 뻗어 팔꿈치를 어깨 높이까지 끌어 올리며 밴드를 당긴다. 어깨 근육의 자극을 유지하며 천천히 원자세로 돌아온다.

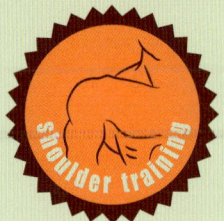

파이크 푸시업
Pike Push-Up

적용 부위 어깨 전체　　**호흡** 올라올 때 내쉬기　　**난이도** 상

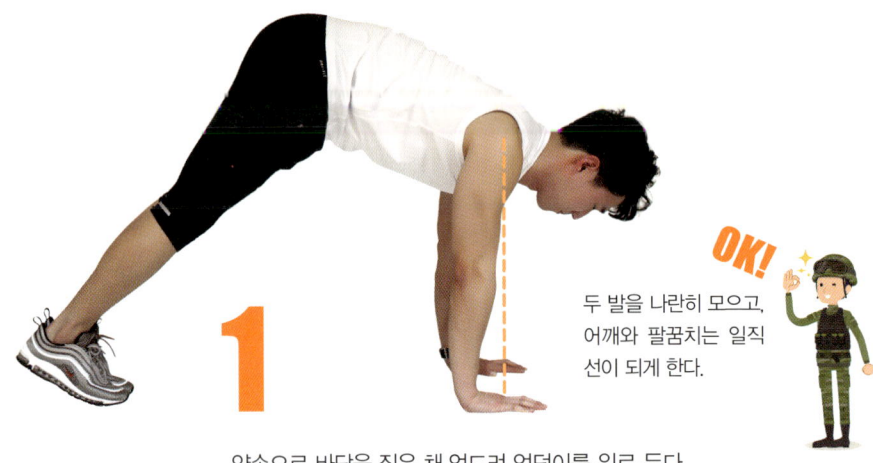

1 두 발을 나란히 모으고, 어깨와 팔꿈치는 일직선이 되게 한다.

양손으로 바닥을 짚은 채 엎드려 엉덩이를 위로 든다.

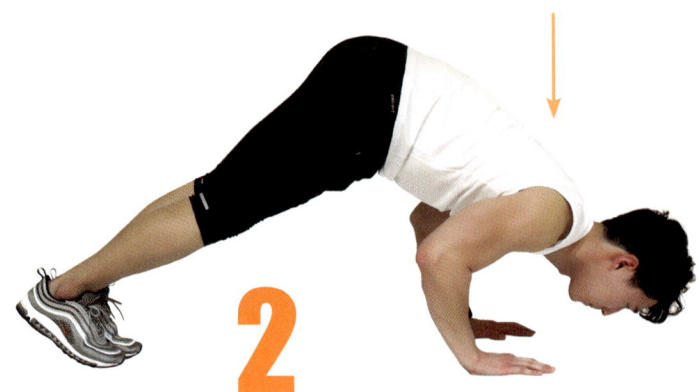

2 머리가 바닥에 닿을 정도로 천천히 팔을 구부린다. 어깨 근육의 자극을 유지하며 천천히 원자세로 돌아온다.

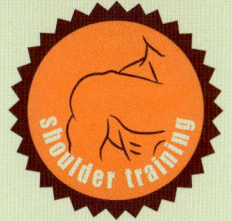

덤벨 숄더 프레스
Dumbbell Shoulder Press

적용 부위 어깨 앞쪽　　**호흡** 팔 올릴 때 내쉬기　　**난이도** 중–상

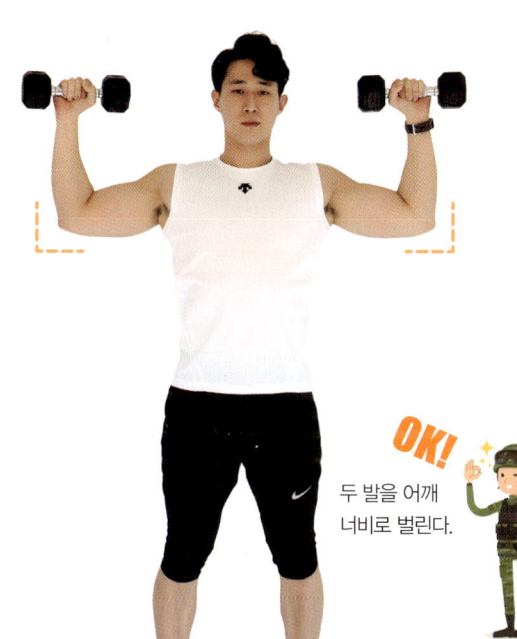

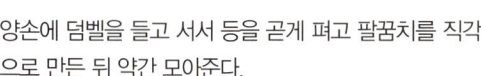

두 발을 어깨 너비로 벌린다.

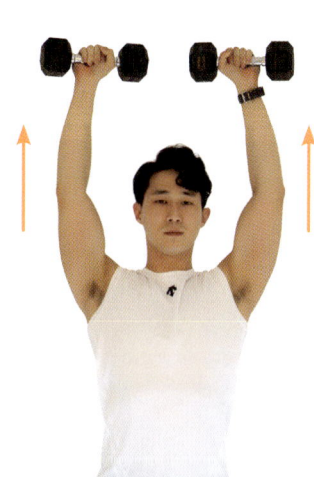

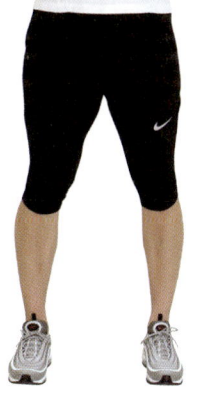

1 양손에 덤벨을 들고 서서 등을 곧게 펴고 팔꿈치를 직각으로 만든 뒤 약간 모아준다.

2 양팔을 천천히 위로 편다. 이때 승모근이 올라가지 않게 등에 힘을 주며 날개뼈를 고정시킨다. 팔을 내릴 때에도 어깨에 자극을 유지하면서 원자세로 돌아온다.

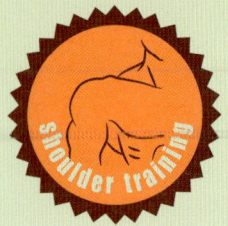

덤벨 비하인드 넥 프레스
Dumbbell Behind Neck Press

적용 부위 어깨 앞쪽　　**호흡** 팔 올릴 때 내쉬기　　**난이도** 상

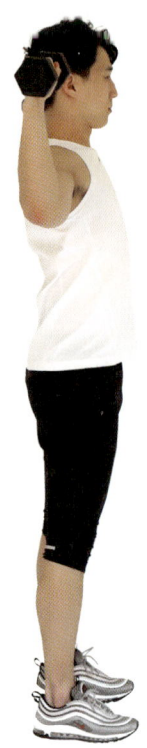

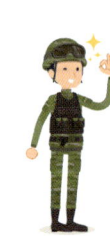

OK! 덤벨은 머리 뒤쪽에서만 움직이며 목 뒤쪽까지 내려가지 않도록 한다.

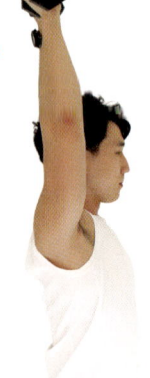

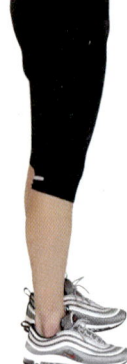

1 양손에 덤벨을 들고 서서 두 발을 어깨너비로 벌린다. 등을 곧게 펴고 팔꿈치를 직각으로 만든 후 덤벨을 귀보다 뒤쪽에 둔다.

2 양팔을 천천히 위로 편다. 이때 승모근이 올라가지 않게 등에 힘을 주며 날개뼈를 고정시킨다. 어깨 전면부의 자극을 유지하며 천천히 원자세로 돌아온다.

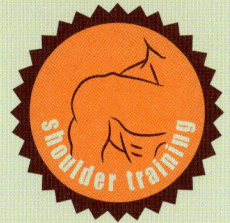

덤벨 레터럴 레이즈
Dumbbell Lateral Raise

적용 부위 어깨 옆쪽　　**호흡** 팔 올릴 때 내쉬기　　**난이도** 중~상

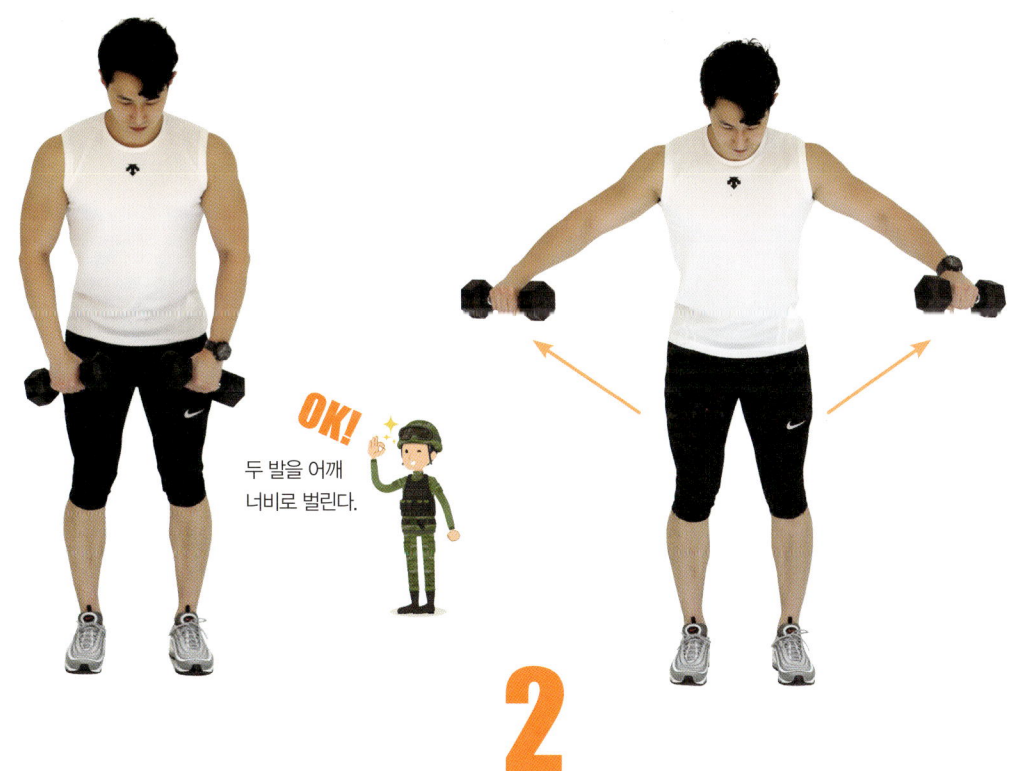

두 발을 어깨 너비로 벌린다.

1 양손에 덤벨을 들고 서서 두 발을 어깨너비로 벌린다. 손등이 정면을 향하도록 하고 덤벨을 허벅지 앞으로 둔다.

2 등과 어깨에 힘을 주고 팔을 양옆으로 들어올린다. 어깨 근육의 자극과 등 근육의 힘을 그대로 유지하면서 천천히 원자세로 돌아온다.

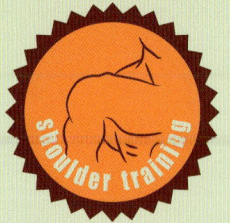

덤벨 프론트 레이즈
Dumbbell Front Raise

적용 부위 어깨 앞쪽, 옆쪽　　**호흡** 팔 올릴 때 내쉬기　　**난이도** 중

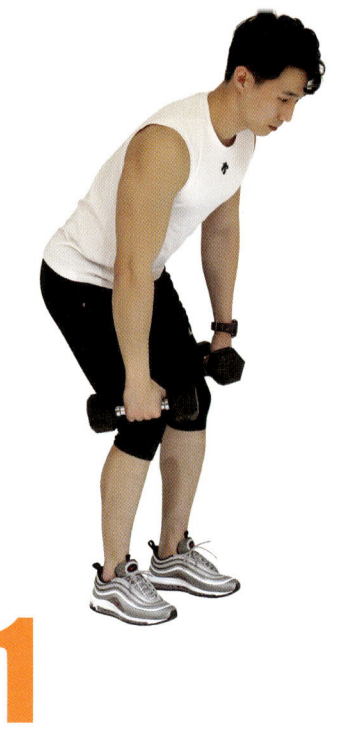

1

양손에 덤벨을 들고 서서 두 발을 어깨너비로 벌린다. 등을 곧게 펴고 약간 앞으로 숙인다.

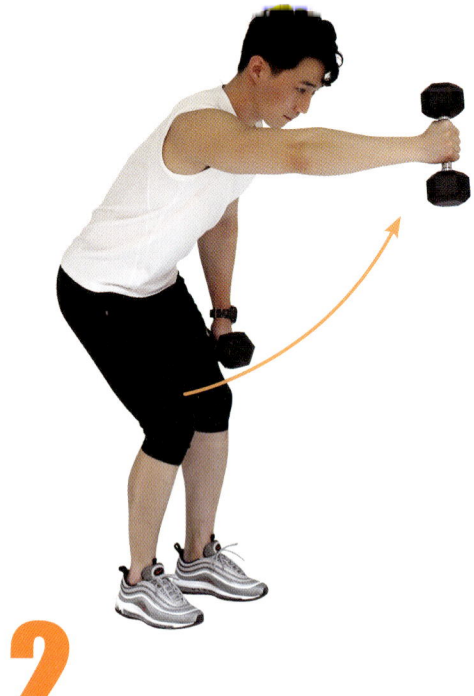

2

한 손을 앞으로 뻗어 덤벨을 어깨 높이까지 들어올린다. 어깨 근육의 자극을 유지하며 천천히 원자세로 돌아온다. 반대쪽도 동일하게 해준다.

덤벨 밴트 오버 레터럴 레이즈
Dumbbell Bent Over Lateral Raise

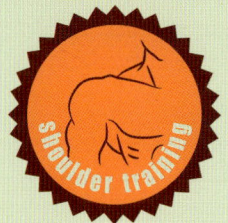

적용 부위 어깨 뒤쪽, 옆쪽　　**호흡** 팔 벌릴 때 내쉬기　　**난이도** 중~상

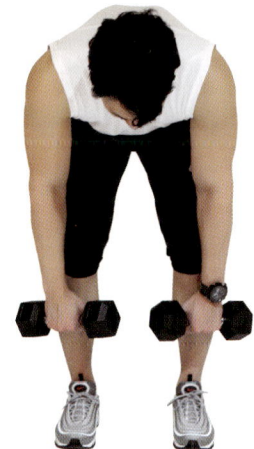

1

양손에 덤벨을 들고 서서 두 발을 어깨너비로 벌린다. 등을 곧게 펴고 상체를 직각으로 숙인다.

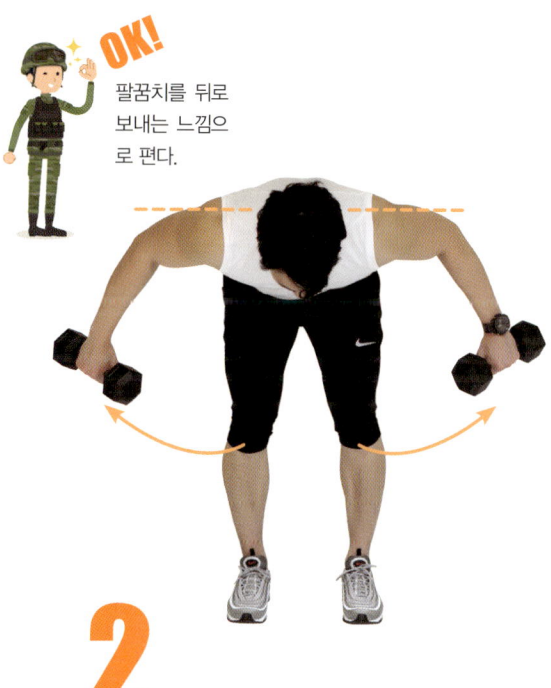

OK! 팔꿈치를 뒤로 보내는 느낌으로 편다.

2

양손을 옆으로 뻗어 팔꿈치를 어깨 높이까지 들어올린다. 어깨 근육의 자극을 유지하며 천천히 원자세로 돌아온다.

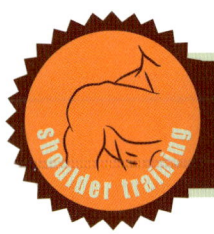

초급 운동 루틴

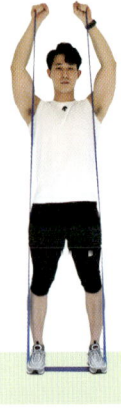 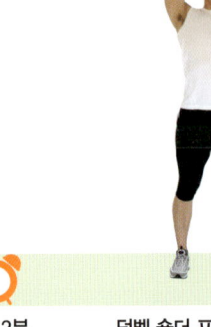

START!

밴드 숄더 프레스(100쪽)
15회×3세트

휴식 2분

덤벨 숄더 프레스(105쪽)
12회×4세트

휴식 2분

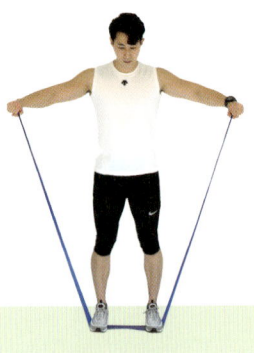 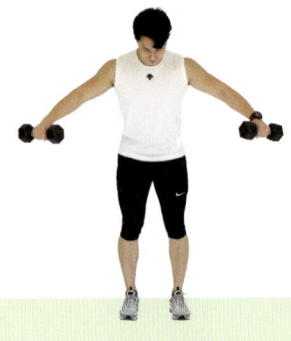

START!

밴드 레터럴 레이즈(101쪽)
15회×3세트

휴식 2분

덤벨 레터럴 레이즈(107쪽)
15회×4세트

휴식 2분

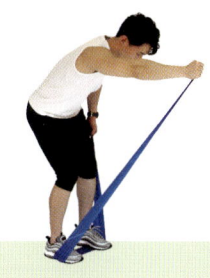  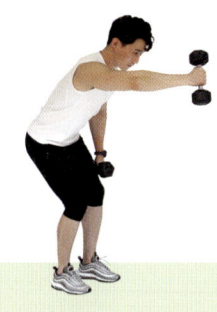 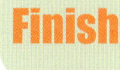

밴드 프론트 레이즈(102쪽) 휴식 2분   덤벨 프론트 레이즈(108쪽) 휴식 2분
15회×3세트   15회×3세트

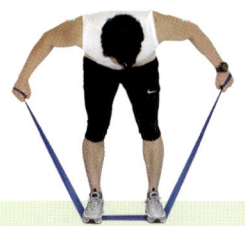  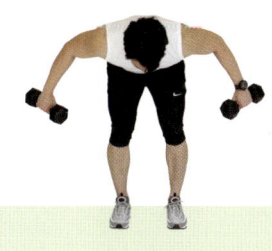

밴드 밴트 오버 레터럴 레이즈(103쪽) 휴식 2분   덤벨 밴트 오버 레터럴 레이즈(109쪽) 휴식 2분
15회×3세트   15회×3세트

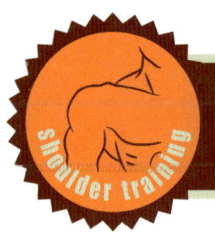

초급 운동 루틴

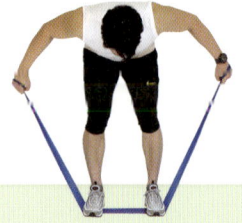  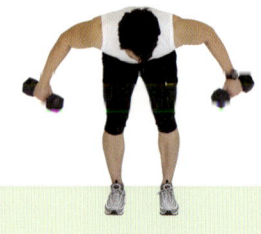

START!　　밴드 밴트 오버 레터럴 레이즈(103쪽)　　휴식 2분　　덤벨 밴트 오버 레터럴 레이즈(109쪽)　　휴식 2분
　　　　　　　20회×3세트　　　　　　　　　　　　　　　　　　15회×4세트

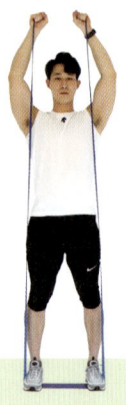 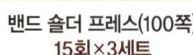  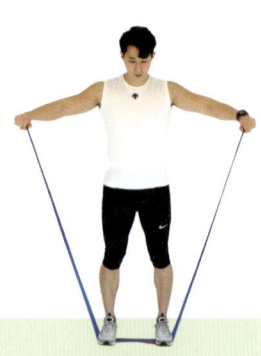

START!　　밴드 숄더 프레스(100쪽)　　휴식 2분　　밴드 레터럴 레이즈(101쪽)　　휴식 2분
　　　　　　　15회×3세트　　　　　　　　　　　　　　20회×3세트

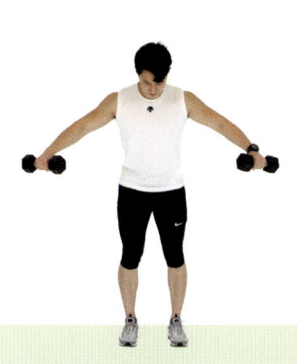 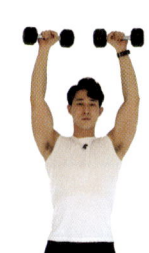 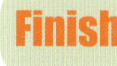

덤벨 레터럴 레이즈(107쪽) 휴식 2분 덤벨 숄더 프레스(105쪽) 휴식 2분 Finish
15회×3세트   12회×3세트

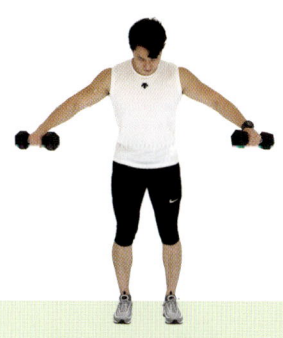  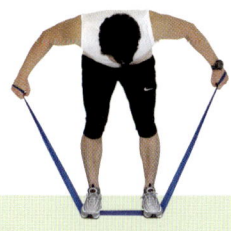 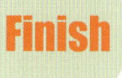

덤벨 레터럴 레이즈(107쪽) 휴식 2분 밴드 밴트 오버 레터럴 레이즈(103쪽) 휴식 2분 Finish
15회×4세트   20회×3세트

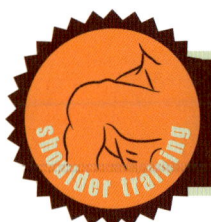

중급 운동 루틴

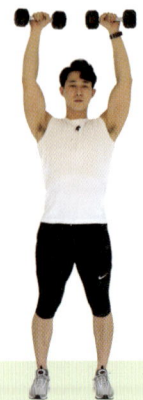

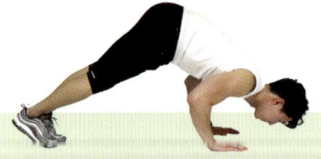

START!   파이크 푸시업(104쪽)   휴식 2분   덤벨 숄더 프레스(105쪽)   휴식 2분
12회×4세트   20회×5세트

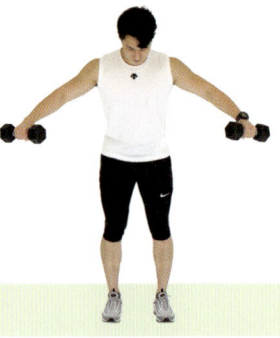

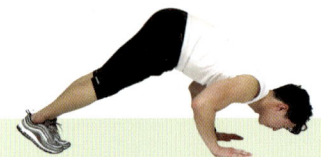

START!   파이크 푸시업(104쪽)   휴식 2분   덤벨 레터럴 레이즈(107쪽)    휴식 2분
12회×4세트   20회×5세트

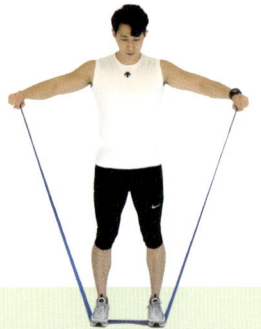   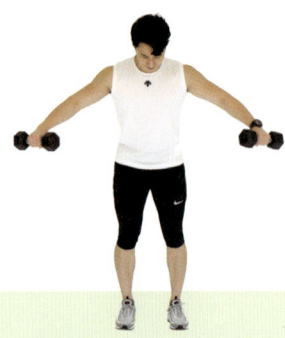

START!   밴드 레터럴 레이즈(101쪽)   휴식 2분   덤벨 레터럴 레이즈(107쪽)   휴식 2분
15회×4세트   20회×5세트

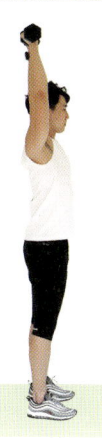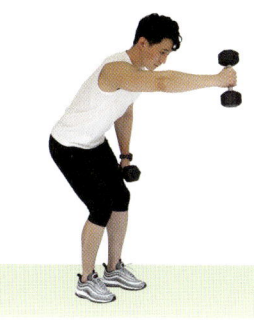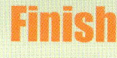

덤벨 비하인드 넥 프레스(106쪽) 휴식 2분   덤벨 프론트 레이즈(108쪽)   휴식 2분   Finish
15회×4세트   12회×5세트

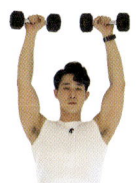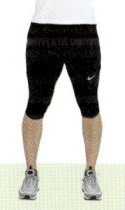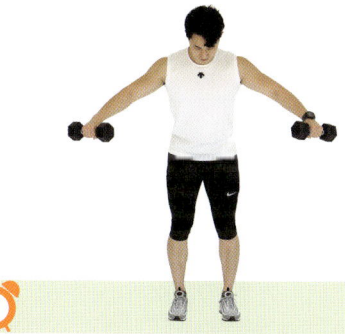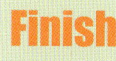

덤벨 숄더 프레스(105쪽)   휴식 2분   덤벨 레터럴 레이즈(107쪽)   휴식 2분   Finish
15회×5세트   20회×4세트

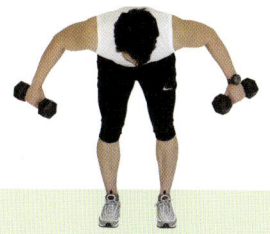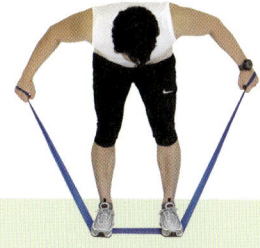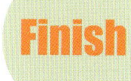

덤벨 밴트 오버 레터럴 레이즈(109쪽)   휴식 2분   밴드 밴트 오버 레터럴 레이즈(103쪽)   휴식 2분   Finish
15회×5세트   20회×4세트

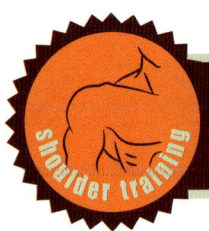

중급 운동 루틴

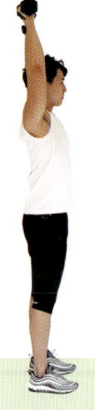

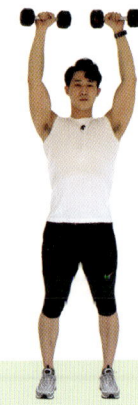

START!   덤벨 비하인드 넥 프레스(106쪽) 20회×4세트   휴식 2분   덤벨 숄더 프레스(105쪽) 15회×5세트   휴식 2분

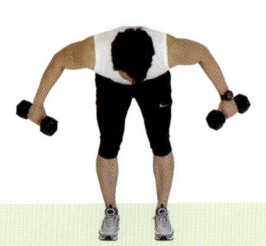
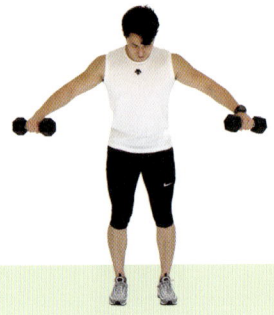

START!   덤벨 밴트 오버 레터럴 레이즈(109쪽) 20회×5세트   휴식 2분   덤벨 레터럴 레이즈(107쪽) 20회×5세트   휴식 2분

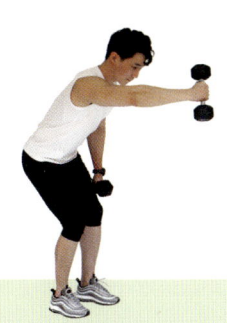 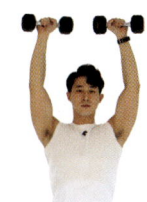 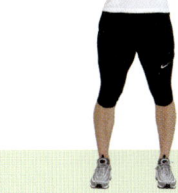 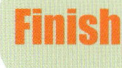

덤벨 프론트 레이즈(108쪽)
15회×4세트

휴식 2분

덤벨 숄더 프레스(105쪽)
15회×5세트

휴식 2분

Finish

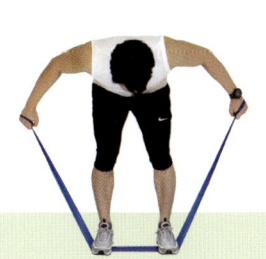  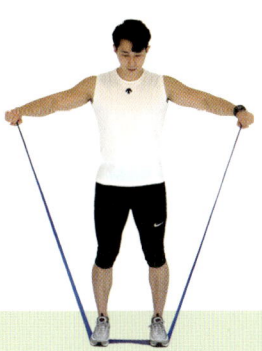 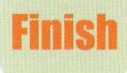

밴드 밴트 오버 레터럴 레이즈(103쪽)
20회×4세트

휴식 2분

밴드 레터럴 레이즈(101쪽)
20회×4세트

휴식 2분

Finish

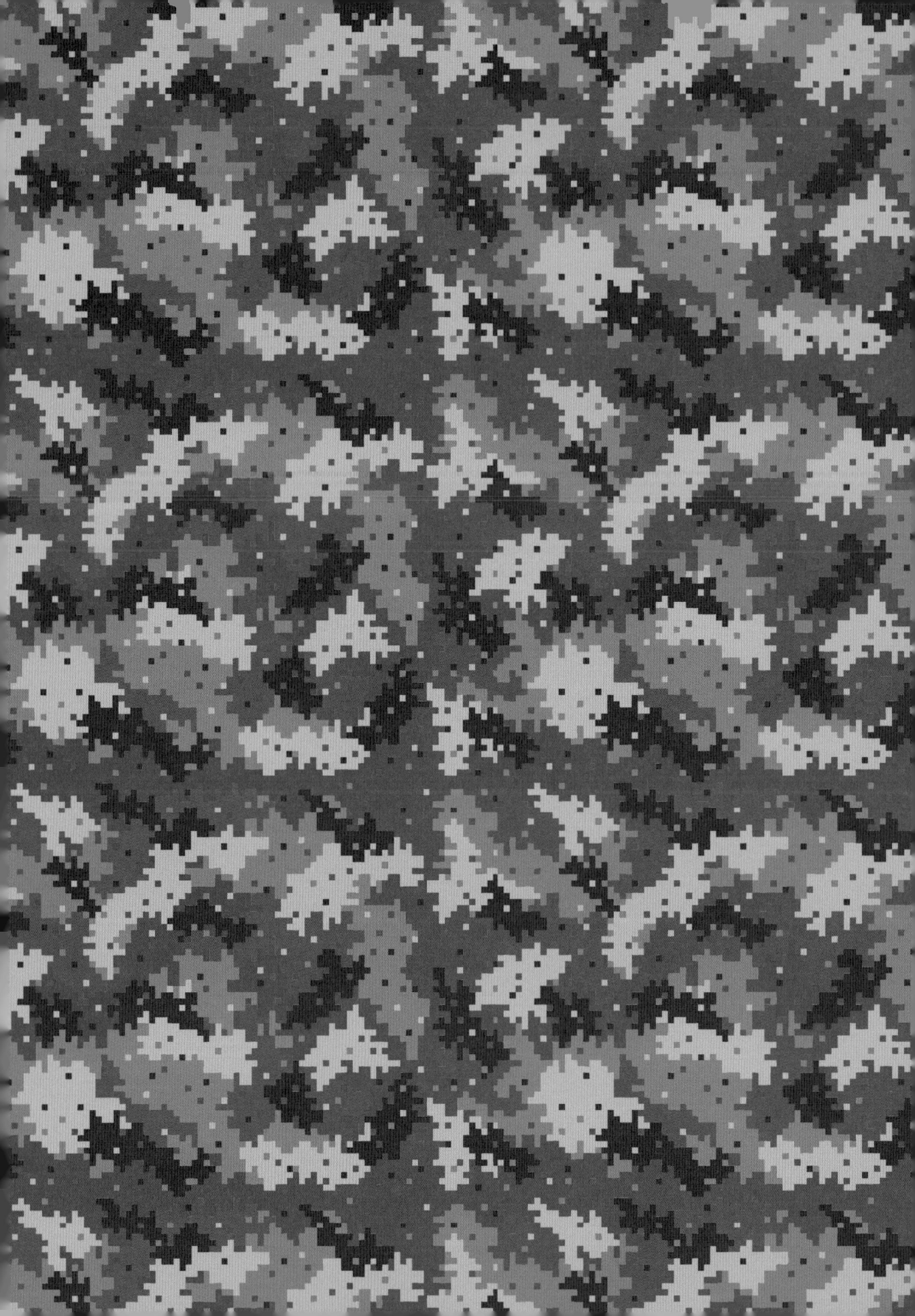

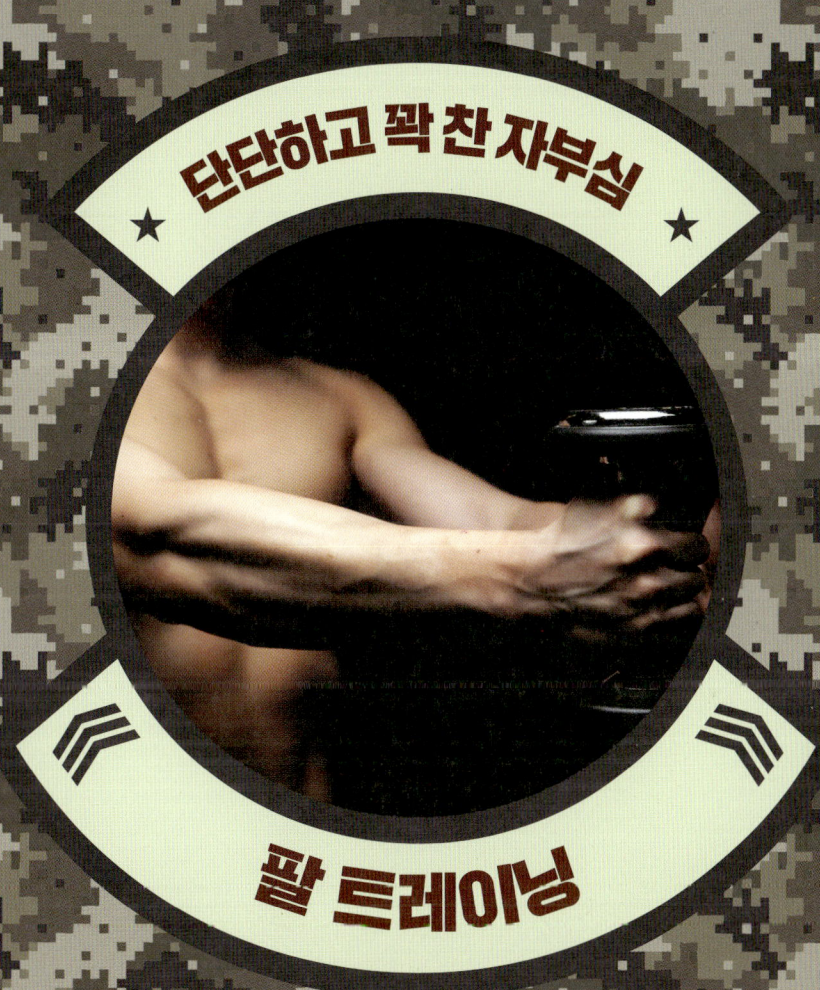

Arm

　　팔은 외관상으로도 가장 쉽게 보여지는 부위이고 기능적으로도 매우 중요한 역할을 하다. 대부분의 남자들은 약해 보이는 얇은 팔보다는 두껍고 강인한 팔을 원한다. '힘의 상징'으로써 남성미를 뽐내기 위한 것일 수도 있겠지만 사실 상체 운동을 하는 데 있어서 팔의 힘은 필수적이다.

　　팔은 크게 전완근, 이두근, 삼두근으로 나누어져 있는데 운동할 때마다 쓰이는 근육이 부위별로 조금씩 다르다. 팔 운동을 할 때 주의할 점은 팔꿈치가 잘 고정되어 있느냐 아니냐 하는 것이다. 만약 팔꿈치가 제대로 고정되어 있지 않고 계속 흔들리는 상태로 운동을 한다면 원하는 부위에 온전하게 자극을 주기 어렵다. 그렇다면 팔의 각 근육들은 어떨 때 쓰일까?

　　전완근은 상체 운동을 할 때 대체적으로 많이 사용되며 풀업(턱걸이)과 같은 동작을 할 때 특히 많이 쓰인다. 그래서 전완근에 힘이 약하면 풀업을 많이 할 수가 없다. 이두근은 당길 때 쓰이는 근육으로 전반적으로 등 운동을 할 때 활발하게 쓰이고, 삼두근은 밀 때 쓰이는 근육으로 가슴과 어깨 운동을 할 때 많이 쓰인다.

　　팔 운동에는 덤벨을 들고 하는 동작이 많다. 그중에서도 대표적인 '덤벨 컬' 동작을 할 때 주의할 점이 있다. 대부분 덤벨을 들어올려 근육을 수축시킬 때는 힘을 잘 주는데, 다시 팔을 내리며 이완시킬 때는 긴장을 확 풀어버리는 경우가 많다. 이때 끝까지 긴장을 풀지 말고 버티면서 팔을 내리는 네거티브 테크닉이 필요하다. 이는 '덤벨 킥 백' 동작을 할 때도 마찬가지다. 팔을 뒤로 쭉 폈다가 다시 접으며 내려올 때 반동을 이용하지 않고 정확하게 버티면서 접는 것이 좋다. 자세가 제대로 고정되지 않는다면 벽에 기대서 하는 것도 좋은 방법이다.

　　만약 팔의 근력이 약하다면 팔꿈치나 손목 관절을 많이 쓰게 되어 손목 통증으로 이어질 수 있기 때문에 통증 예방 차원에서 운동을 꾸준하게 하는 것이 좋다. 팔 운동을 할 때는 어느 한 곳만 집중적으로 자극하는 동작도 좋지만 휴식 시간 없이 이두근과 전완근, 삼두근 운동을 한 번에 할 수 있는 '슈퍼 세트 운동(140~145쪽 참고)'도 추천한다. 팔 운동을 마스터 한 뒤 슈퍼 세트를 꾸준히 해준다면 남자다운 팔을 만드는 데 더욱 도움이 될 것이다.

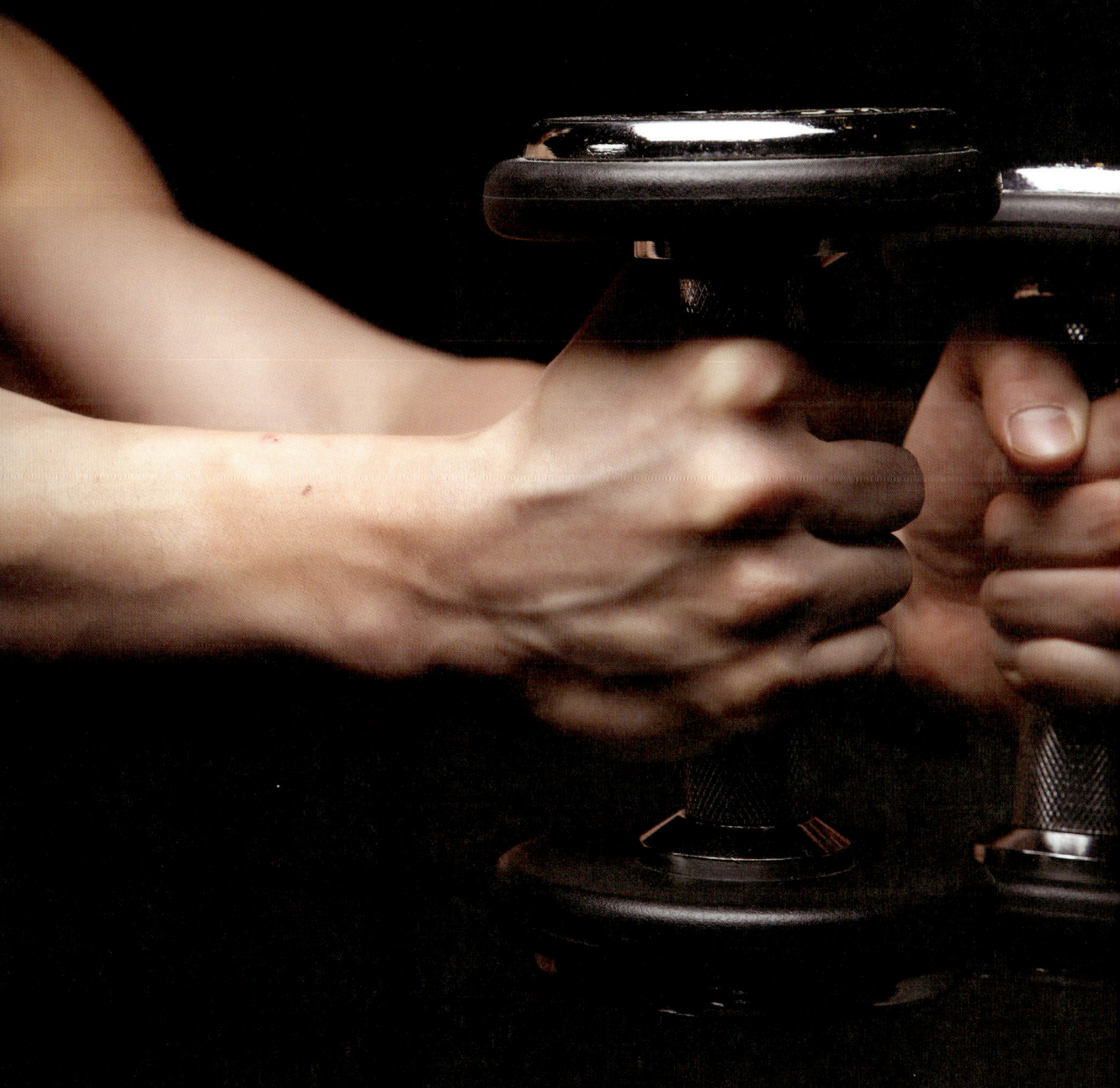
training

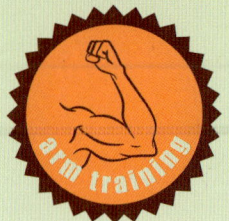

삼두 푸시업
Triceps Push-Up

적용 부위 삼두근   **호흡** 몸 올릴 때 내쉬기   **난이도** 중

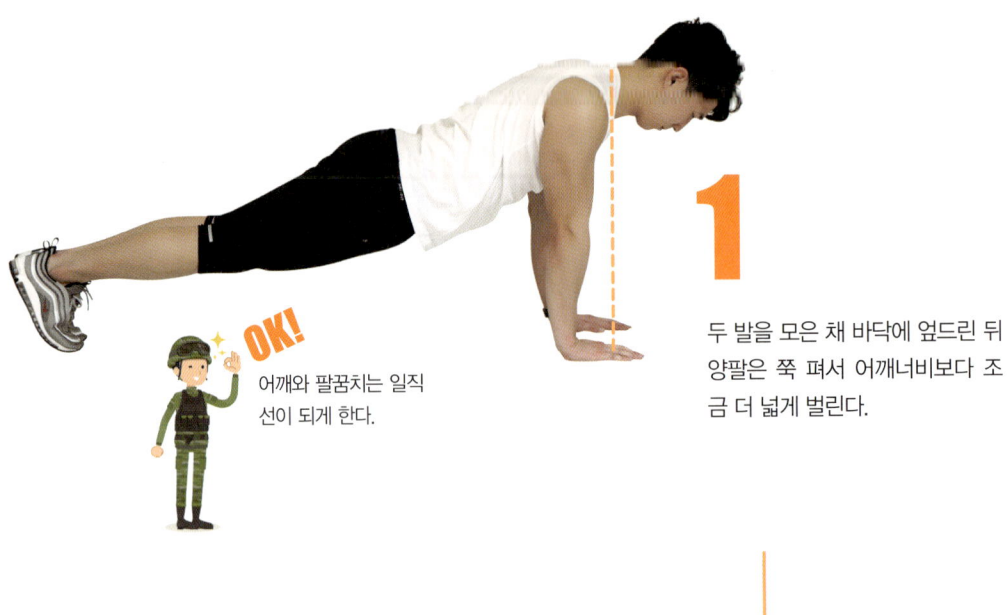

1 두 발을 모은 채 바닥에 엎드린 뒤 양팔은 쭉 펴서 어깨너비보다 조금 더 넓게 벌린다.

OK! 어깨와 팔꿈치는 일직선이 되게 한다.

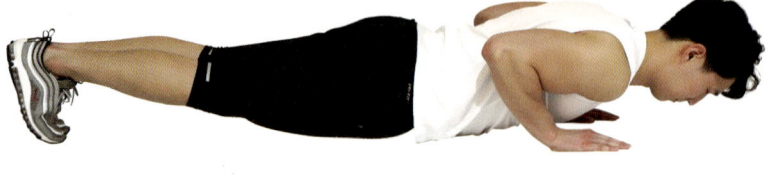

2 팔꿈치는 최대한 몸 쪽으로 붙인 채 구부리면서 가슴이 바닥에 닿을 정도로 내려간다. 삼두근에 힘을 주며 팔을 다시 쭉 편다.

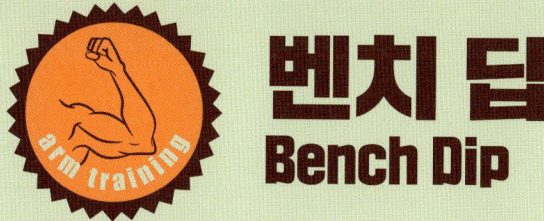

벤치 딥
Bench Dip

적용 부위 삼두근　　**호흡** 몸 올릴 때 내쉬기　　**난이도** 중

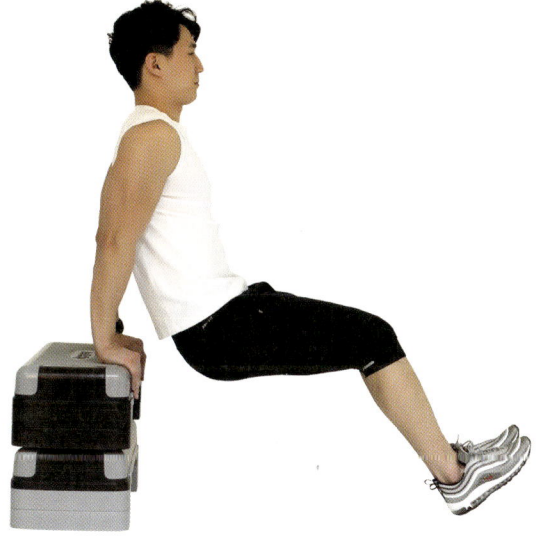

1

양손을 어깨너비보다 조금 더 넓게 벌린 뒤 등 뒤로 무릎 높이의 스텝박스 위에 댄다. 발은 앞으로 뻗어 뒤꿈치로 지탱한다.

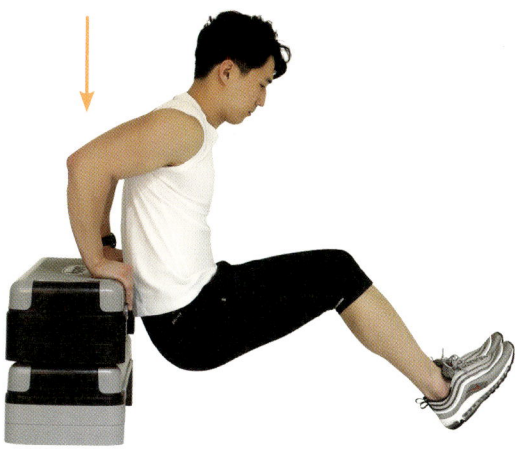

2

팔꿈치를 구부리면서 엉덩이가 스텝박스를 스칠 정도로 내려간다. 삼두근에 힘을 주며 팔을 다시 쭉 편다.

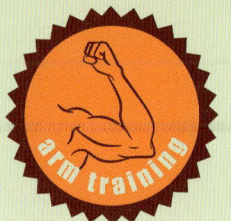

밴드 킥 백
Band Kick Back

적용 부위 삼두근　　**호흡** 팔 뻗을 때 내쉬기　　**난이도** 중

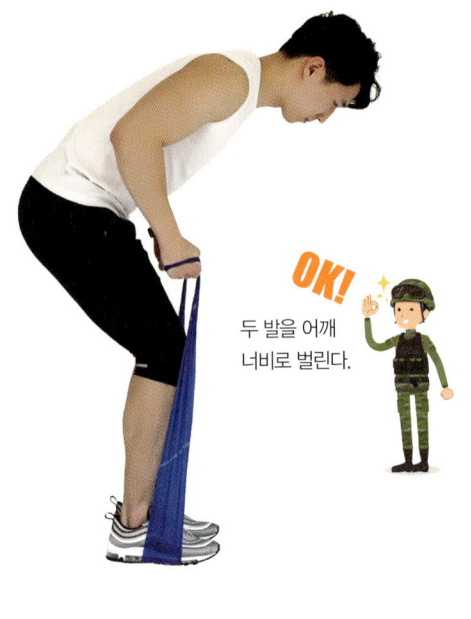

1

양손이 마주보도록 밴드를 잡고 두 발로 밟고 선다. 양쪽 팔꿈치를 옆구리에 붙여 고정시킨 후 상체를 편 상태로 45도 정도 숙인다.

두 발을 어깨 너비로 벌린다.

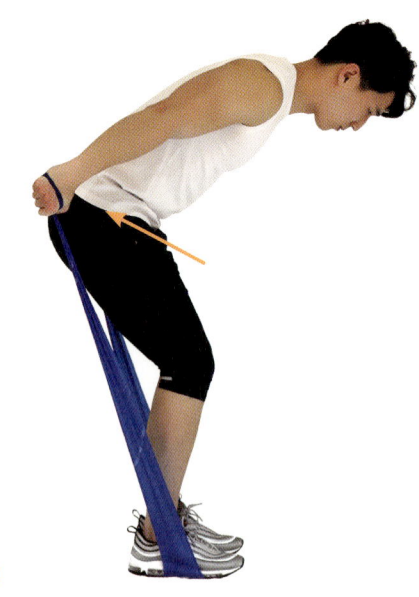

2

양팔을 뒤로 쭉 펴서 밴드를 당긴다. 약 1초 정도 멈춘 뒤 삼두근의 자극을 유지하며 천천히 원자세로 돌아온다.

밴드 해머 컬
Band Hammer Curl

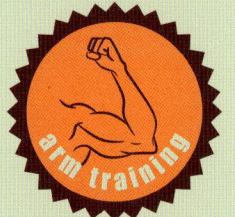

적용 부위 이두근, 전완근   **호흡** 팔 올릴 때 내쉬기   **난이도** 하

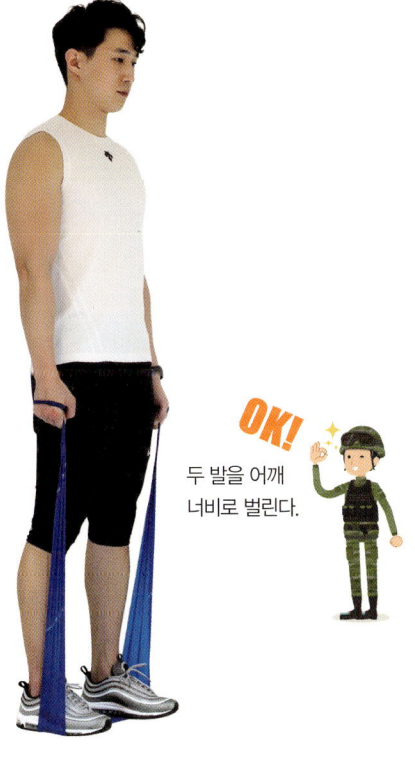

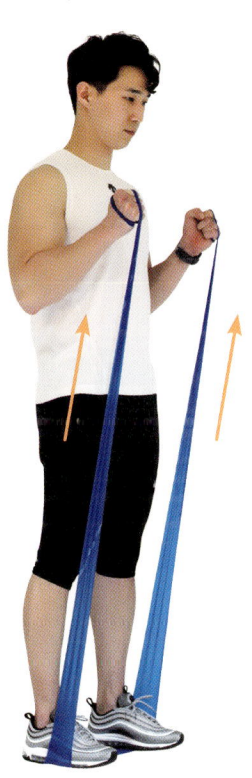

두 발을 어깨 너비로 벌린다.

1 양손이 마주보도록 밴드를 잡고 두 발로 밟고 선다.

2 팔꿈치를 옆구리에 붙여 고정시킨 후 팔을 위로 접어 밴드를 당긴다. 이두근과 전완근의 자극을 유지하며 천천히 원자세로 돌아온다.

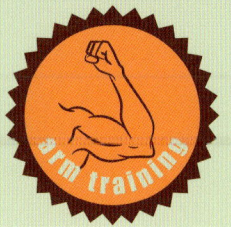

밴드 리버스 컬
Band Reverse Curl

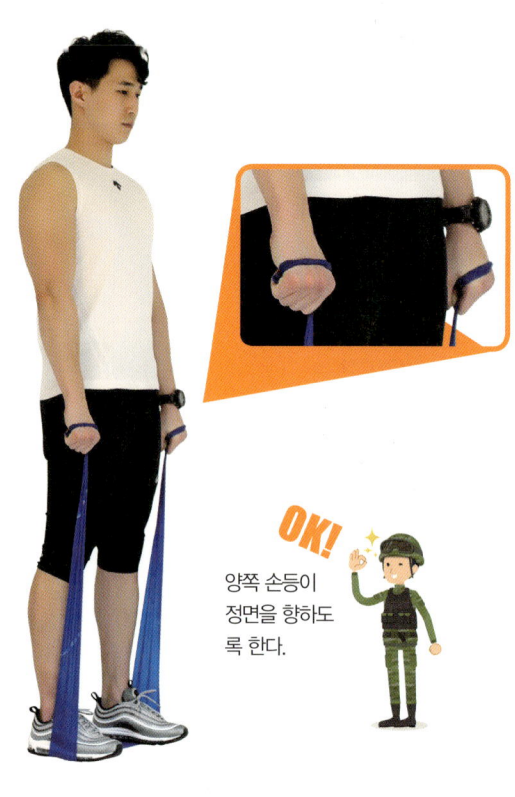

1

양손으로 밴드를 잡고 두 발로 밟고 서서 어깨너비로 벌린다.

양쪽 손등이 정면을 향하도록 한다.

적용 부위	호흡	난이도
이두근, 전완근	팔 올릴 때 내쉬기	중

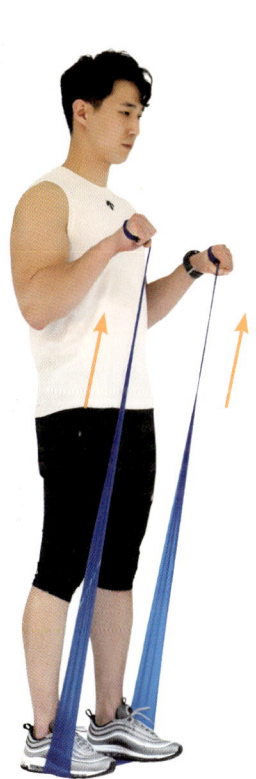

2

팔꿈치를 옆구리에 붙여 고정시킨 후 팔을 위로 접어 올린다.
이두근과 전완근의 자극을 유지하며 천천히 원자세로 돌아온다.

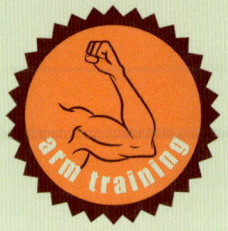

밴드 오버헤드 익스텐션
Band Overhead Extension

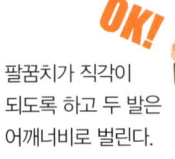

팔꿈치가 직각이 되도록 하고 두 발은 어깨너비로 벌린다.

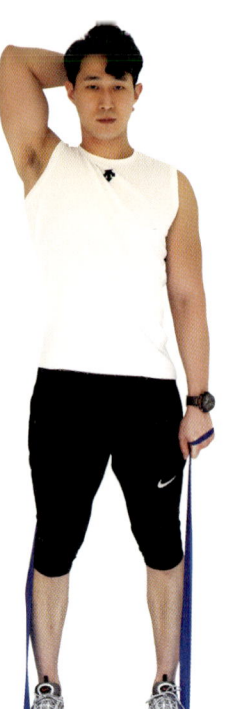
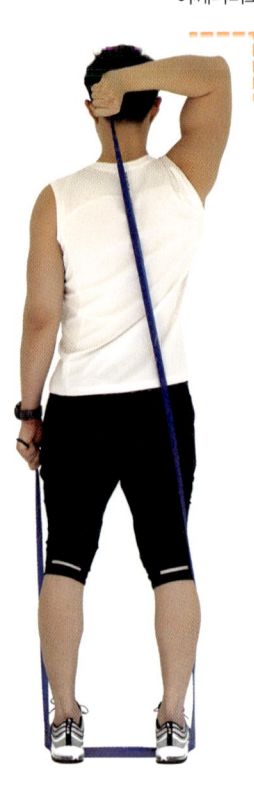

1 양손으로 밴드를 잡고 두 발로 밟고 선다. 한쪽 팔을 들어 올려 머리 뒤쪽에 위치시킨다.

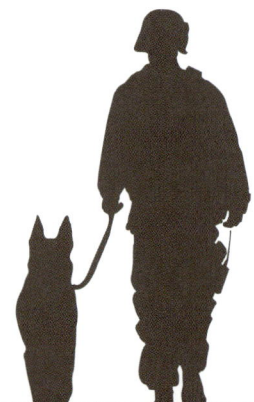

적용 부위	호흡	난이도
삼두근	팔 올릴 때 내쉬기	중

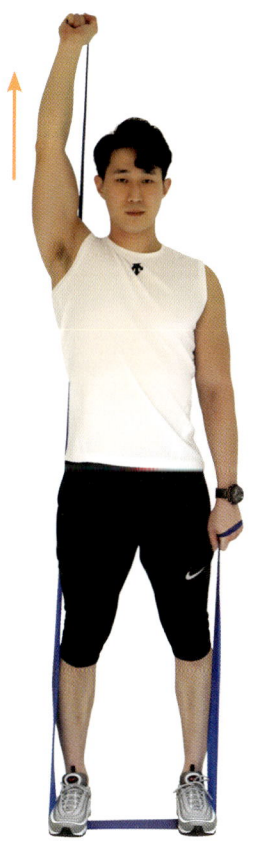 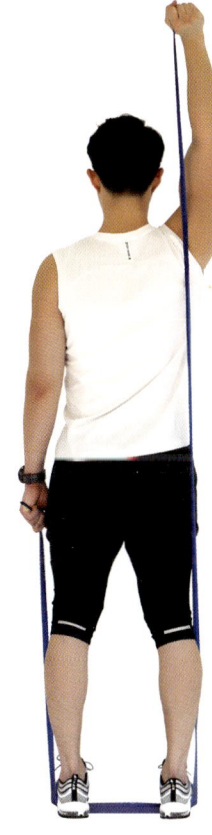 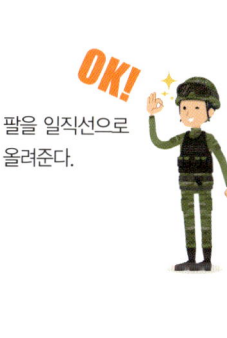

팔을 일직선으로 올려준다.

2 팔꿈치가 흔들리지 않게 고정시킨 뒤 팔을 위로 쭉 편다.
삼두근의 자극을 유지하며 천천히 원자세로 돌아온다.

덤벨 컬
Dumbbell Curl

적용 부위 이두근, 전완근　　**호흡** 팔 올릴 때 내쉬기　　**난이도** 중

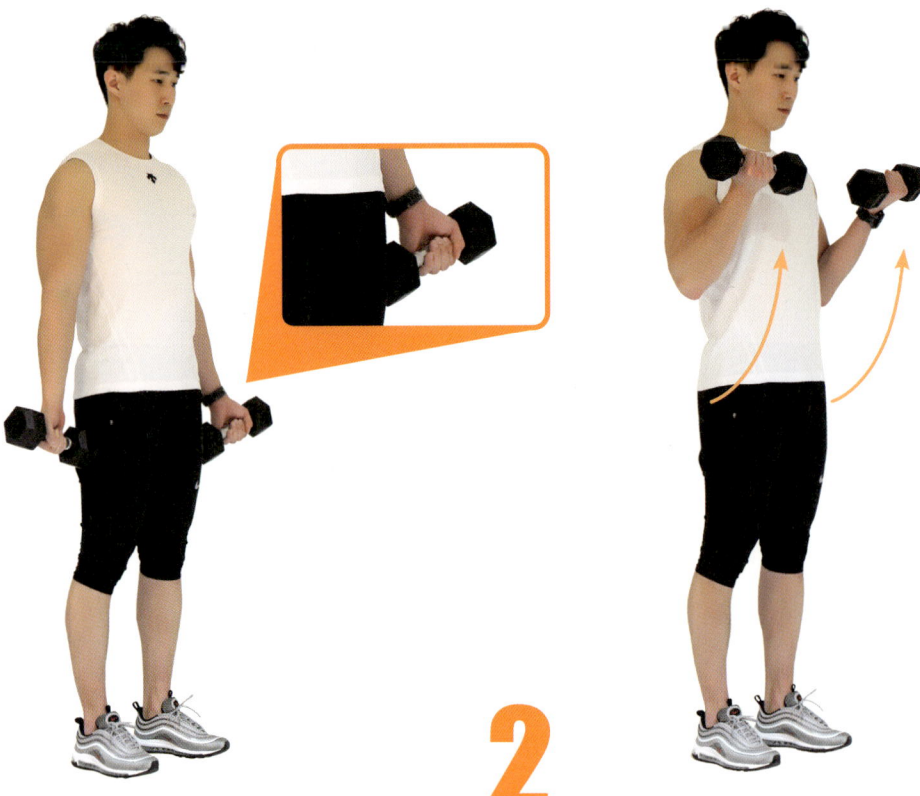

1
양쪽 손바닥이 정면을 향하도록 덤벨을 들고 서서 두 발은 어깨너비로 벌린다. 손목은 일자로 편 뒤 허벅지 옆에 둔다.

2
팔꿈치를 옆구리에 붙여 고정시킨 뒤 그대로 구부려서 덤벨을 들어 올린다. 이두근과 전완근의 자극을 유지하며 천천히 원자세로 돌아온다.

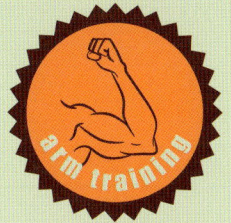

덤벨 해머 컬
Dumbbell Hammer Curl

적용 부위 이두근, 전완근　　**호흡** 팔 올릴 때 내쉬기　　**난이도** 중

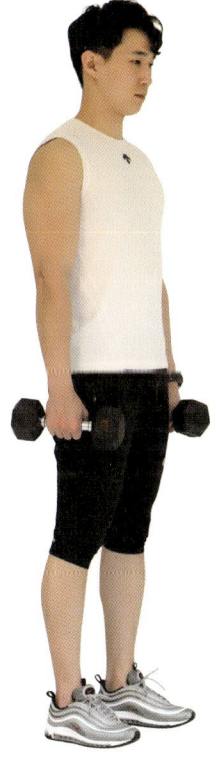

1

양쪽 손바닥이 마주보도록 덤벨을 들고 서서 두 발은 어깨너비로 벌린다. 손목은 일자로 편 뒤 허벅지 옆에 둔다.

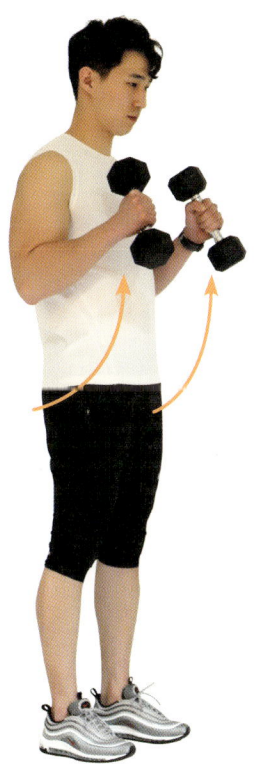

2

팔꿈치를 옆구리에 붙여 고정시킨 후 그대로 구부려서 덤벨을 들어 올린다. 이두근과 전완근의 자극을 유지하며 천천히 원자세로 돌아온다.

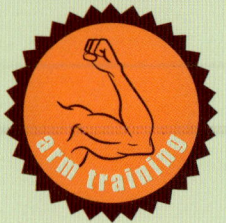

덤벨 리버스 컬
Dumbbell Reverse Curl

적용 부위 이두근, 전완근　　**호흡** 팔 올릴 때 내쉬기　　**난이도** 중

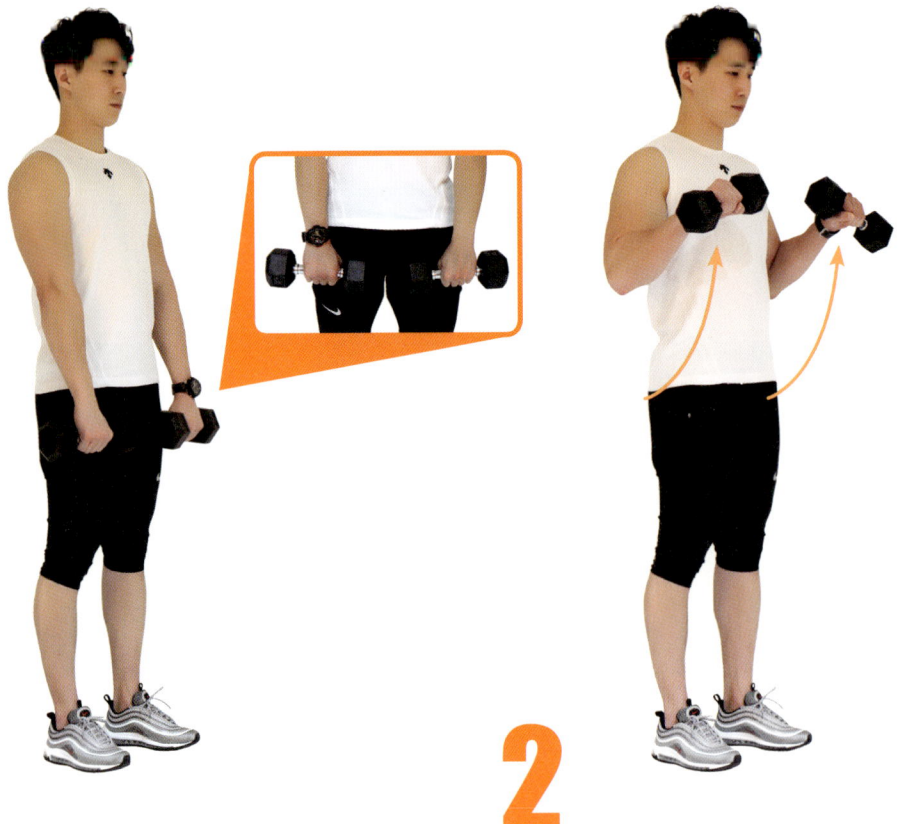

1 양쪽 손등이 정면을 향하도록 덤벨을 들고 서서 두 발을 어깨너비로 벌린다.

2 팔꿈치를 옆구리에 붙여 고정시킨 후 그대로 구부려서 덤벨을 들어 올린다. 이두근과 전완근의 자극을 유지하며 천천히 원자세로 돌아온다.

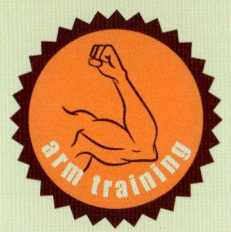

덤벨 컨센트레이션 컬
Dumbbell Concentration Curl

적용 부위 이두근　　**호흡** 팔 올릴 때 내쉬기　　**난이도** 상

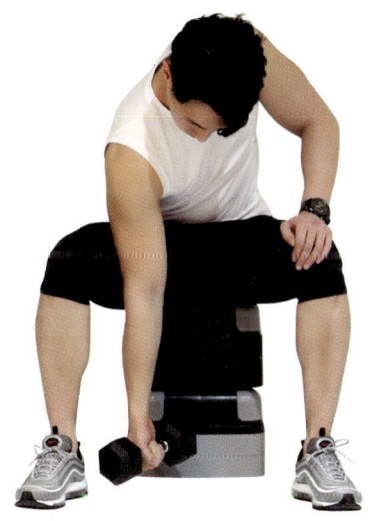

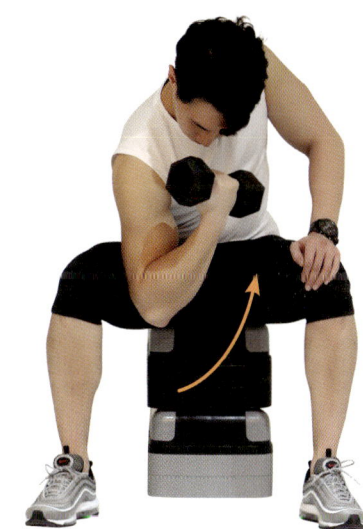

1

한 손으로 덤벨을 들고 무릎 높이의 스텝박스에 앉는다. 상체를 약간 숙이며 팔꿈치를 무릎 안쪽에 고정시킨 뒤 팔을 쭉 늘어뜨린다.

2

덤벨을 어깨 쪽으로 들어 올리면서 손목은 안으로 약간 말아준다. 이두근의 자극을 유지하며 천천히 원자세로 돌아온다.

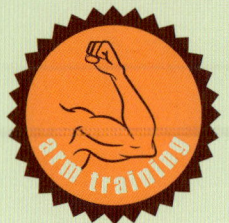

덤벨 킥 백
Dumbbell Kick Back

적용 부위 삼두근　　**호흡** 팔 뻗을 때 내쉬기　　**난이도** 중

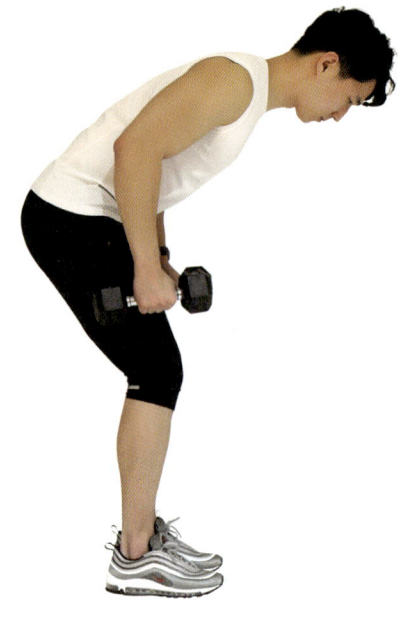

1

양손에 덤벨을 들고 서서 두 발을 어깨너비로 벌린다. 상체를 펴고 45도 정도 앞으로 숙인다.

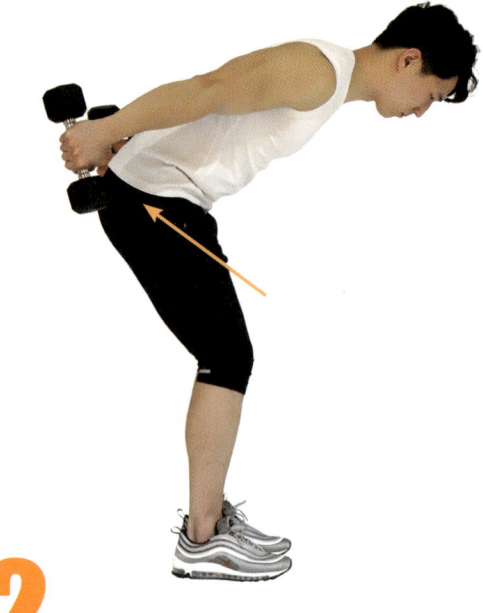

2

팔꿈치를 그대로 고정시키고 양팔을 뒤로 쭉 편다. 약 1초 정도 멈춘 뒤 삼두근의 자극을 유지하며 천천히 원자세로 돌아온다.

덤벨 라잉 트라이셉스 익스텐션
Dumbbell Lying Triceps Extension

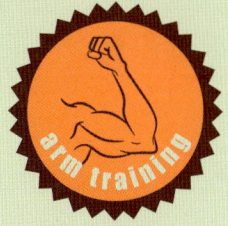

적용 부위 삼두근　　**호흡** 팔 뻗을 때 내쉬기　　**난이도** 중~상

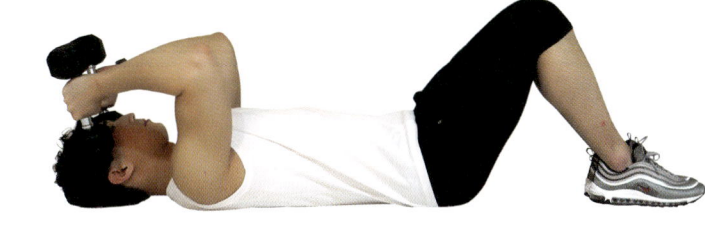

1

양손에 덤벨을 들고 바닥에 누워 두 발을 나란히 모은 채 무릎을 세운다.
팔꿈치가 직각이 되도록 구부려서 덤벨을 얼굴 옆쪽에 위치시킨다.

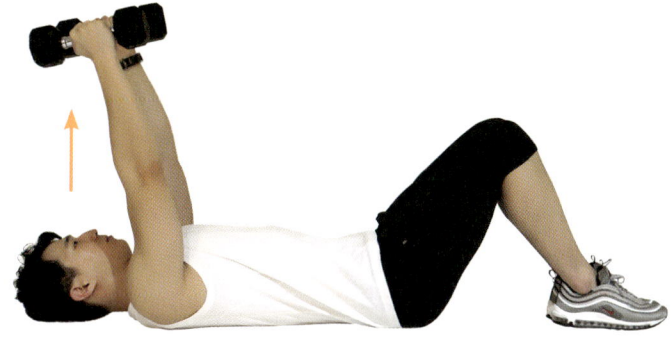

2

팔꿈치를 고정시키고 팔을 앞으로 쭉 편다. 삼두근의 자극을 유지하며
천천히 원자세로 돌아온다.

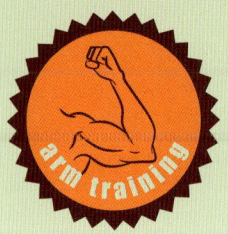

덤벨 오버헤드 익스텐션
Dumbbell Overhead Extension

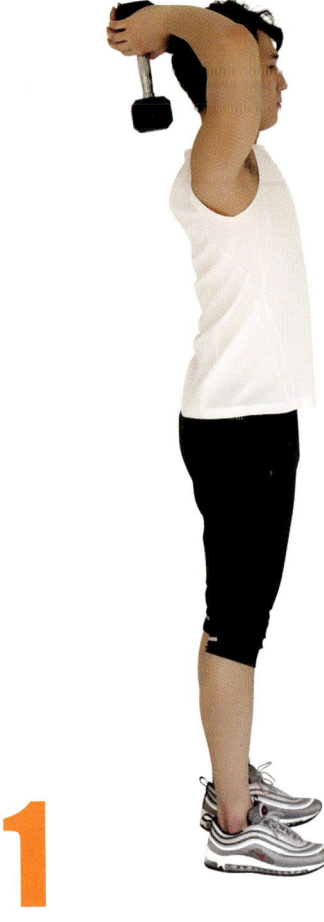

1

두 발을 어깨너비로 벌리고 서서 양손으로 덤벨 하나를 들고 머리 뒤에 위치시킨다.

적용 부위	호흡	난이도
삼두근	팔 올릴 때 내쉬기	중–상

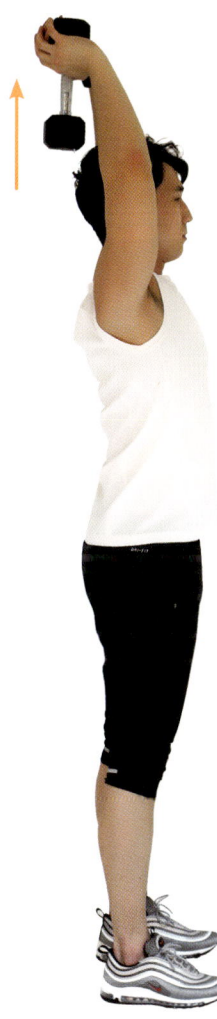

2

팔꿈치가 흔들리지 않게 고정시킨 후 팔을 위로 쭉 편다.
삼두근의 자극을 유지하며 천천히 원자세로 돌아온다.

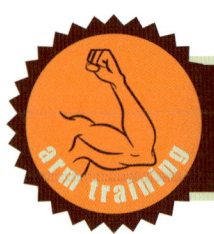

초급 운동 루틴

START!

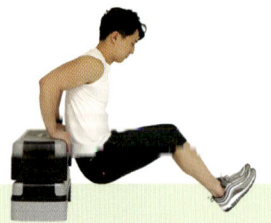
벤치 딥(123쪽)
15회×4세트

휴식 2분

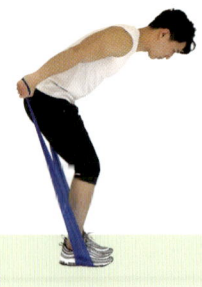
밴드 킥 백(124쪽)
15회×3세트

휴식 2분

START!

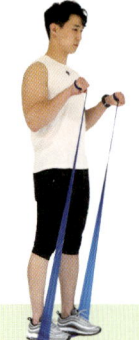
밴드 리버스 컬(126쪽)
15회×3세트

휴식 2분

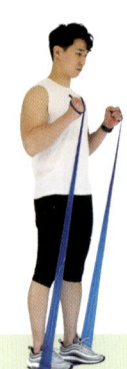
밴드 해머 컬(125쪽)
15회×3세트

휴식 2분

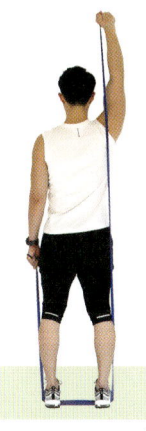 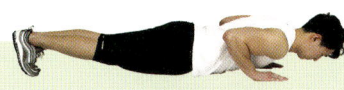 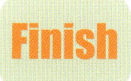

밴드 오버헤드 익스텐션(128쪽)
12회×3세트

휴식 2분

삼두 푸시업(122쪽)
10회×3세트

휴식 2분

Finish

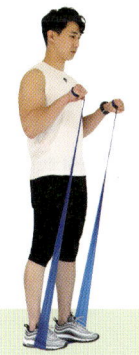  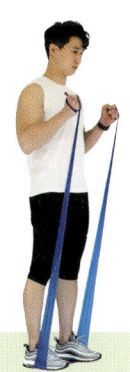 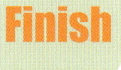

밴드 리버스 컬(126쪽)
15회×3세트

휴식 2분

밴드 해머 컬(125쪽)
15회×4세트

휴식 2분

Finish

초급 운동 루틴

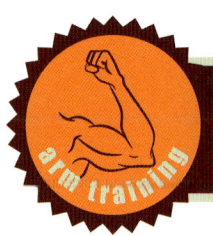

START!

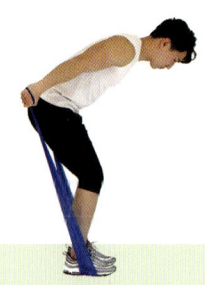

밴드 킥 백(124쪽)
15회

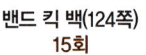

휴식 없음

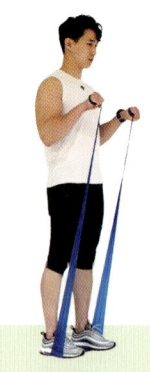

밴드 리버스 컬(126쪽)
20회

휴식 없음

START!

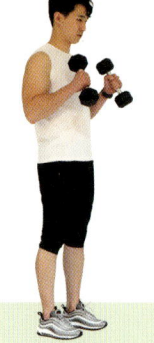

덤벨 해머 컬(131쪽)
15회

휴식 없음

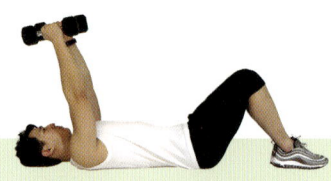

덤벨 라잉 트라이셉스 익스텐션(135쪽)
15회

휴식 없음

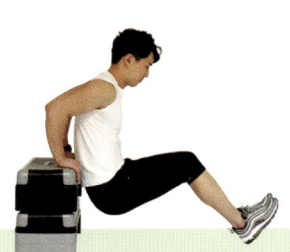 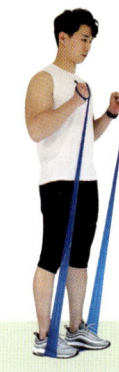 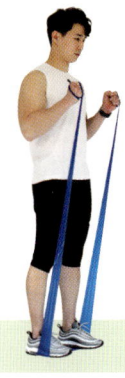

벤치 딥(123쪽)　　휴식 없음　　밴드 해머 컬(125쪽)　　휴식 2분　　총 4세트 반복
15회　　　　　　　　　　　　　15회

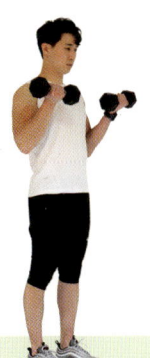 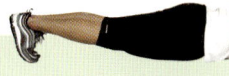 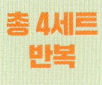

덤벨 컬(130쪽)　　휴식 없음　　삼두 푸시업(122쪽)　　휴식 2분　　총 4세트 반복
15회　　　　　　　　　　　　　15회

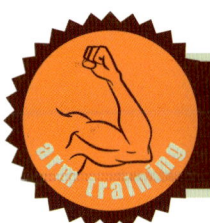

중급 운동루틴

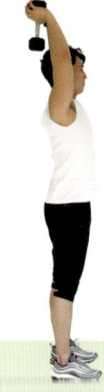 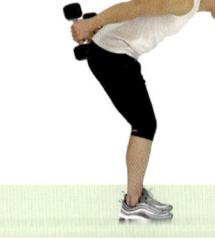

START! 덤벨 오버헤드 익스텐션(136쪽) 휴식 2분 덤벨 킥 백(134쪽) 휴식 2분
15회×5세트 15회×4세트

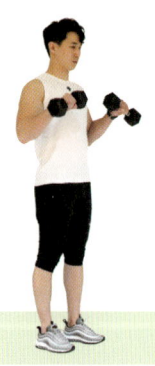 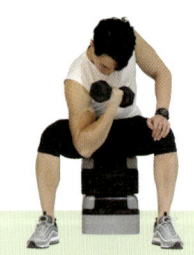

START! 덤벨 리버스 컬(132쪽) 휴식 2분 덤벨 컨센트레이션 컬(133쪽) 휴식 2분
15회×4세트 15회×4세트

 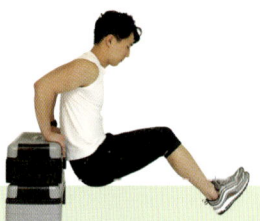 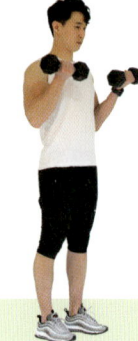 

START! 벤치 딥(123쪽) 휴식 없음 덤벨 컬(130쪽) 휴식 없음
20회 15회

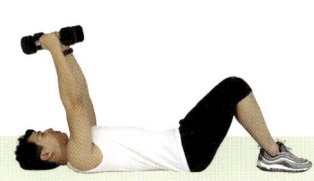 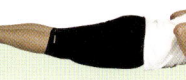 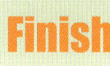

덤벨 라잉 트라이셉스 익스텐션(135쪽) 휴식 2분 삼두 푸시업(122쪽) 휴식 2분 Finish
15회×4세트   12회×5세트

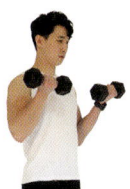 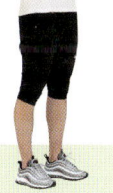 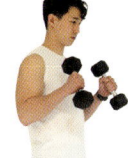 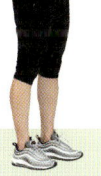 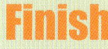

덤벨 컬(130쪽) 휴식 2분 덤벨 해머 컬(131쪽) 휴식 2분 Finish
15회×5세트   12회×5세트

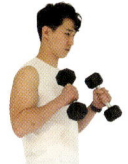 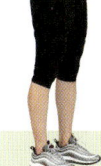 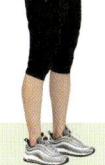    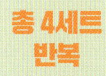

삼두 푸시업(122쪽) 휴식 없음 덤벨 해머 컬(131쪽) 휴식 2분 총 4세트 반복
15회   15회

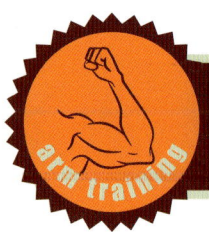

중급 운동루틴

START!

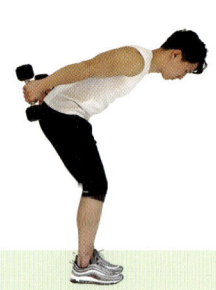
덤벨 킥 백(134쪽)
20회

휴식 없음

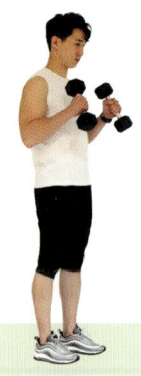
덤벨 해머 컬(131쪽)
15회

휴식 없음

START!

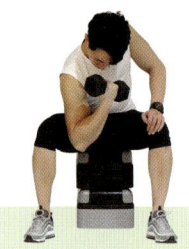
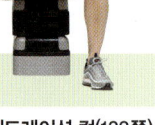
덤벨 컨센트레이션 컬(133쪽)
15회

휴식 없음

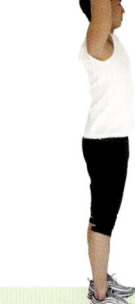
덤벨 오버헤드 익스텐션(136쪽)
15회

휴식 없음

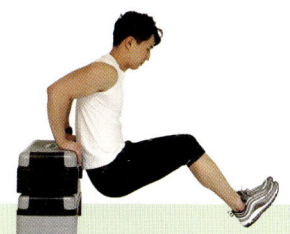  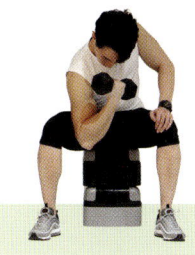

벤치 딥(123쪽)
15회

휴식 없음

덤벨 컨센트레이션 컬(133쪽)
15회

휴식 2분

총 4세트 반복

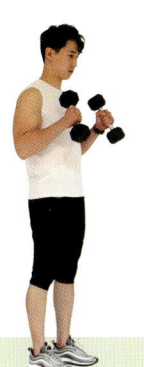  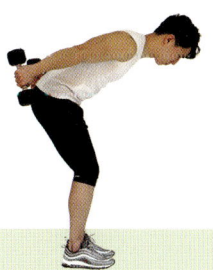 

덤벨 해머 컬(131쪽)
15회

휴식 없음

덤벨 킥 백(134쪽)
20회

휴식 2분

총 4세트 반복

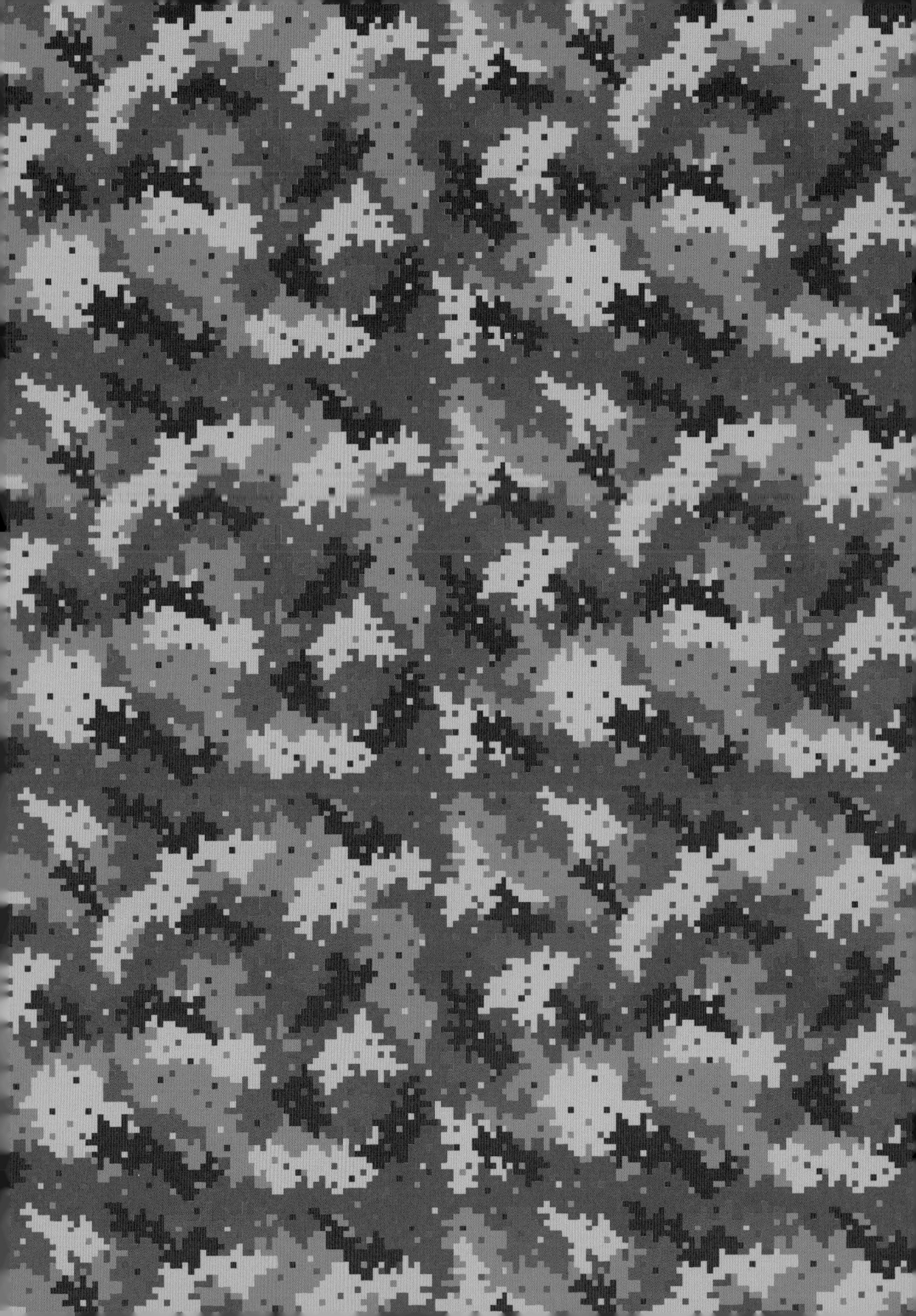

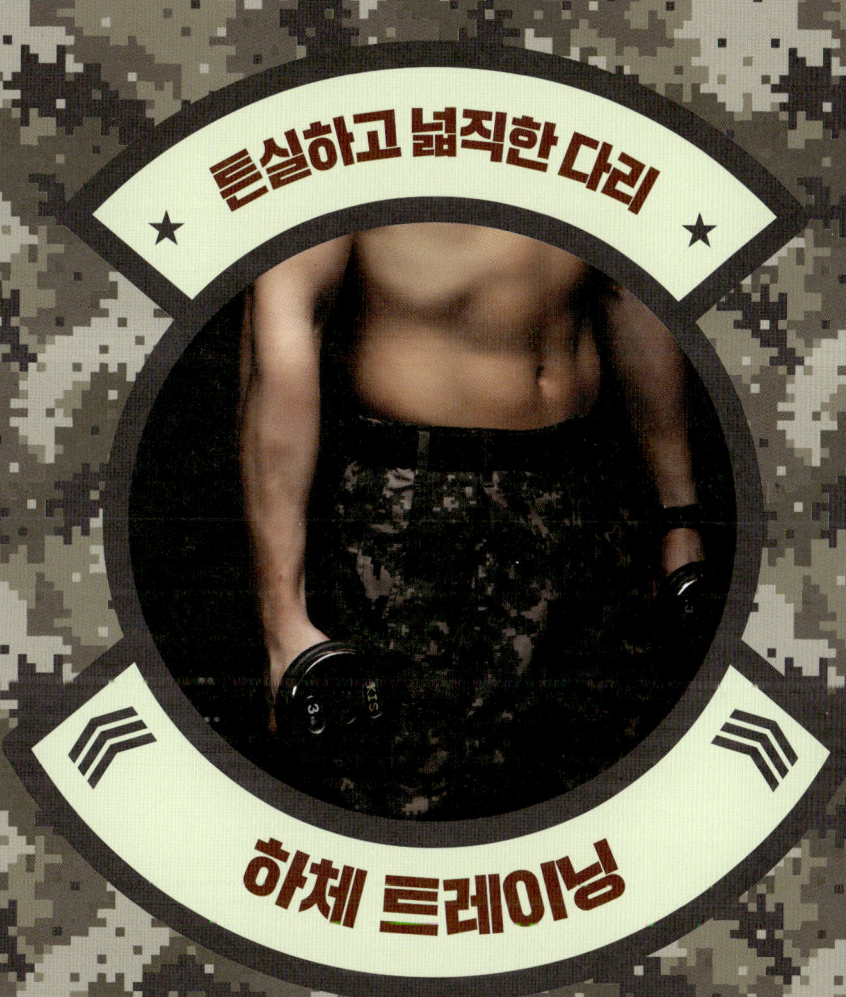

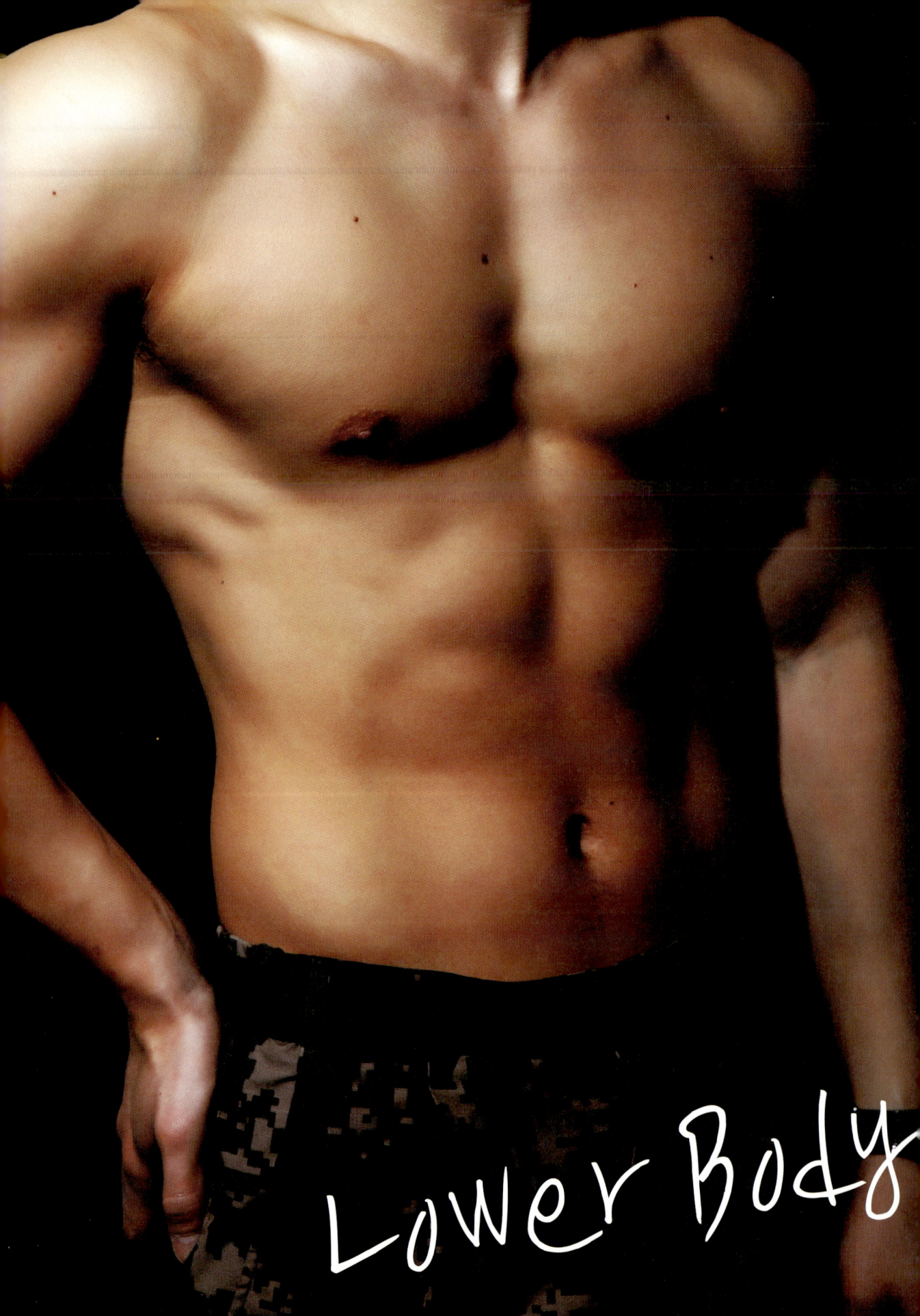

대부분의 남자들은 상체 운동을 좋아하고, 하체 운동을 싫어하는 경향이 있다. 하체 운동을 기피하는 이유는 다양하다. 우선 운동 후 근육통이 있을 때 일상생활에 가장 크게 지장을 줄 수 있고, 다른 부위 운동에 비해서 유독 더 힘들게 느껴지기 때문이다. 그렇게 힘들게 관리해도 외관상 운동한 효과가 크게 드러나지 않는다는 이유로 미루거나, 다리가 두꺼워지는 것을 싫어하는 경우에도 하체 운동을 기피한다.

하체 근육은 우리 몸 전체 근육량 중 약 70%를 차지한다. 근육량이 어마어마하게 많기 때문에 같은 시간 운동을 하더라도 더욱 힘들 수밖에 없고, 하체 운동 없이 상체 운동만으로 몸 전체의 근육량을 늘리기는 굉장히 어렵다. 게다가 운동을 지속할수록 고강도 상체 운동도 병행해주어야 하는데 이때 하체가 잘 지지해주지 못하면 상체 운동에도 그만큼 집중할 수 없다. 하체 운동을 하면 다리가 두꺼워진다는 걱정을 하는 사람들이 있는데, 엄청난 강도로 꾸준히 운동하지 않는 이상 허벅지는 쉽게 두꺼워지지 않으니 걱정하지 말 것!

하체 운동을 하지 않으면 우리가 자주 사용하는 관절에 문제가 생기게 된다. 하체 근력이 약한 사람들을 보면 근육이 관절을 제대로 잡아주지 못해 무릎 관절에 통증을 많이 느끼고, 골반 불균형도 생겨 체형이 무너져 있는 경우가 많다. 하체는 우리 몸에서 뿌리 역할을 한다. 나무뿌리가 땅에 튼튼하게 박혀 있지 못한다면 그 나무는 머지않아 쓰러지듯이 하체가 약하면 우리 몸에는 언젠가 반드시 적신호가 오게 될 것이다. 때문에 적어도 일주일에 한 번은 하체 운동을 해주는 것이 좋다.

하체 운동으로 대표적인 동작이 바로 '스쿼트'이다. 스쿼트 자세에 대해서 '무릎이 발끝을 넘으면 안 된다'는 정보는 머릿속에서 지우도록 하자. 이미 오류로 확인된 내용으로, 사람마다 체형이 전부 다르기 때문에 획일화해서 적용하다 보면 부상의 위험이 있기 때문이다. 물론 엉덩이를 뒤로 빼지 않고 무릎만 과도하게 앞으로 발사된 자세로 앉지 않도록 유의하자. 스쿼트를 조금 더 효과적으로 하려면 무릎과 발뒤꿈치에 신경을 써주는 것이 좋다. 우선 앉을 때 무릎이 안쪽으로 모이지 않도록 발의 각도와 무릎의 각도를 맞춰주어야 한다. 무릎이 안쪽으로 모인다면 발목과 무릎, 허리까지 큰 부담이 갈 수 있기 때문이다. 또한 올라올 때 발뒤꿈치에 힘을 준다는 느낌으로 올라온다면 허벅지와 엉덩이 근육에 적절한 자극을 주어 효과가 커진다. 본문에 제시된 스쿼트 동작을 잘 따라하면서 다른 하체 운동도 꾸준히 병행한다면 강인한 몸을 만들 수 있을 것이다.

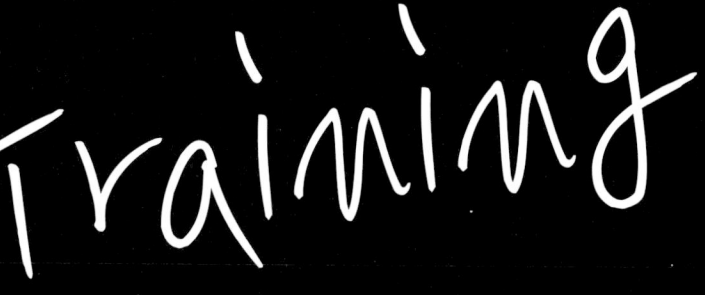

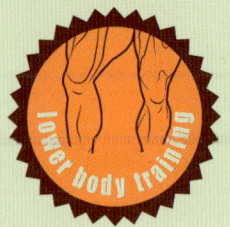

힙 브릿지
Hip Bridge

적용부위 엉덩이　　**호흡** 몸 올릴 때 내쉬기　　**난이도** 하

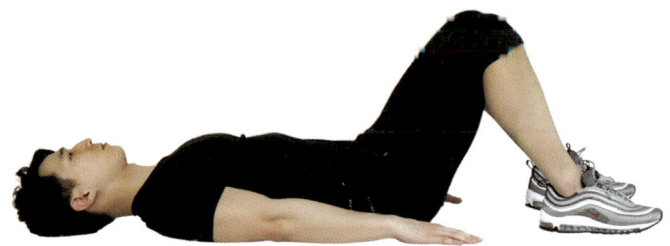

양손을 바닥에 대고 누워 무릎을 세우고 두 발을 살짝 벌려 바닥에 붙인다.

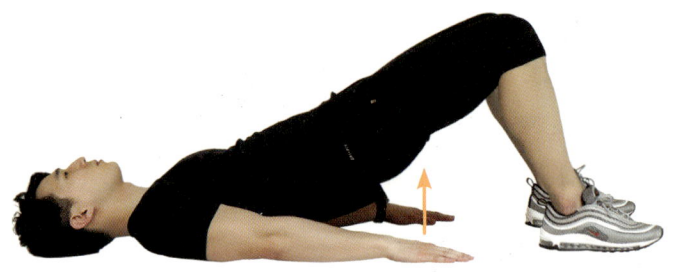

호흡을 내쉬며 엉덩이를 위로 든다. 엉덩이의 자극을 유지하며 천천히 원자세로 돌아온다.

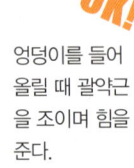
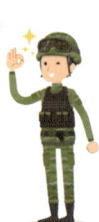

엉덩이를 들어 올릴 때 괄약근을 조이며 힘을 준다.

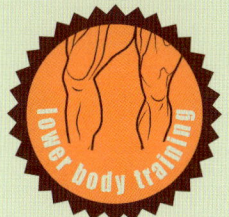

덩키 킥
Donkey Kick

적용 부위 엉덩이　　**호흡** 다리 뻗을 때 내쉬기　　**난이도** 하

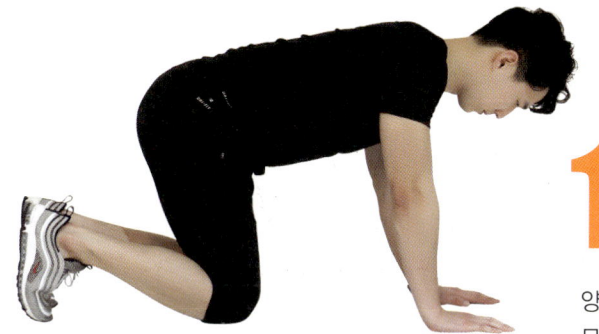

1

양손을 어깨너비로 벌려서 바닥에 대고 무릎과 발끝을 모아 바닥에 붙인다.

무릎을 구부린 상태로 찬다.

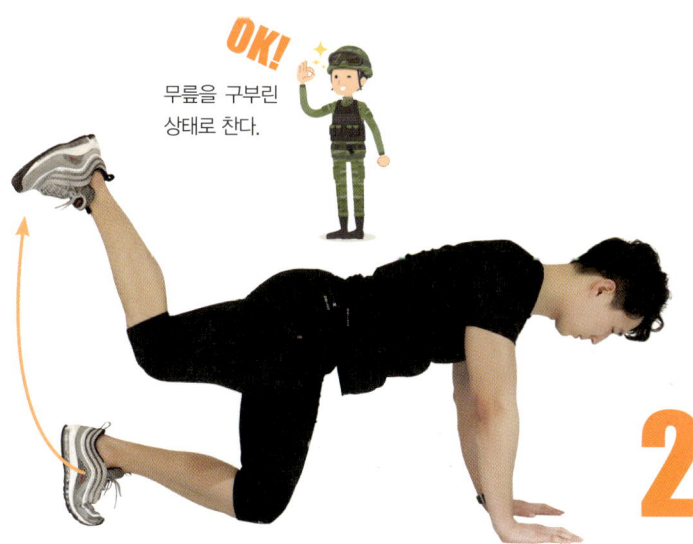

2

호흡을 내쉬며 한쪽 다리를 뒤로 찬다. 엉덩이의 자극을 유지하며 천천히 원자세로 돌아온다. 반대쪽도 동일하게 해준다.

클램쉘
Clamshell

적용 부위 엉덩이　　**호흡** 다리 올릴 때 내쉬기　　**난이도** 중

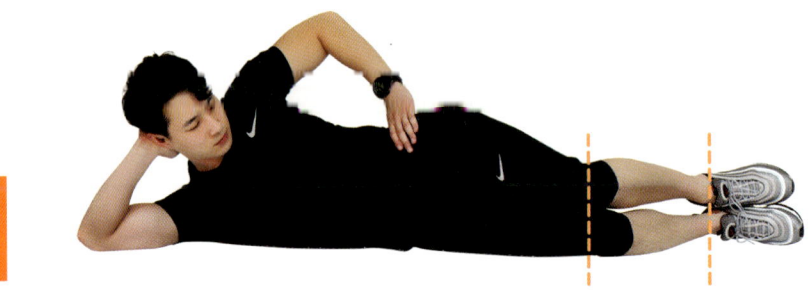

1 옆으로 누워 한쪽 손으로 머리를 받치고 다른 쪽 손은 허리에 댄다. 무릎을 살짝 구부려 엉덩이와 발뒤꿈치 위치를 일치시킨다.

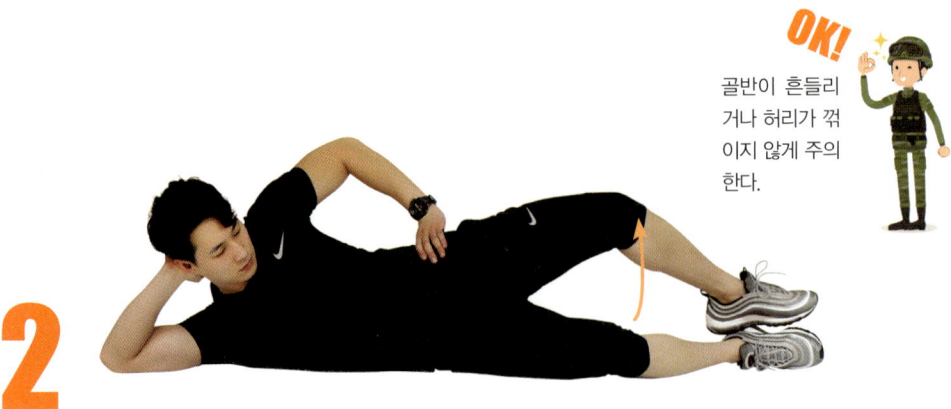

골반이 흔들리거나 허리가 꺾이지 않게 주의한다.

2 무릎을 구부린 채로 위쪽 다리를 천천히 벌린다. 엉덩이의 자극을 유지하며 천천히 원자세로 돌아온다. 반대쪽도 동일하게 해준다.

사이드 킥
Side Kick

적용 부위 엉덩이　　**호흡** 다리 올릴 때 내쉬기　　**난이도** 중

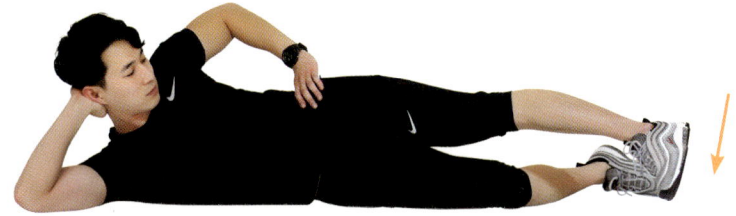

옆으로 누워 한쪽 손으로 머리를 받치고 다른 쪽 손은 허리에 댄다. 무릎을 펴서 위쪽 발을 약간 앞쪽으로 둔다.

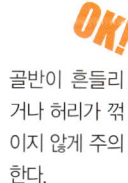

골반이 흔들리거나 허리가 꺾이지 않게 주의한다.

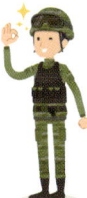

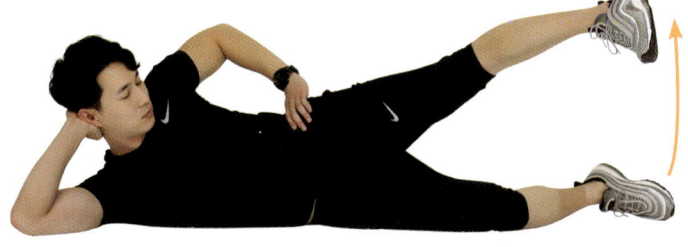

발끝이 바닥 쪽을 향하도록 틀어준 뒤 무릎을 쭉 편 상태로 위쪽 다리를 들어 올린다. 엉덩이의 자극을 유지하며 천천히 원자세로 돌아온다. 반대쪽도 동일하게 해준다.

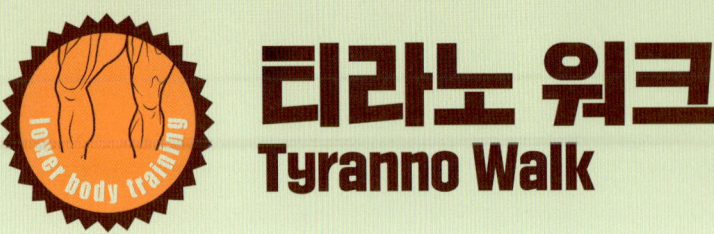

티라노 워크
Tyranno Walk

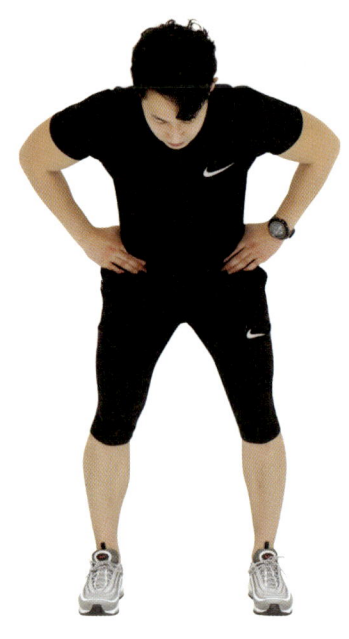
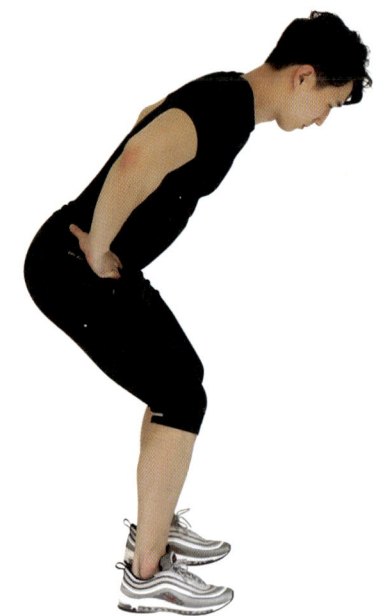

1

두 발을 어깨너비로 벌리고 양손은 허리에 올린다.
상체를 앞으로 숙이며 엉덩이를 뒤로 뺀다.

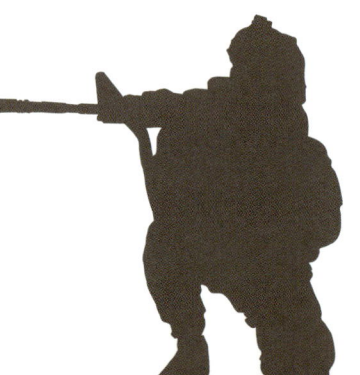

적용 부위	호흡	난이도
엉덩이, 허벅지 앞쪽	다리 뻗을 때 내쉬기	중

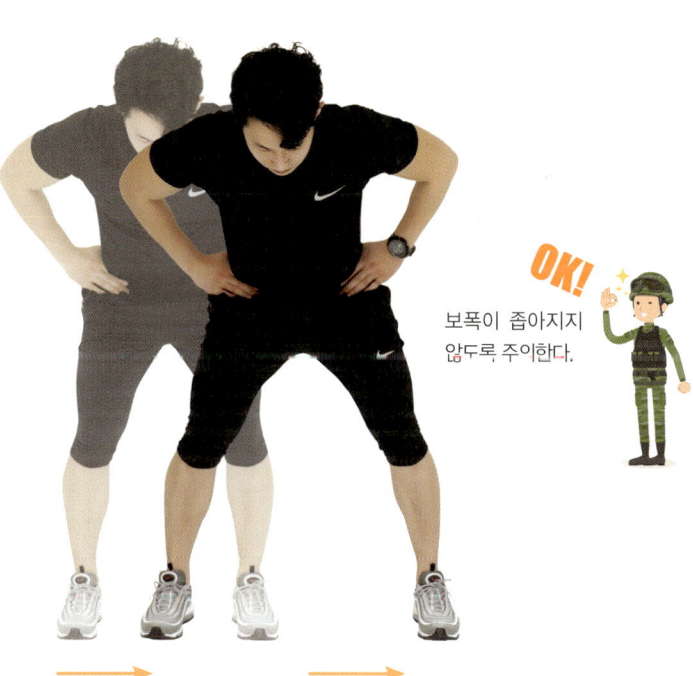

보폭이 좁아지지 않도록 주의한다.

2

보폭을 유지하며 다리를 옆으로 민다는 느낌으로 한 걸음씩 이동한다. 엉덩이 자극을 유지하며 반대쪽 방향으로도 동일하게 이동한다.

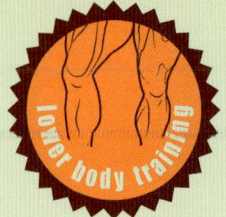

스쿼트
Squat

적용 부위 엉덩이, 허벅지 앞쪽 **호흡** 올라올 때 내쉬기 **난이도** 중

1

두 발을 어깨너비보다 약간 넓게 벌리고 서서 허리를 편 뒤 양손은 편하게 어깨에 댄다.

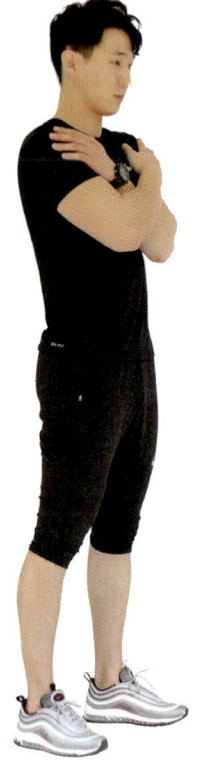

넓적다리와 바닥이 거의 평행이 될 때까지 구부린다.

2

상체를 앞으로 숙이며 엉덩이를 뒤로 빼고 무릎을 구부린다. 엉덩이와 허벅지 앞쪽의 자극을 느끼며 발뒤꿈치로 밀면서 올라온다.

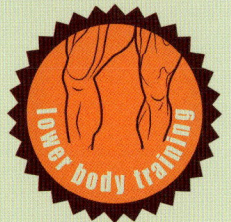

덤벨 스쿼트
Dumbbell Squat

적용 부위 엉덩이, 허벅지 앞쪽   **호흡** 올라올 때 내쉬기   **난이도** 중–상

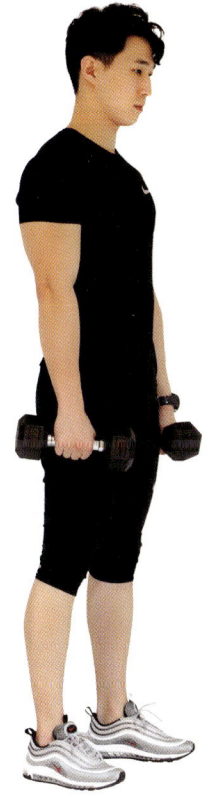

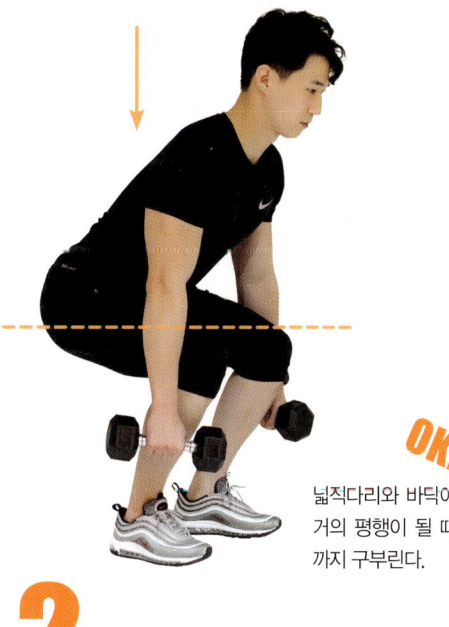

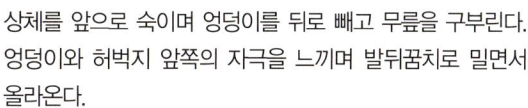

넓적다리와 바닥이 거의 평행이 될 때까지 구부린다.

1 양손으로 덤벨을 들고 서서 두 발을 어깨너비보다 약간 넓게 벌리고 허리를 편다.

2 상체를 앞으로 숙이며 엉덩이를 뒤로 빼고 무릎을 구부린다. 엉덩이와 허벅지 앞쪽의 자극을 느끼며 발뒤꿈치로 밀면서 올라온다.

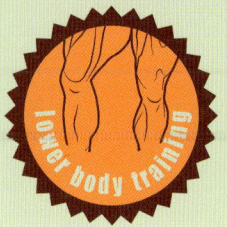

덤벨 레그 익스텐션
Dumbbell Leg Extension

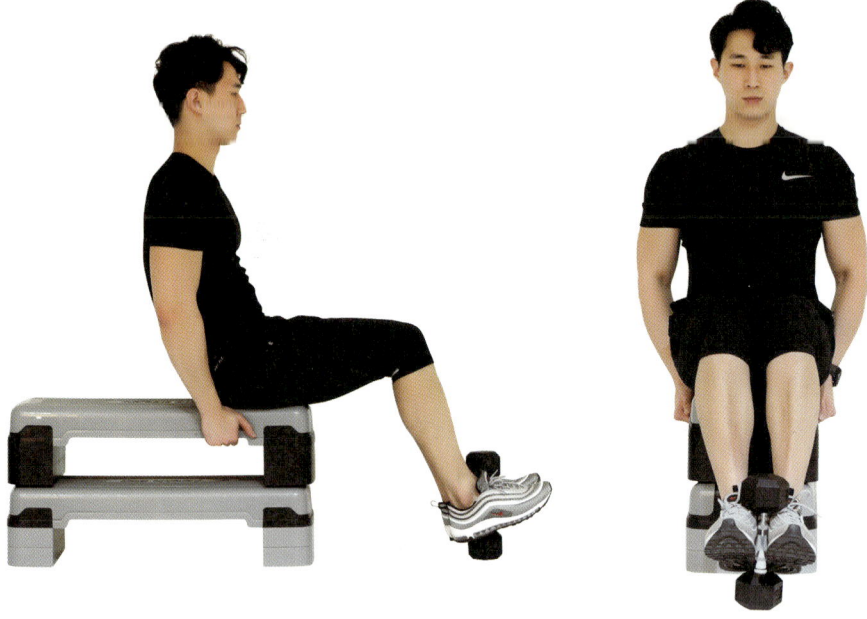

1

양손으로 무릎 높이의 스텝박스를 잡고 앉은 뒤 두 발 사이에 덤벨 하나를 끼워 준비한다.

적용 부위	호흡	난이도
허벅지 앞쪽	다리 올릴 때 내쉬기	중

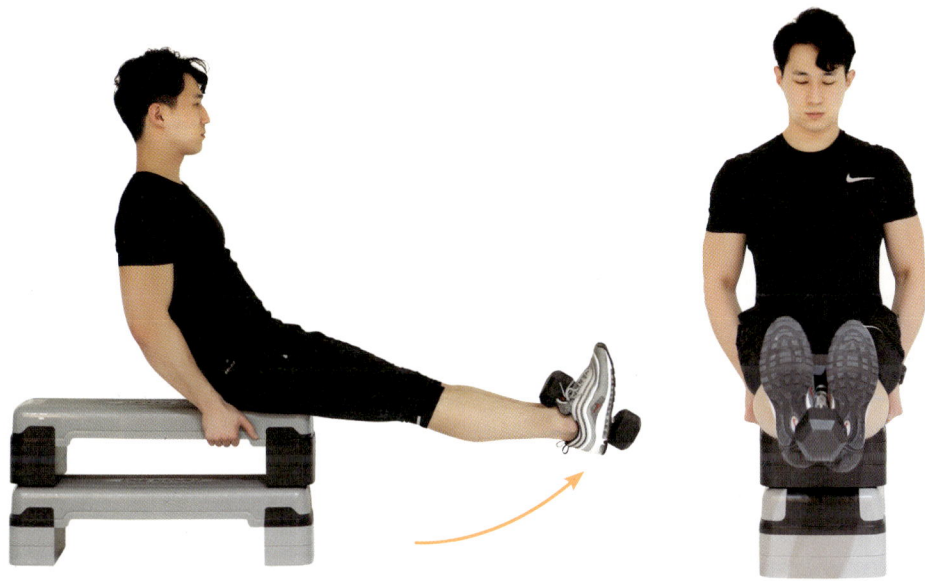

2

무릎을 고정시키고 다리를 앞으로 쭉 뻗는다. 허벅지 앞쪽의 자극을 받으며 천천히 원자세로 돌아온다.

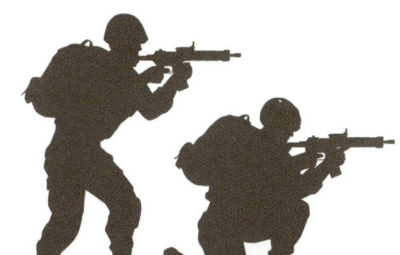

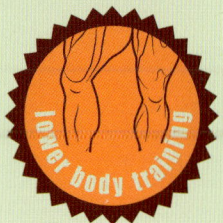

와이드 스쿼트
Wide Squat

적용 부위 엉덩이, 허벅지 안쪽　　**호흡** 올라올 때 내쉬기　　**난이도** 중–상

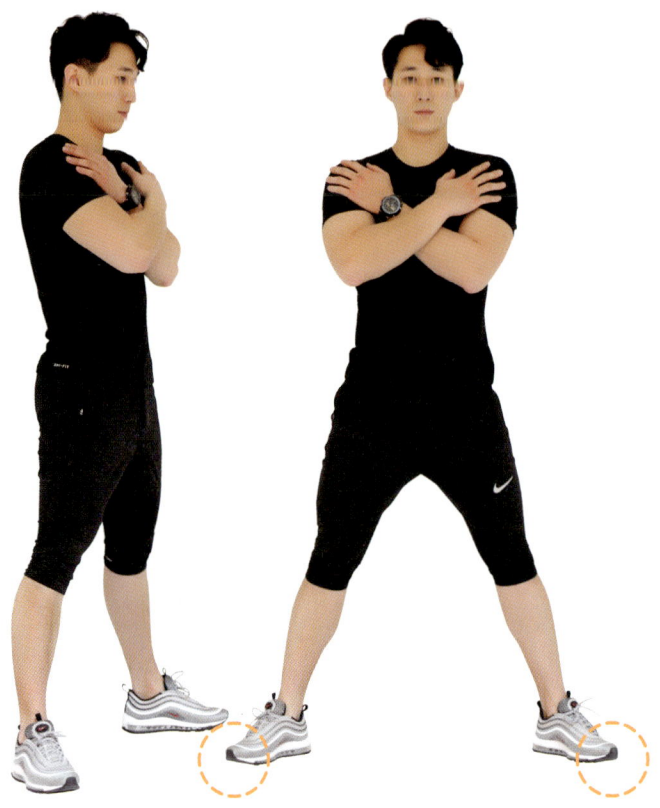

1

두 발을 어깨너비보다 넓게 벌리고 서서 발끝을 바깥으로 45도 정도 튼다. 허리를 펴고 양손을 접어 어깨에 댄다.

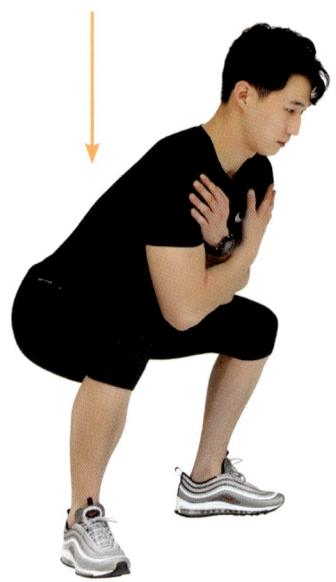

2

상체를 앞으로 숙이며 엉덩이를 뒤로 빼고 무릎을 구부린다. 엉덩이와 허벅지 안쪽에 자극을 느끼며 발뒤꿈치로 밀면서 올라온다.

월 런지
Wall Lunge

적용 부위 엉덩이, 허벅지 앞쪽　　**호흡** 올라올 때 내쉬기　　**난이도** 하

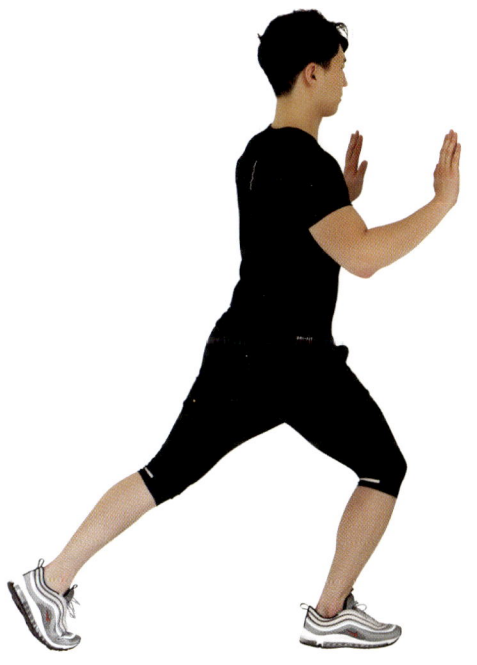

1
양손으로 벽을 짚고 한쪽 무릎을 앞으로 빼서 벽에 댄다. 반대쪽 다리는 뒤로 쭉 뻗는다.

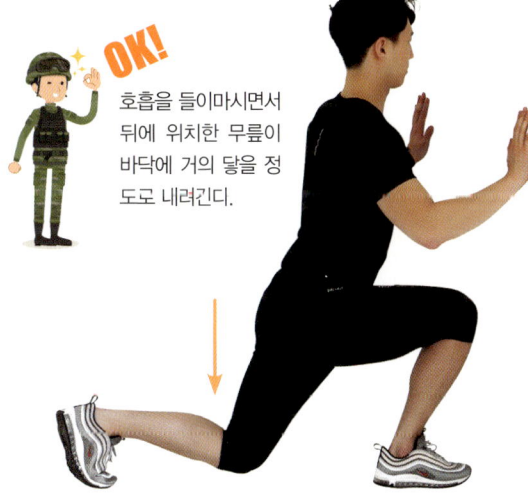

호흡을 들이마시면서 뒤에 위치한 무릎이 바닥에 거의 닿을 정도로 내려긴다.

2
양쪽 무릎을 동시에 구부리며 앉는다. 엉덩이와 허벅지 앞쪽의 힘으로 다시 일어선 후 반대쪽도 동일하게 해준다.

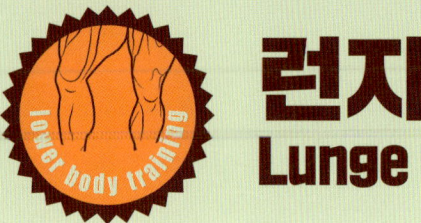

런지
Lunge

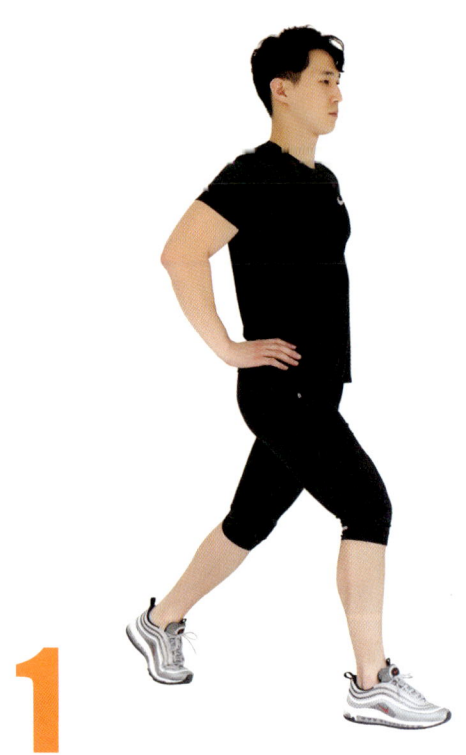

1

두 발 사이에 발 하나가 들어갈 정도로 벌리고 선다. 그대로 한쪽 다리를 앞으로 충분히 뻗고 양손은 허리에 댄다.

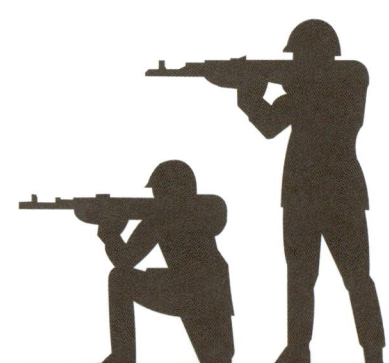

적용 부위	호흡	난이도
엉덩이, 허벅지 앞쪽	올라올 때 내쉬기	중

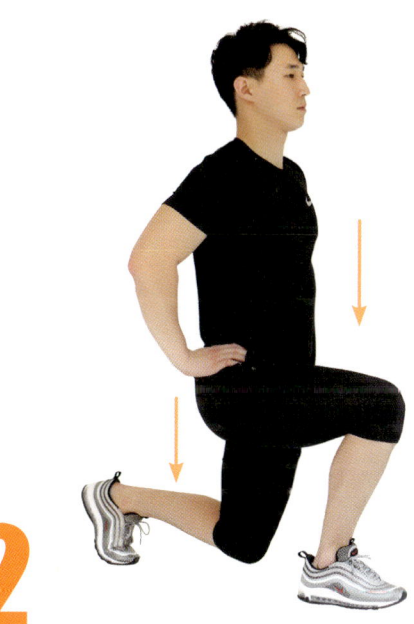

2

양쪽 무릎을 동시에 구부리며 앉는다. 앞쪽 다리의 엉덩이와 허벅지의 힘으로 다시 일어선 뒤 반대쪽도 동일하게 해준다.

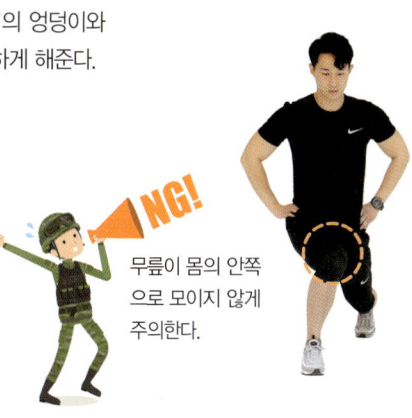

무릎이 몸의 안쪽으로 모이지 않게 주의한다.

덤벨 런지
Dumbbell Lunge

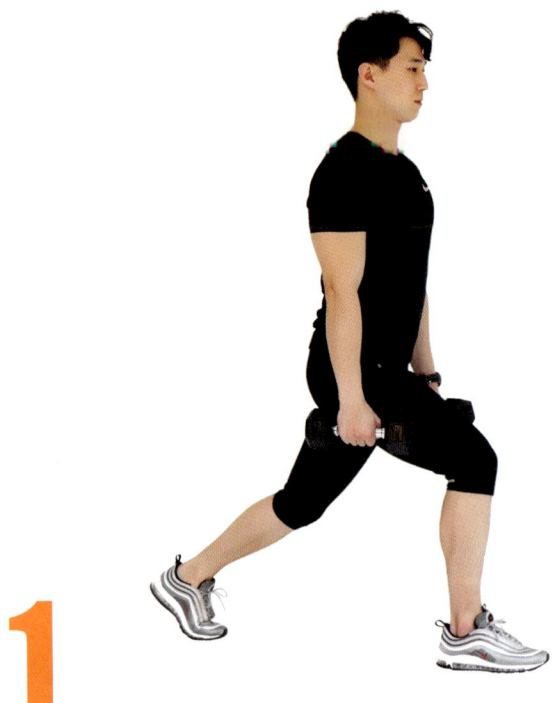

1

양손에 덤벨을 들고 두 발 사이에 발 하나가 들어갈 정도로 벌리고 선다. 그대로 한쪽 다리를 앞으로 충분히 뻗고 양손은 허벅지 옆에 위치시킨다.

적용 부위	호흡	난이도
허벅지 앞쪽, 엉덩이	올라올 때 내쉬기	중–상

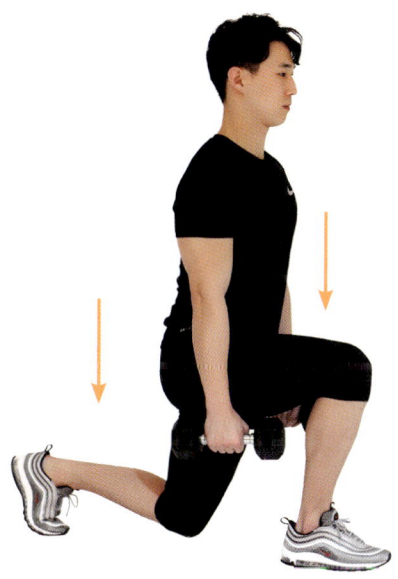

2

양쪽 무릎을 동시에 구부리며 뒤쪽 다리의 무릎이 바닥에 닿을 정도로 내려간다. 앞쪽 다리의 엉덩이와 허벅지의 힘으로 일어선 뒤 반대쪽도 동일하게 해준다.

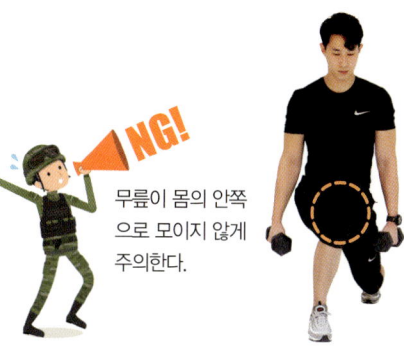

무릎이 몸의 안쪽으로 모이지 않게 주의한다.

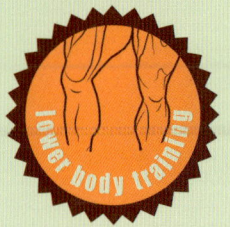

사이드 런지
Side Lunge

적용 부위 허벅지 앞쪽, 엉덩이　　**호흡** 올라올 때 내쉬기　　**난이도** 중-상

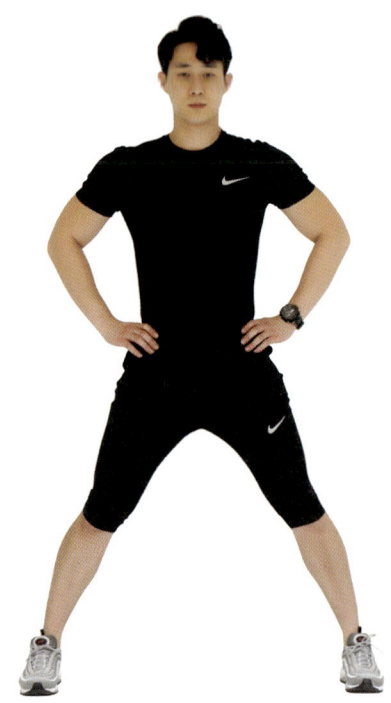

1

두 발을 어깨너비보다 더 넓게 벌리고 선다. 발끝은 정면을 향하고 양손은 허리에 댄다.

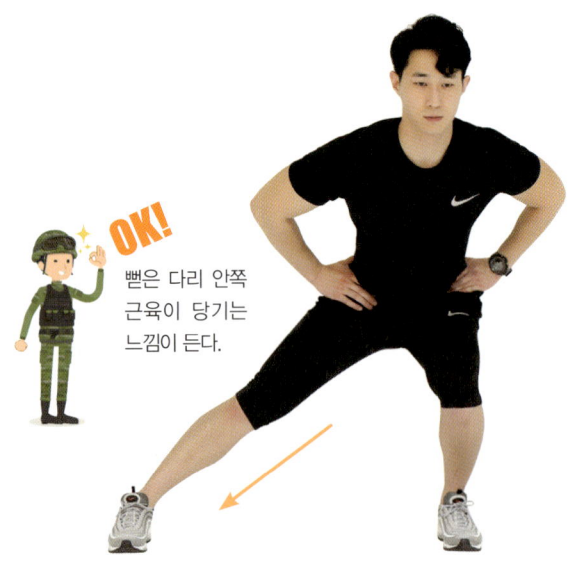

OK! 뻗은 다리 안쪽 근육이 당기는 느낌이 든다.

2

상체를 살짝 숙이며 엉덩이를 뒤로 빼고 반대쪽 다리를 쭉 뻗는다. 한쪽으로 뺀 엉덩이와 허벅지에 힘을 느끼면서 천천히 원자세로 돌아온다. 반대쪽도 동일하게 해준다.

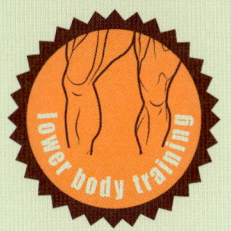

덤벨 스티프 데드리프트
Dumbbell Stiff Dead Lift

적용 부위 엉덩이, 허벅지 뒤쪽   **호흡** 올라올 때 내쉬기   **난이도** 중~상

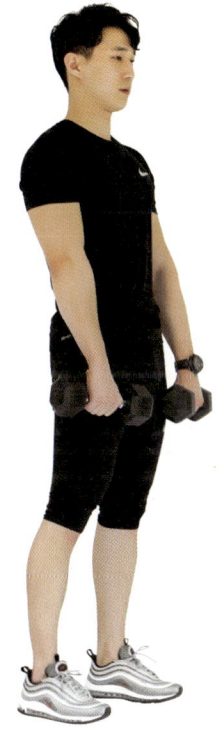

1

양쪽 손등이 정면을 향하도록 덤벨을 들고 두 발을 어깨너비로 벌린다.

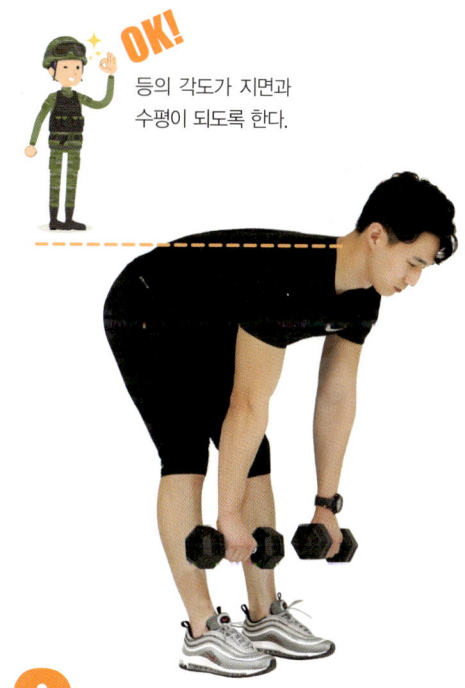

등의 각도가 지면과 수평이 되도록 한다.

2

상체를 곧게 편 뒤 무릎은 최대한 구부리지 않고 상체를 숙인다. 엉덩이와 허벅지 뒤쪽에 힘을 주며 일어난다.

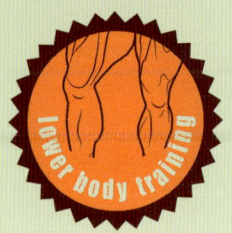

버피 테스트
Burpee Test

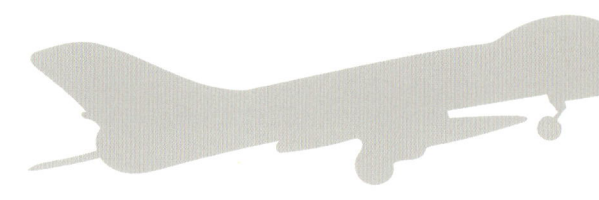

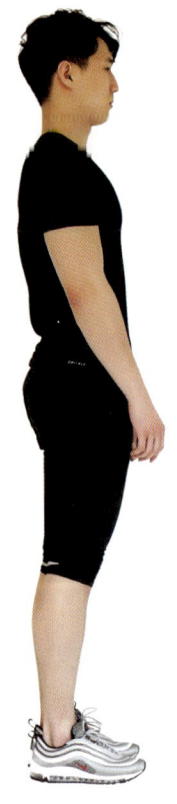

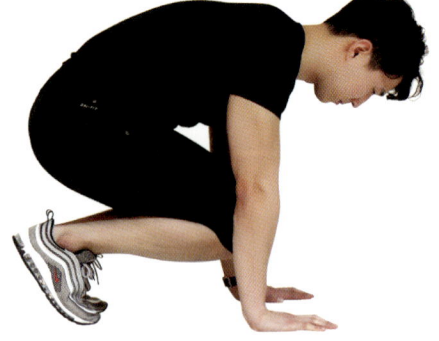

1

두 발을 모은 뒤 상체를 펴고 서서 정면을 바라본다.

2

그대로 쪼그려 앉으며 바닥에 양손을 짚는다. 발끝만 바닥에 대고 몸을 지탱한다.

적용 부위	호흡	난이도
전신	몸 올릴 때 내쉬기	중

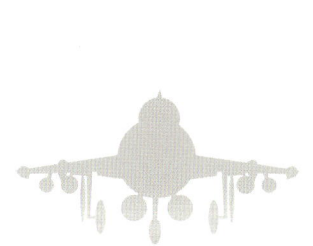

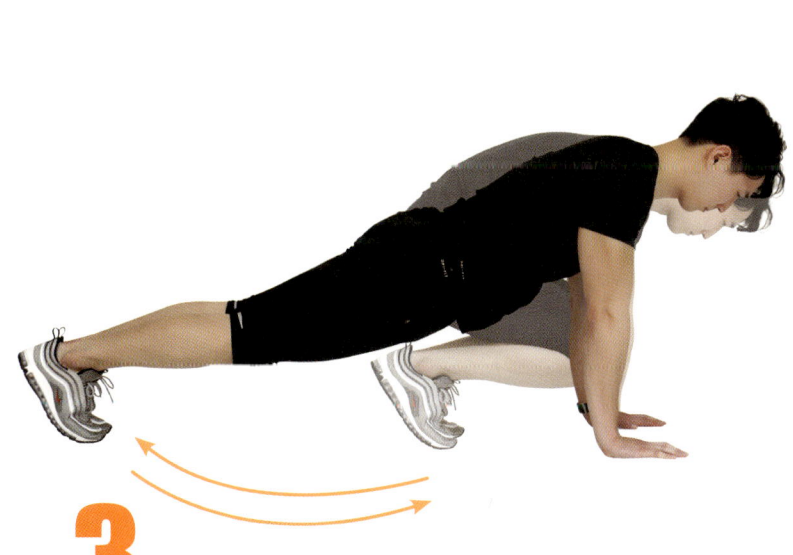

3

두 발을 점프해서 뒤로 뻗은 후 허리가 꺾이지 않게 몸을 일직선으로 유지한다. 다시 두 발을 모아 쪼그려 앉은 자세로 돌아온다. 일어서면서 엉덩이와 허벅지, 복부를 수축시킨다.

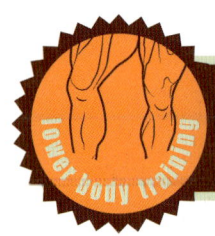

초급 운동 루틴

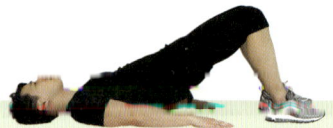

START!   힙 브릿지(150쪽)    휴식 2분   클램쉘(152쪽)   휴식 2분
15회×3세트   15회×3세트

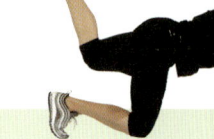   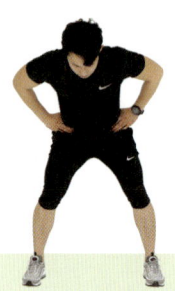

START!   덩키 킥(151쪽)   휴식 2분   티라노 워크(154쪽)   휴식 2분
15회×3세트   15회×3세트

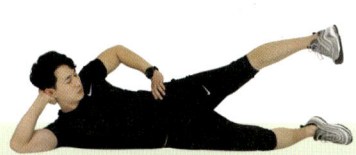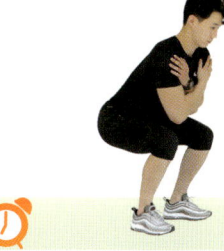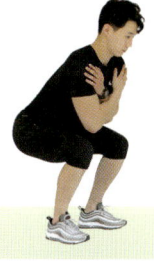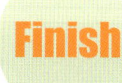

사이드 킥(153쪽)　　　휴식 2분　　　스쿼트(156쪽)　　　휴식 2분　　　Finish
15회×3세트　　　　　　　　　　　　15회×4세트

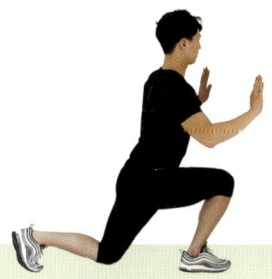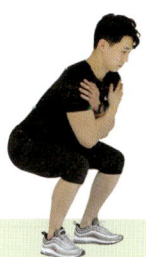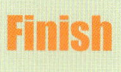

월 런지(161쪽)　　　휴식 2분　　　스쿼트(156쪽)　　　휴식 2분　　　Finish
15회×4세트　　　　　　　　　　　　20회×3세트

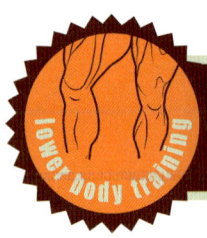

초급 운동 루틴

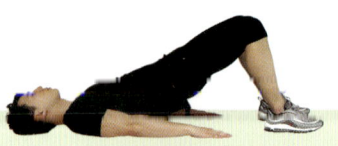 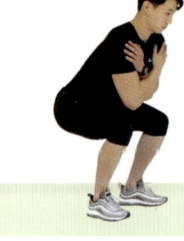

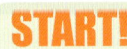 START!   힙 브릿지(150쪽)   휴식 2분   스쿼트(156쪽)   휴식 2분
20회×3세트   15회×3세트

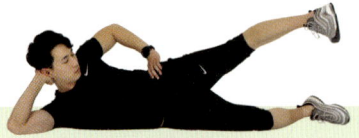 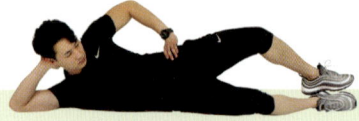

 START!   사이드 킥(153쪽)   휴식 2분   클램쉘(152쪽)   휴식 2분
15회×3세트   15회×3세트

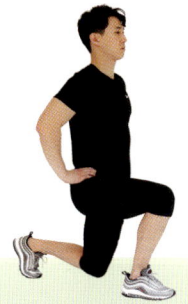  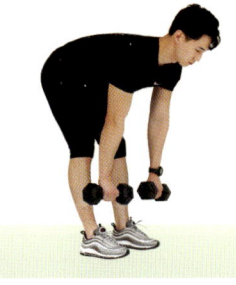 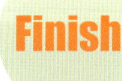

런지(162쪽)
15회×3세트

휴식 2분

덤벨 스티프 데드리프트(167쪽)
20회×4세트

휴식 2분

Finish

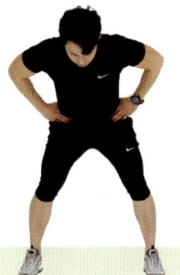 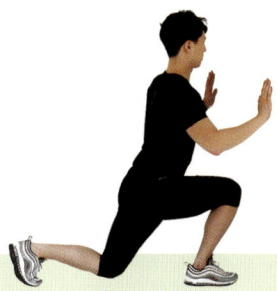 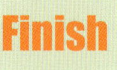

티라노 워크(154쪽)
20회×3세트

휴식 2분

월 런지(161쪽)
20회×4세트

휴식 2분

Finish

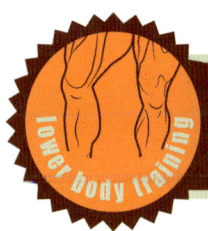

중급 운동 루틴

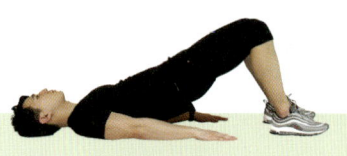 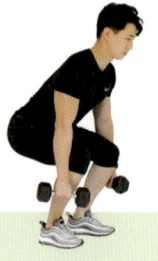

START! 힙 브릿지(150쪽) 20회×4세트 | 휴식 2분 | 덤벨 스쿼트(157쪽) 20회×5세트 | 휴식 2분

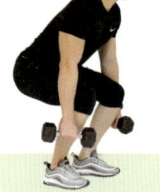 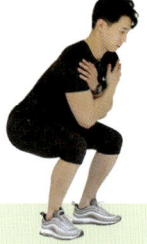

START! 덤벨 스쿼트(157쪽) 20회×5세트 | 휴식 2분 | 스쿼트(156쪽) 20회×4세트 | 휴식 2분

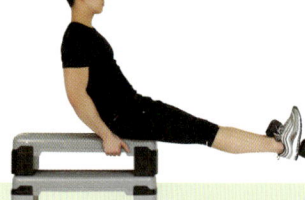 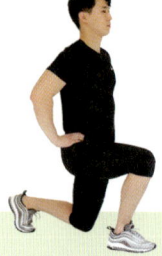

START! 덤벨 레그 익스텐션(158쪽) 20회×4세트 | 휴식 2분 | 런지(162쪽) 20회×4세트 | 휴식 2분

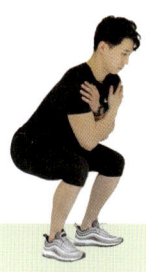 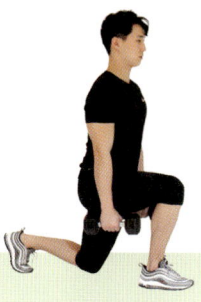 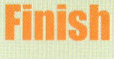

스쿼트(156쪽) 휴식 2분 덤벨 런지(164쪽) 휴식 2분 Finish
15회×4세트   15회×5세트

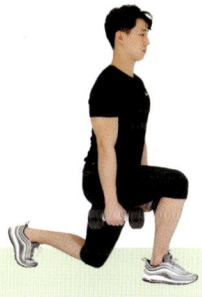 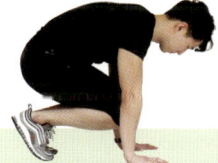 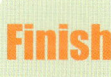

덤벨 런지(164쪽) 휴식 2분 버피 테스트(168쪽) 휴식 2분 Finish
15회×5세트   15회×4세트

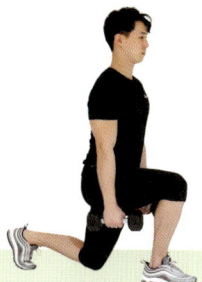 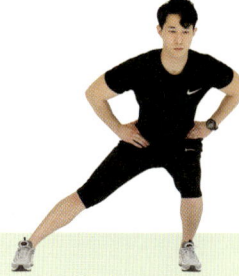 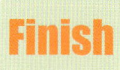

덤벨 런지(164쪽) 휴식 2분 사이드 런지(166쪽) 휴식 2분 Finish
15회×5세트   15회×5세트

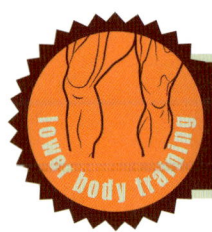

중급 운동 루틴

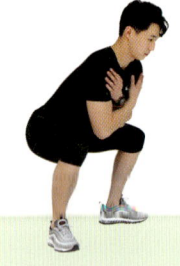  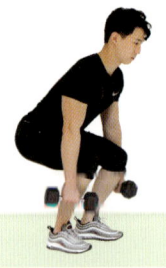

START!

와이드 스쿼트(160쪽)
15회×5세트

휴식 2분

덤벨 스쿼트(157쪽)
20회×5세트

휴식 2분

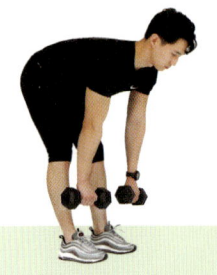 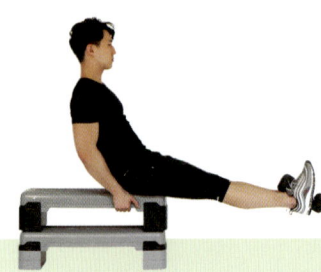

START!

덤벨 스티프 데드리프트(167쪽)
20회×5세트

휴식 2분

덤벨 레그 익스텐션(158쪽)
20회×4세트

휴식 2분

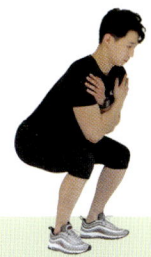  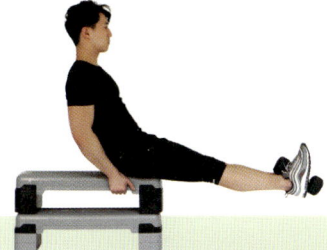 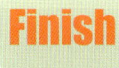

스쿼트(156쪽)
20회×4세트   휴식 2분   덤벨 레그 익스텐션(158쪽)
20회×4세트   휴식 2분   Finish

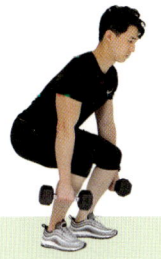 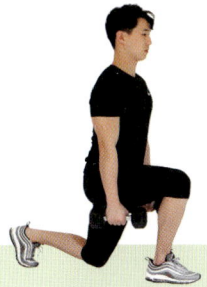 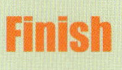

덤벨 스쿼트(157쪽)
20회×4세트   휴식 2분   덤벨 런지(164쪽)
15회×5세트   휴식 2분   Finish

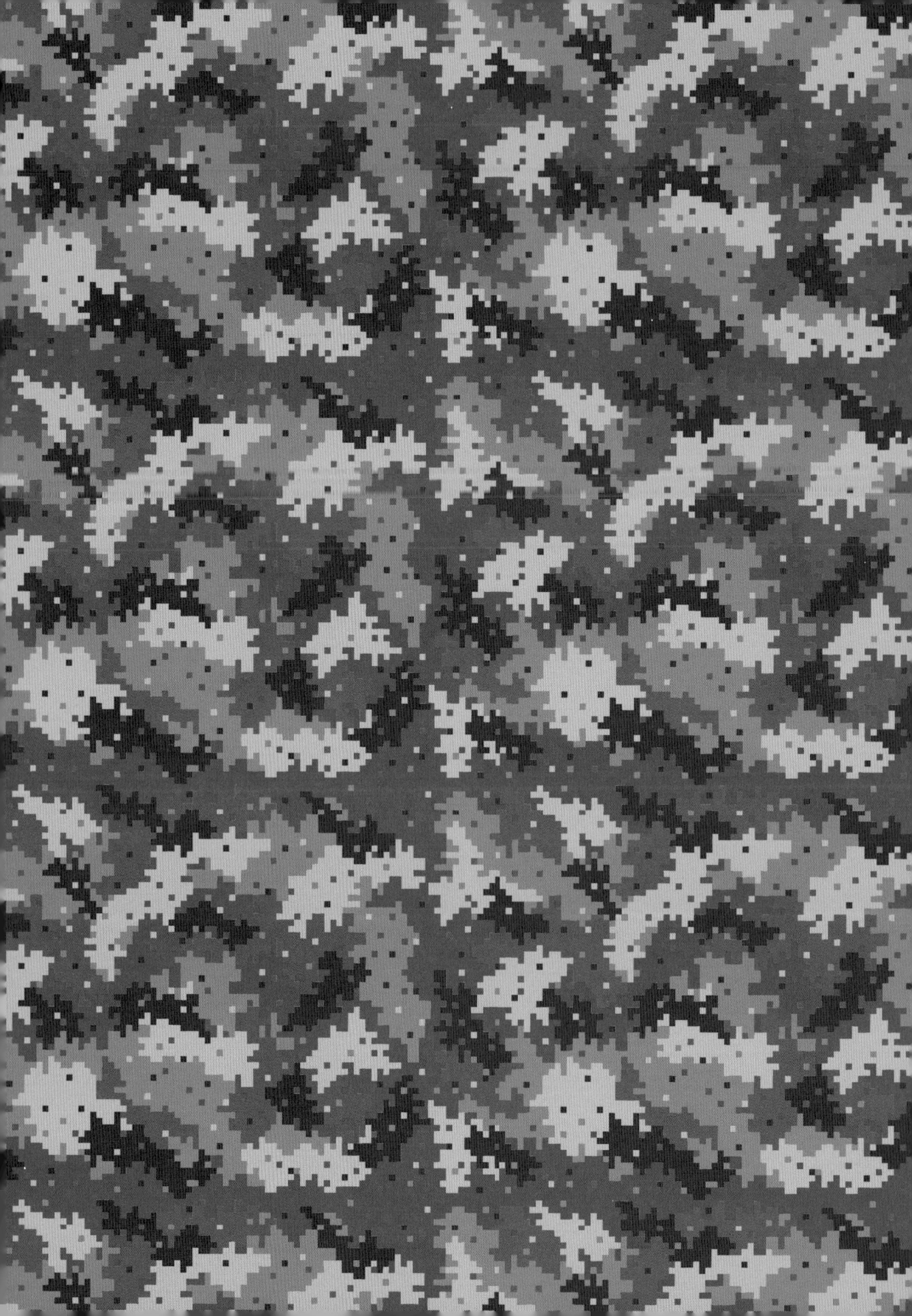

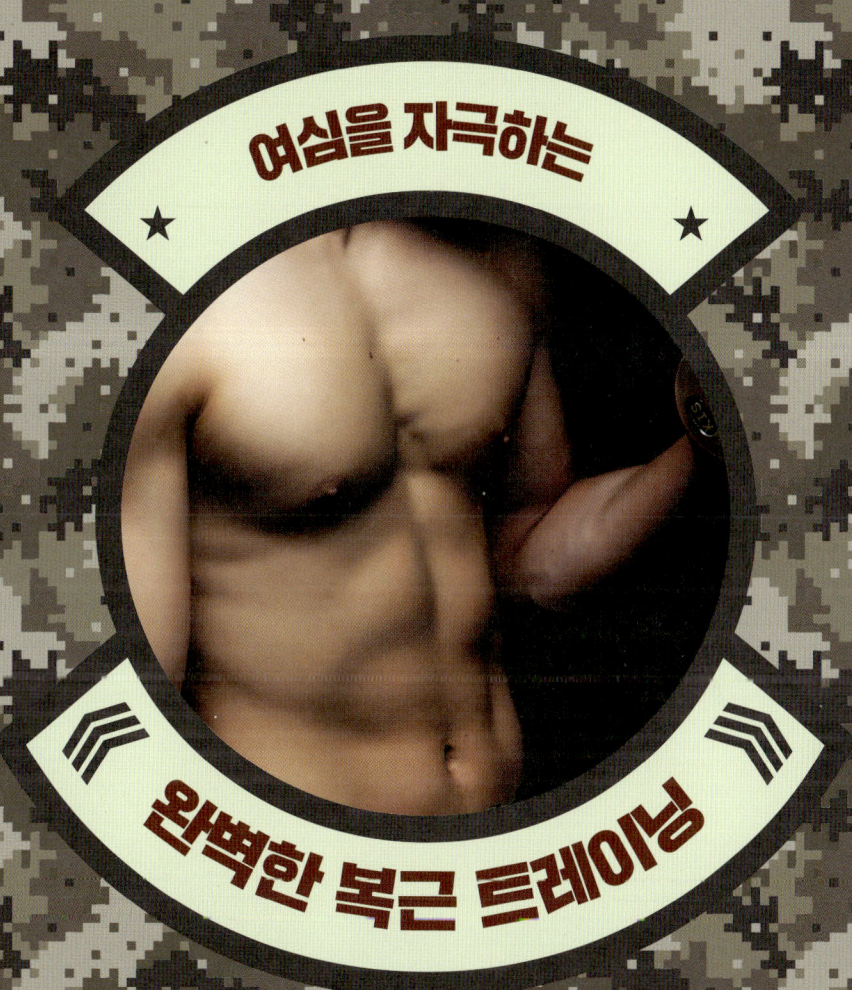

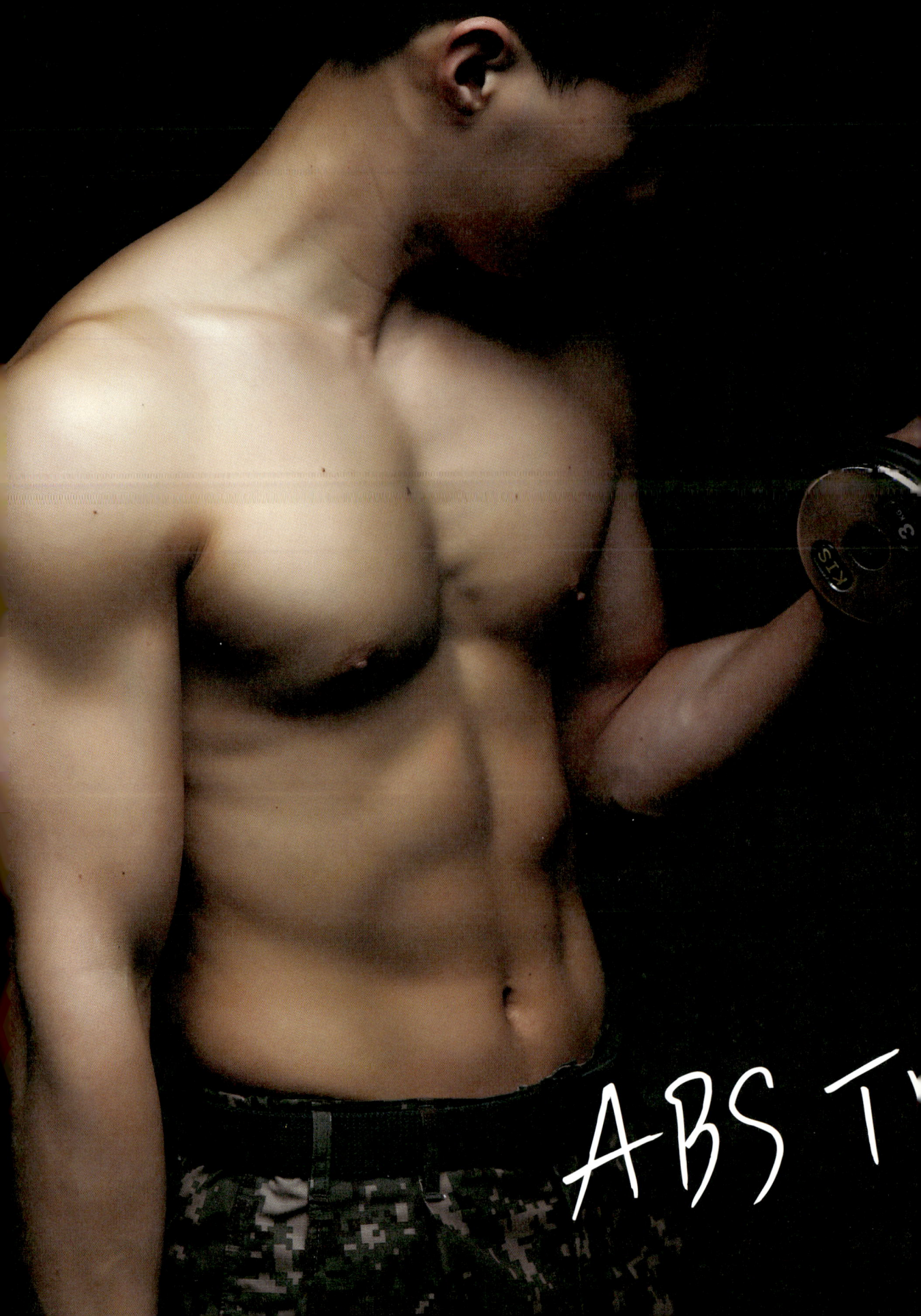

누구나 한 번쯤은 화려한 복근의 상징, 식스팩을 가져보고 싶다는 소망을 가지고 살 것이다. 그만큼 식스팩은 자기관리의 지표로도 볼 수 있다. 복근을 관리하는 데 있어서 첫 번째로 중요한 것은 식단 관리이다. 복근 운동뿐만 아니라 체지방 관리를 반드시 함께 해줘야 복근이 선명하게 보이기 때문에 식단에도 많은 신경을 써주어야 한다. 간혹 체지방이 없는 마른 사람들에게서도 복근을 볼 수 있지만, 복부 운동을 따로 하지 않아도 복근이 예쁘게 보이는 사람은 많지 않을 것이다. 복근은 일상에서 거의 쓰지 않는 부위이기 때문에 근육을 만들기 위해서는 운동이 필수다.

복근은 위쪽, 아래쪽, 옆쪽으로 나누어 운동을 해야 한다. 특별히 추천하는 운동은 '행잉 레그 레이즈' 동작인데 철봉에 매달려 있을 때 복근뿐만 아니라 전거근이라는 근육을 같이 쓸 수 있어서 효과적이다. 전거근은 복근처럼 평소에 잘 쓰지 않아 많이 약해져 있는 근육인데, 날개 뼈와 어깨를 안정감 있게 잡아주는 역할을 해주기 때문에 어떤 상체 운동을 하든지 큰 도움이 된다(심지어 중량을 올릴 때에도 많은 도움이 된다).

정확한 자세로 운동하여 복부에 많은 자극을 주고 싶다면 3장을 참고하여 장요근을 먼저 케어한 후에 행잉 레그 레이즈를 해보는 것도 추천한다. 평소와 같이 주로 앉아 있는 상태에서는 장요근이 짧아지게 되는데, 바로 고관절을 굴곡시켜 운동하는 행잉 동작들을 한다면 복부 근육보다 장요근에 자극이 더욱 많이 갈 수 있기 때문이다. 만약 복부 운동을 하고 난 다음 날 복부보다 장요근이 있는 앞쪽 골반뼈 주변부가 뭉친 느낌이 들거나 통증이 생기면 평소에 미리 장요근 케어를 해두기 바란다. 평소에 허리통증이 심해 고생했던 병사라면 볼록 튀어나와 있는 배를 집어넣을 수 있는 복부 운동을 꾸준히 해주면 좋다.

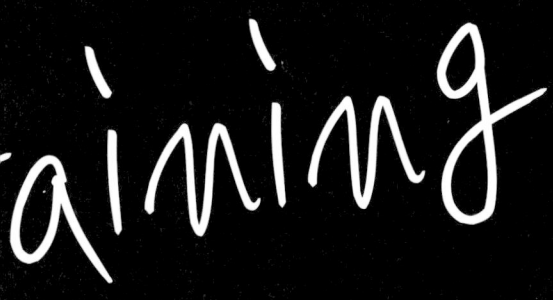

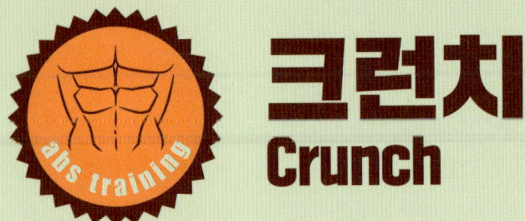

크런치
Crunch

적용 부위 복부 위쪽　　**호흡** 몸 올릴 때 내쉬기　　**난이도** 하~중

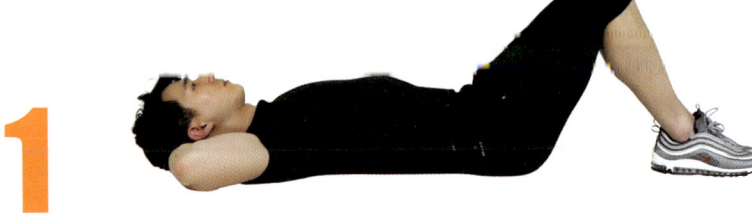

1 양손을 머리 뒤에 받치고 바닥에 누워 두 발을 모아 무릎을 세운다.

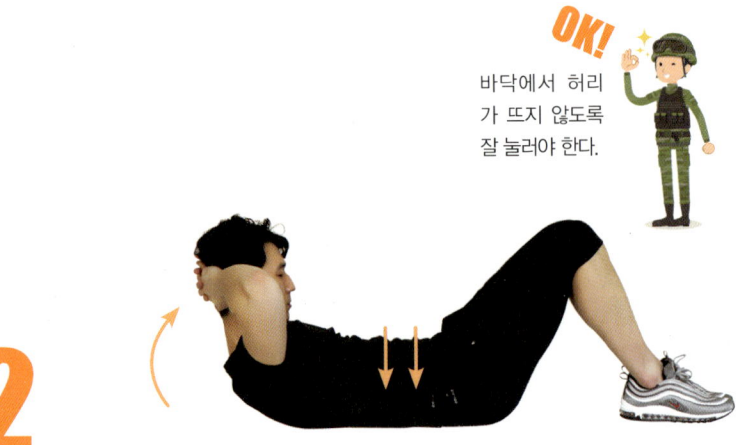

바닥에서 허리가 뜨지 않도록 잘 눌러야 한다.

2 날개 뼈가 바닥에서 떨어질 정도로 상체를 들어 올린다. 복부의 자극을 유지하며 천천히 원자세로 돌아온다.

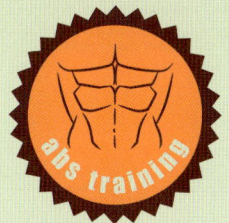

바이시클 크런치
Bicycle Crunch

적용 부위 복부 전체　　**호흡** 몸 올릴 때 내쉬기　　**난이도** 중

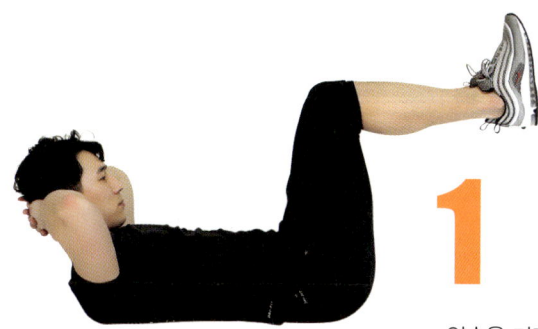

1 양손을 머리 뒤에 받치고 바닥에 누운 뒤 두 발을 모아 위로 든다. 어깨가 들릴 만큼만 상체를 들어 올린다.

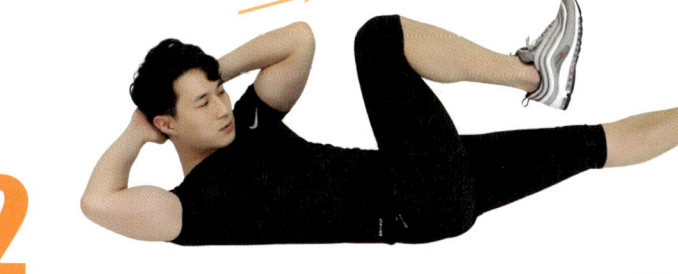

2 한쪽 팔꿈치와 반대쪽 무릎을 교차하면서 찍어준다. 복부의 자극을 유지하며 천천히 원자세로 돌아온다.

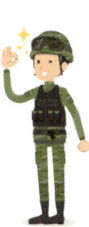

자전거를 타듯이 다리를 번갈아 굽혔다가 찬다.

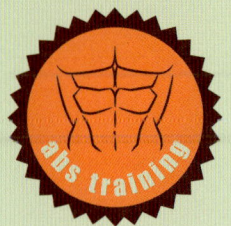

사이드 크런치
Side Crunch

적용 부위 복부 옆쪽　　**호흡** 몸 올릴 때 내쉬기　　**난이도** 중

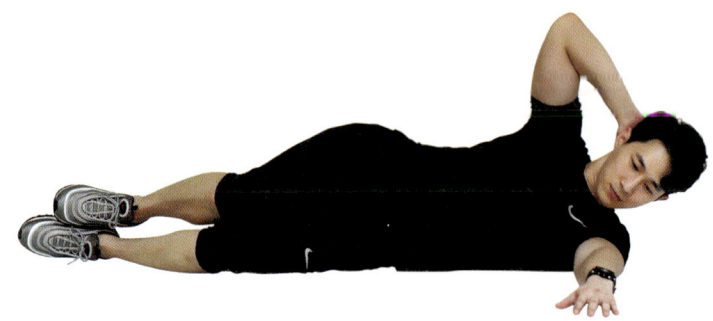

1

바닥에 누워서 몸을 45도 정도 옆으로 기울인다. 한쪽 손은 앞으로 뻗어 바닥을 짚고 반대쪽 손은 머리 뒤를 받친다.

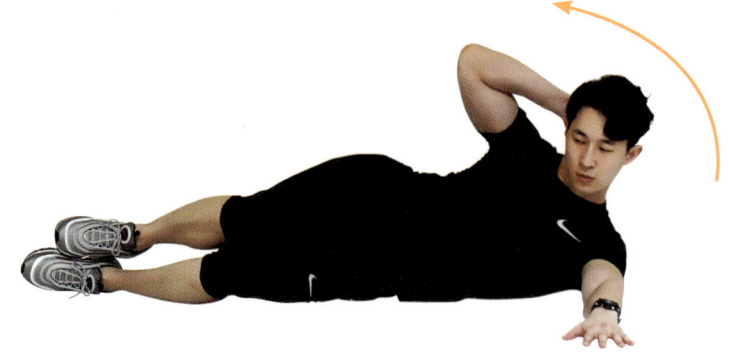

2

팔꿈치가 무릎 쪽을 향하도록 상체를 옆으로 들어 올린다. 복부의 자극을 유지하며 천천히 원자세로 돌아온다.

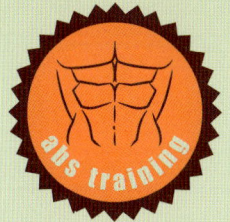

마운트 클라이밍
Mount Climbing

적용 부위 복부 전체　　**호흡** 다리 올릴 때 내쉬기　　**난이도** 중

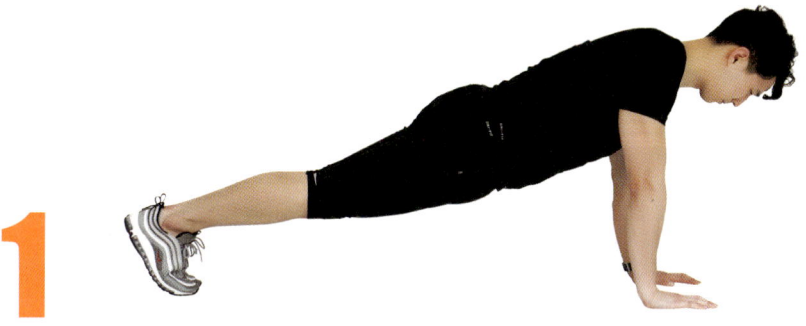

1 양손을 어깨너비로 벌리고 두 발을 모은 채 바닥에 엎드린다.
상체가 뒤로 빠지지 않게 복부에 힘을 준다.

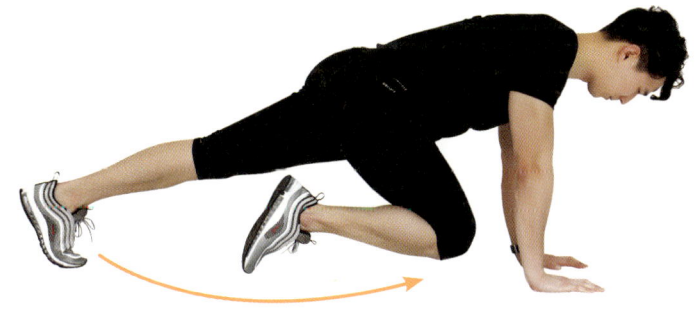

2 상체를 약간 숙여 무릎을 가슴 쪽으로 번갈아 찬다.
호흡을 짧고 강하게 내뱉고 복부의 자극을 유지하며
천천히 원자세로 돌아온다.

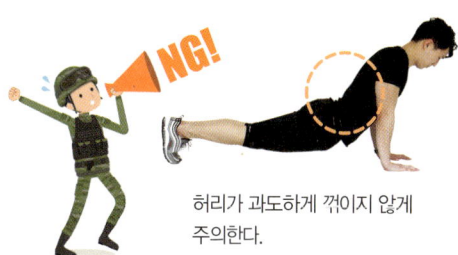

허리가 과도하게 꺾이지 않게 주의한다.

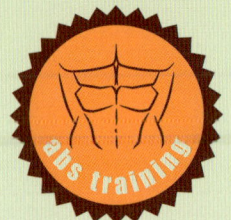

레그 레이즈
Leg Raise

적용 부위 복부 아래 **호흡** 다리 올릴 때 내쉬기 **난이도** 중~상

1 손바닥을 바닥에 대고 두 발을 모아 일자로 누운 뒤 무릎을 살짝 구부린다.

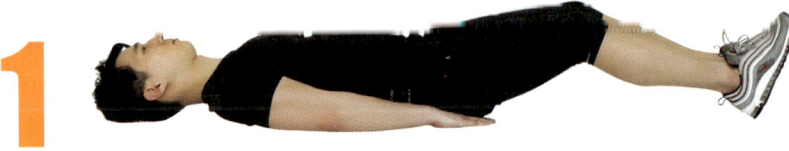

2 다리를 천천히 위로 올렸다가 내린다. 허리가 들리지 않도록 누르면서 천천히 원자세로 돌아온다.

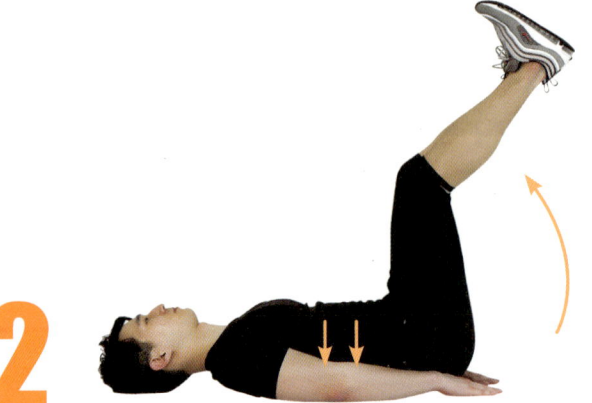

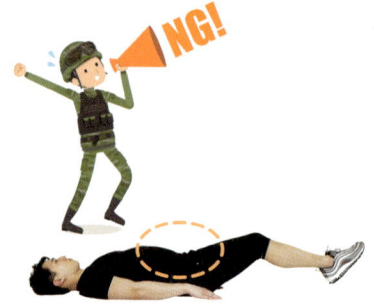

복부 아랫부분으로 버티며 배가 너무 올라오지 않게 주의한다.

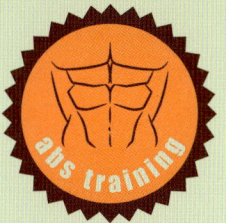

시티드 니업
Seated Knee-Up

적용 부위 복부 전체   **호흡** 다리 올릴 때 내쉬기   **난이도** 중

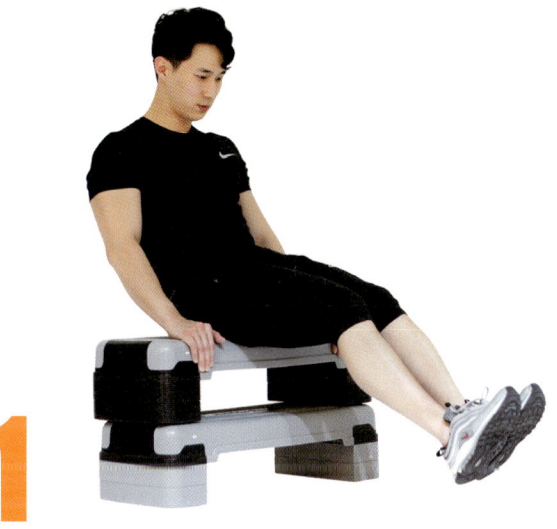

1 양손으로 스텝박스를 잡고 앉아 무릎을 약간 구부린 채 다리를 뻗고 상체를 30도 정도 뒤로 보낸다.

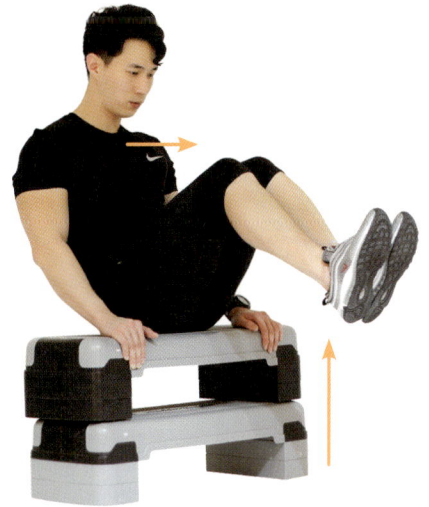

2 무릎을 굽혀 다리를 들어 올리며 상체를 앞으로 살짝 움직여 복부를 수축한다. 복부의 자극을 유지하며 천천히 원자세로 돌아온다.

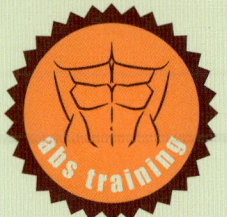

사이드 밴드
Side Band

적용 부위 복부 측면　　**호흡** 몸 올릴 때 내쉬기　　**난이도** 중~상

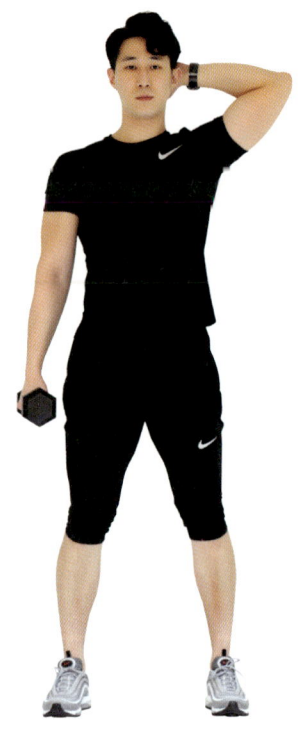

1

두 발을 어깨너비로 벌리고 서서 한 손은 덤벨을 들고 다른 손은 머리 뒤를 받친다.

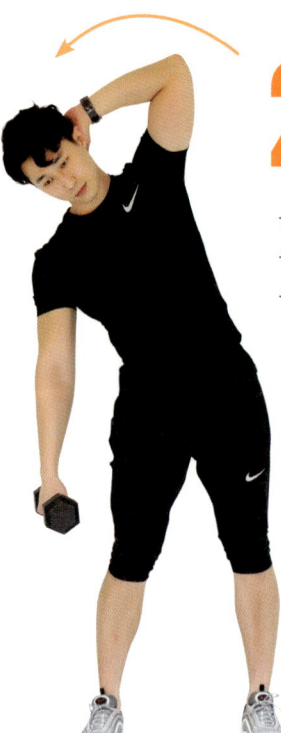

2

골반을 고정시키고 덤벨을 들고 있는 쪽으로 몸을 기울인다. 복부 측면을 쥐어짜는 자극을 유지하며 원자세로 돌아온다.

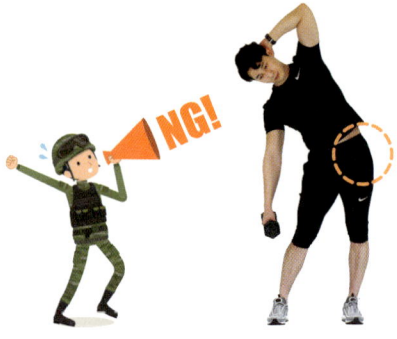

반대쪽 옆구리를 늘리는 느낌으로 하되 골반이 같이 따라가지 않게 주의한다.

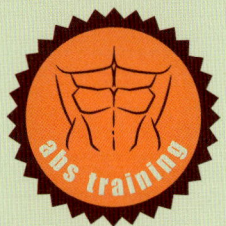

러시안 트위스트
Russian Twist

적용 부위 복부 전체　　**호흡** 몸통 돌릴 때 내쉬기　　**난이도** 중

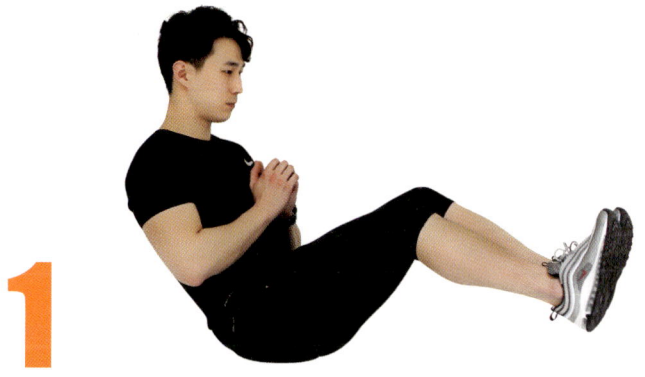

1 두 발을 모은 채 바닥에 앉아 무릎을 구부리며 다리를 살짝 든다. 두 손을 모으고 허리를 펴 상체를 뒤로 살짝 뺀다.

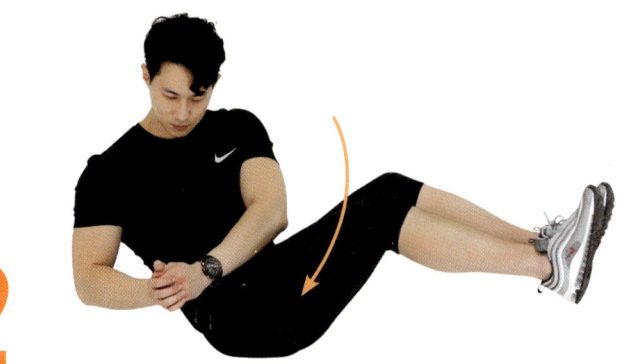

2 골반과 하체를 고정시킨 후 상체를 옆으로 돌린다. 복부의 자극을 유지하며 천천히 원자세로 돌아온다. 반대쪽도 동일하게 해준다.

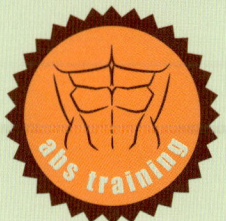

행잉 레그 레이즈
Hanging Leg Raise

적용 부위 복부 전체　　**호흡** 다리 올릴 때 내쉬기　　**난이도** 상

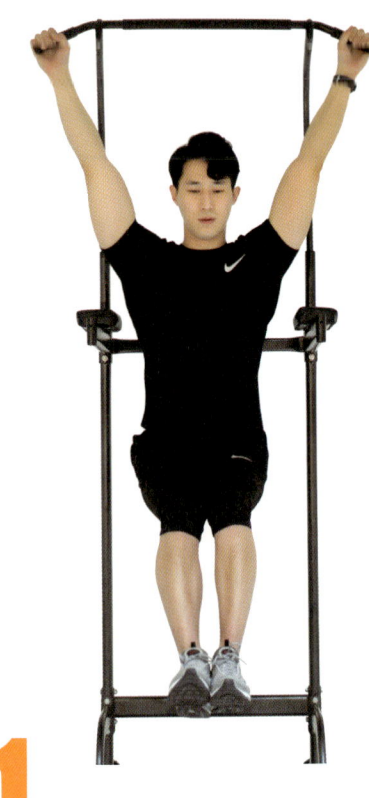

1

양손을 어깨너비보다 넓게 벌려 철봉을 잡고 매달려서 상체를 곧게 편다.

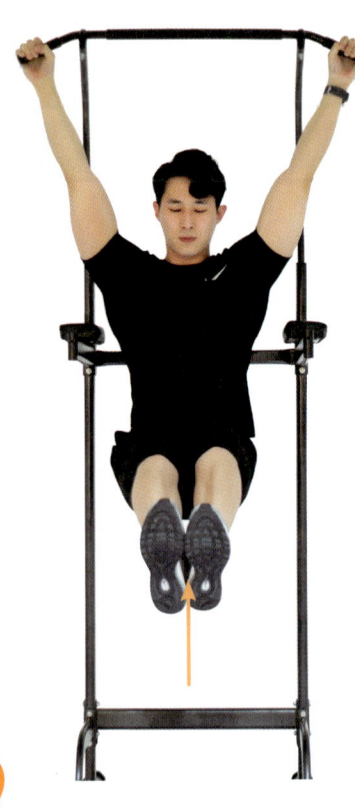

2

등을 약간 둥글게 말고 무릎을 살짝 구부리면서 다리를 앞으로 찬다. 복부의 자극을 유지하며 천천히 원자세로 돌아온다.

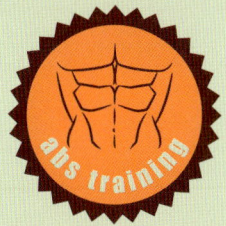

행잉 트위스트 레그 레이즈
Hanging Twist Leg Raise

적용 부위 복부 전체　　**호흡** 다리 올릴 때 내쉬기　　**난이도** 상

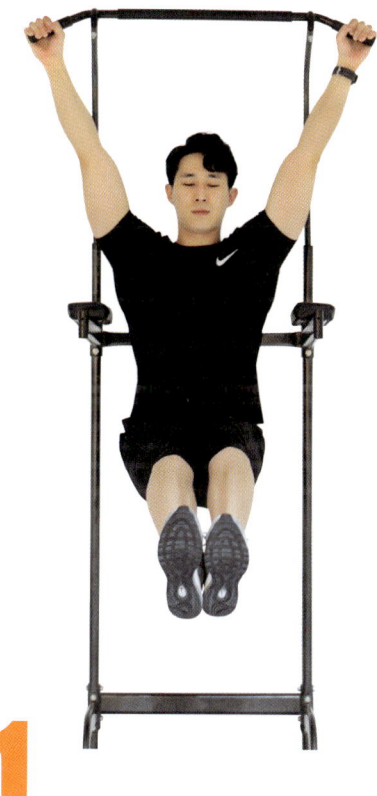

1

양손을 어깨너비보다 넓게 벌려 철봉을 잡고 매달려서 상체를 곧게 편다.

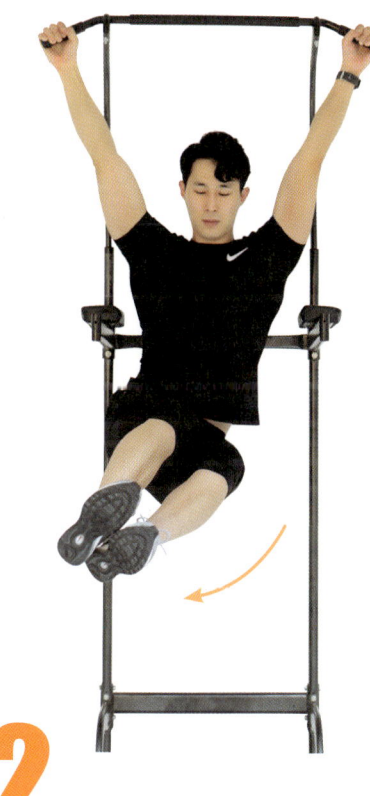

2

등을 약간 둥글게 말고 무릎을 살짝 구부리면서 다리를 옆으로 찬다. 옆구리의 자극을 유지하며 천천히 원자세로 돌아온다. 반대쪽도 동일하게 해준다.

행잉 니업
Hanging Knee-Up

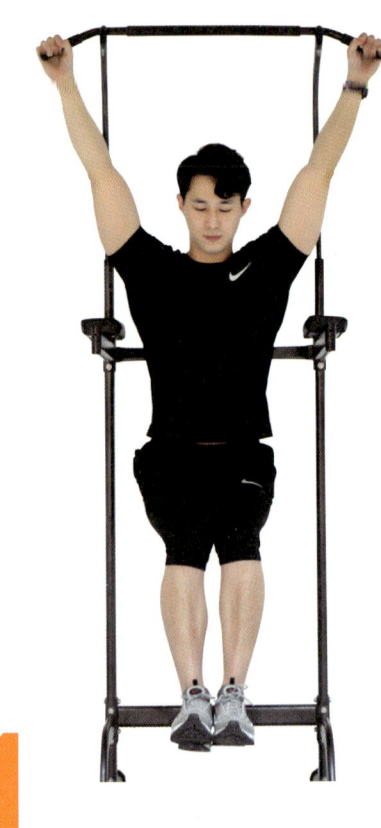

1

양손을 어깨너비보다 넓게 벌려 철봉을 잡고 매달려서 상체를 곧게 편다.

적용 부위	호흡	난이도
복부 전체	무릎 올릴 때 내쉬기	중–상

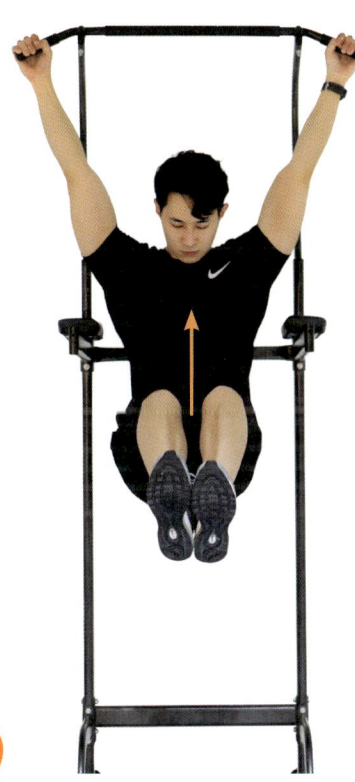

2

등을 약간 둥글게 말고 무릎을 직각으로 구부리며 가슴 쪽으로 찬다. 복부의 자극을 유지하며 천천히 원자세로 돌아온다.

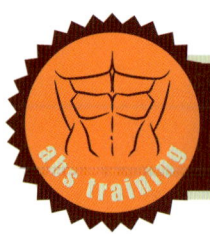# 초급 운동 루틴

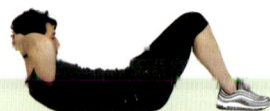

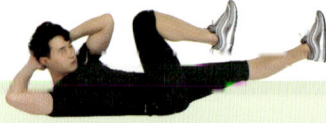

START!
크런치(182쪽)
15회×4세트

휴식 2분

바이시클 크런치(183쪽)
20회×3세트

휴식 2분

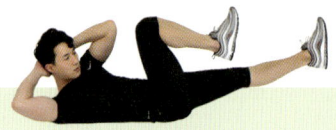

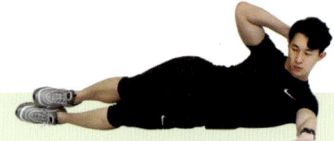

START!
바이시클 크런치(183쪽)
20회×4세트

휴식 2분

사이드 크런치(184쪽)
12회×3세트

휴식 2분

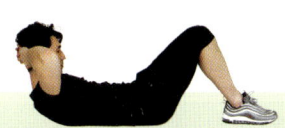 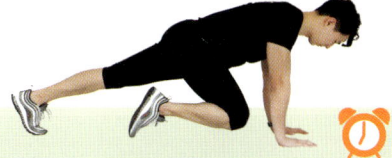 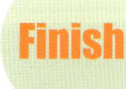

크런치(182쪽)
15회×3세트

휴식 2분

마운트 클라이밍(185쪽)
15회×3세트

휴식 2분

Finish

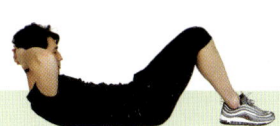 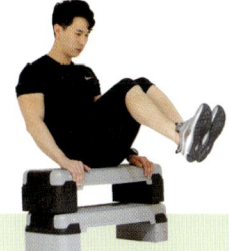 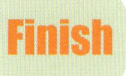

크런치(182쪽)
20회×3세트

휴식 2분

시티드 니업(187쪽)
15회×3세트

휴식 2분

Finish

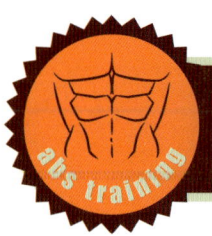

초급 운동 루틴

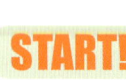 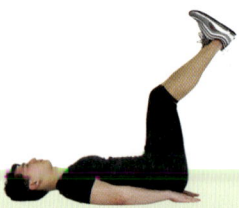 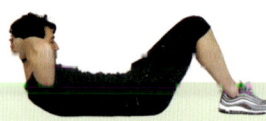

START!   레그 레이즈(186쪽)   휴식 2분   크런치(182쪽)   휴식 2분
15회×3세트   20회×4세트

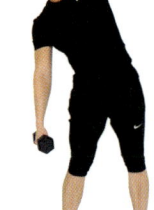 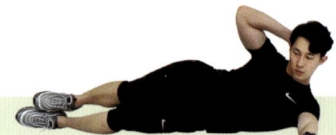

START!   사이드 밴드(188쪽)   휴식 2분   사이드 크런치(184쪽)   휴식 2분
15회×3세트   15회×3세트

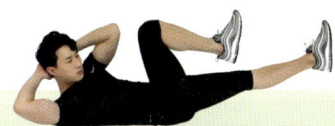  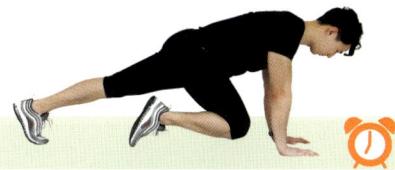 

바이시클 크런치(183쪽)　　　　휴식 2분　　　마운트 클라이밍(185쪽)　　　휴식 2분
20회×3세트　　　　　　　　　　　　　　　　　20회×3세트

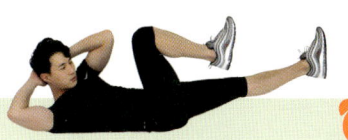 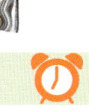 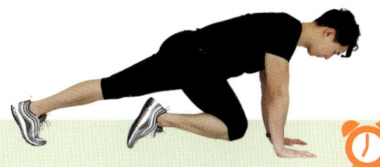 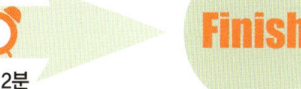

바이시클 크런치(183쪽)　　　　휴식 2분　　　마운트 클라이밍(185쪽)　　　휴식 2분
20회×3세트　　　　　　　　　　　　　　　　　20회×4세트

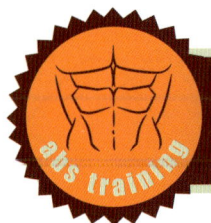

중급 운동 루틴

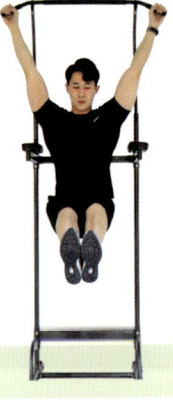 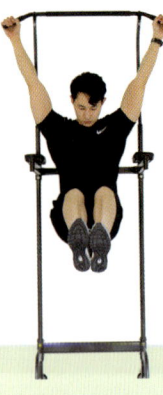

START!   행잉 레그 레이즈(190쪽)   휴식 2분   행잉 니업(192쪽)   휴식 2분
15회×5세트   15회×5세트

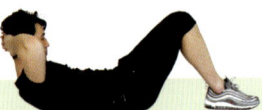 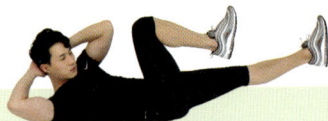

START!   크런치(182쪽)   휴식 2분   바이시클 크런치(183쪽)   휴식 2분
15회×4세트   15회×4세트

 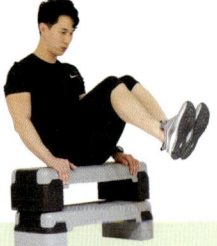 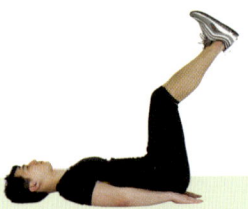

START!   시티드 니업(187쪽)   휴식 2분   레그 레이즈(186쪽)   휴식 2분
20회×5세트   15회×4세트

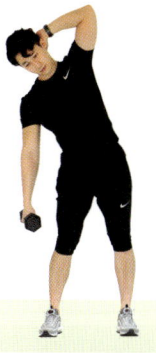 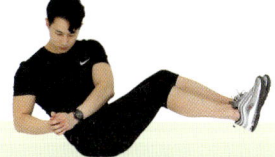 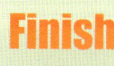

사이드 밴드(188쪽)　　　휴식 2분　　　러시안 트위스트(189쪽)　　　휴식 2분　　　Finish
20회×4세트　　　　　　　　　　　　　15회×4세트

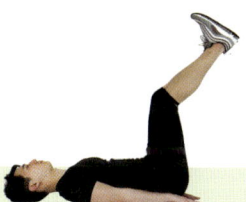 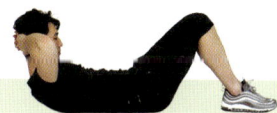 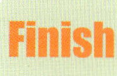

레그 레이즈(186쪽)　　　휴식 2분　　　크런치(182쪽)　　　휴식 2분　　　Finish
20회×5세트　　　　　　　　　　　　15회×5세트

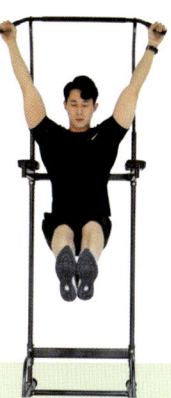 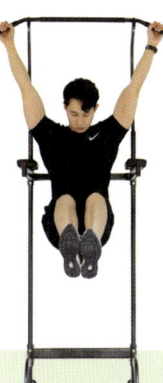 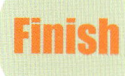

행잉 레그 레이즈(190쪽)　　　휴식 2분　　　행잉 니업(192쪽)　　　휴식 2분　　　Finish
15회×4세트　　　　　　　　　　　　　20회×5세트

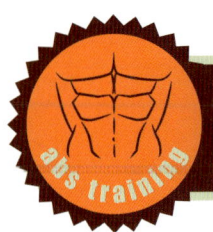

중급 운동 루틴

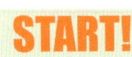 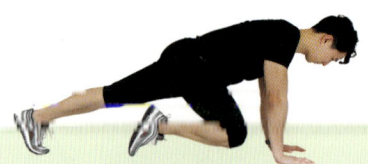 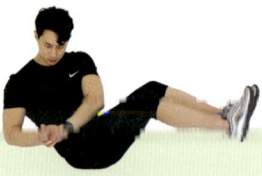

마운트 클라이밍(185쪽) 휴식 2분 러시안 트위스트(189쪽) 휴식 2분
20회×4세트   20회×4세트

 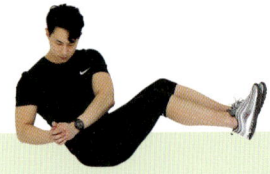 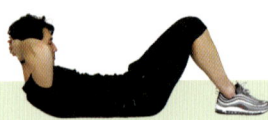

러시안 트위스트(189쪽) 휴식 2분 크런치(182쪽) 휴식 2분
15회×4세트   15회×4세트

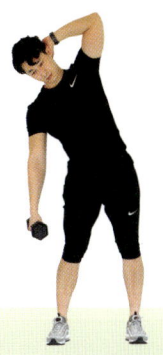 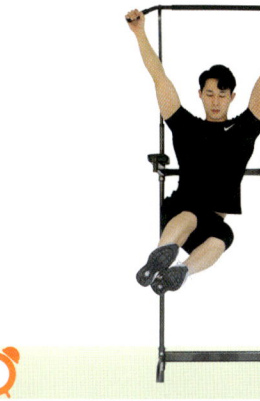 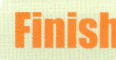

사이드 밴드(188쪽) 휴식 2분 행잉 트위스트 레그 레이즈(191쪽) 휴식 2분 Finish
15회×5세트   10회×5세트

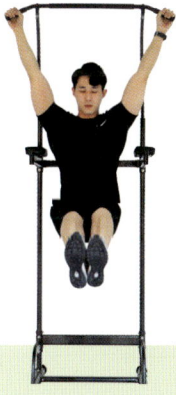 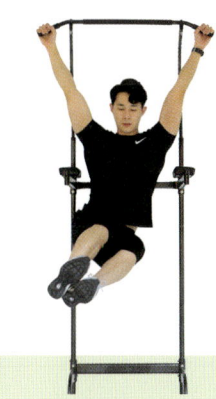 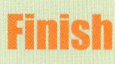

행잉 레그 레이즈(190쪽) 휴식 2분 행잉 트위스트 레그 레이즈(191쪽) 휴식 2분 Finish
15회×5세트   10회×5세트

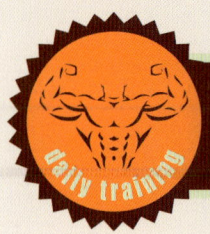

시간이 없는 병사들을 위한

1

가슴과 어깨를
동시에
빵빵하게!

START!

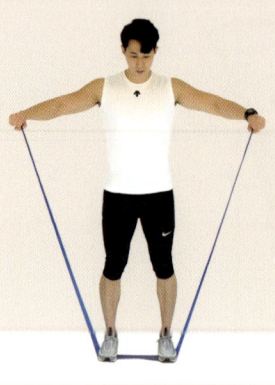

밴드 레터럴 레이즈(101쪽)
20회

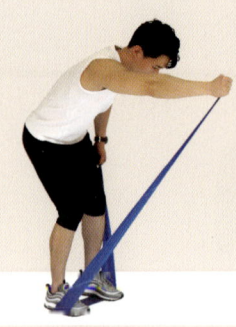

밴드 프론트 레이즈(102쪽)
15회

휴식 30초

2

군살 없는
복부와
식스팩을 위해!

START!

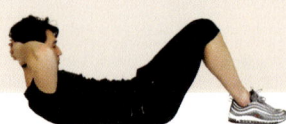

크런치(182쪽)
20회

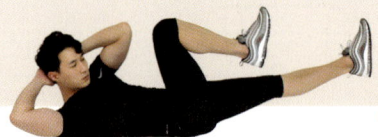

바이시클 크런치(183쪽)
15회

휴식 30초

3

나무판자처럼
밋밋한 가슴을
탄탄하게!

START!

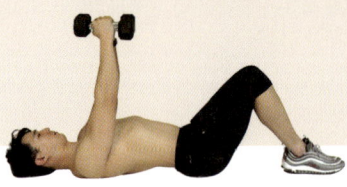

덤벨 플라이(58쪽)
15회

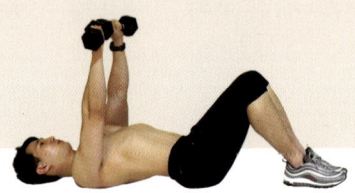

덤벨 프레스(56쪽)
15회

휴식 30초

하루 15분 트레이닝

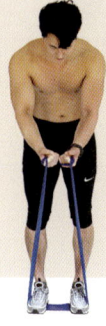
밴드 크로스오버
12회

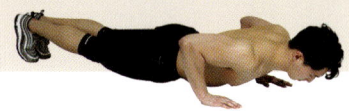
푸시업(47쪽)
15회

휴식 1분

총 3세트 반복

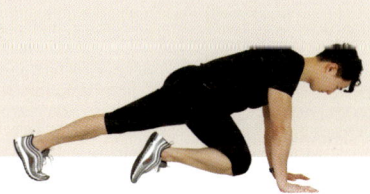
마운트 클라이밍(185쪽)
20회

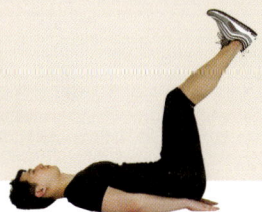
레그 레이즈(186쪽)
12회

휴식 1분

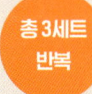
총 3세트 반복

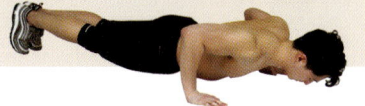
와이드 푸시업(49쪽)
12회

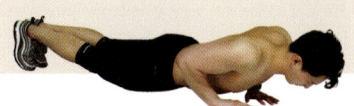
내로우 푸시업(48쪽)
12회

휴식 1분

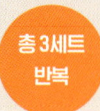
총 3세트 반복

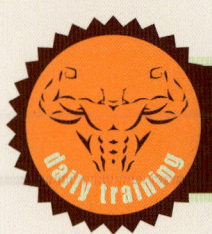

시간이 없는 병사들을 위한

4
태평양 같은
등은 언제나
옳다!
START!

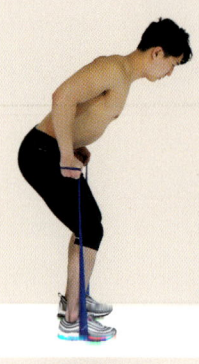
밴드 로우(76쪽)
20회

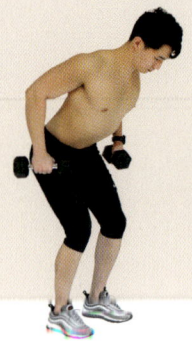
덤벨 로우(80쪽)
15회

휴식 30초

5
힙업과
튼실한 하체
만들기
START!

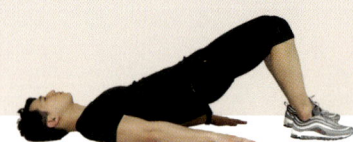
힙 브릿지(150쪽)
15회

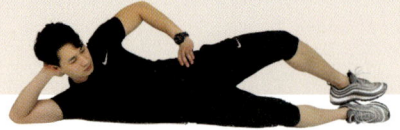
클램쉘(152쪽)
15회

휴식 30초

6
시선강탈
꽉 찬 팔뚝
만들기
START!

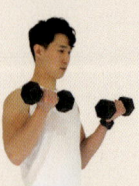
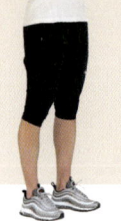
덤벨 컬(130쪽)
15회

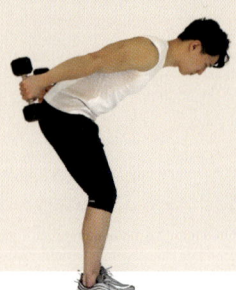
덤벨 킥 백(134쪽)
20회

휴식 30초

하루 15분 트레이닝

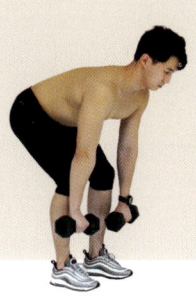 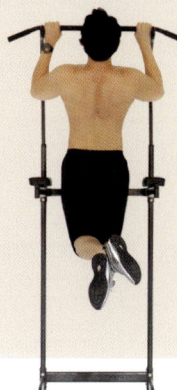 

덤벨 데드리프트(83쪽)　　　풀업(84쪽)　　　휴식 1분　　　총 3세트 반복
15회　　　　　　　　　　　10회

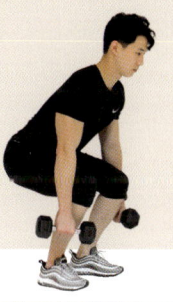 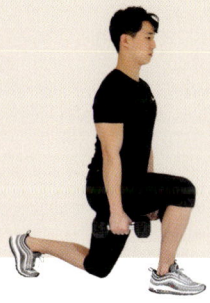

덤벨 스쿼트(157쪽)　　　덤벨 런지(164쪽)　　　휴식 1분　　　총 3세트 반복
15회　　　　　　　　　　12회

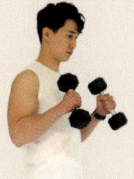 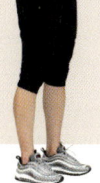 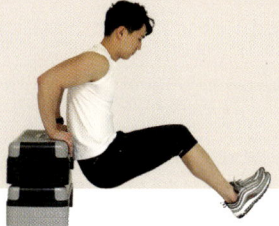

덤벨 해머 컬(131쪽)　　　벤치 딥(123쪽)　　　휴식 1분　　　총 3세트 반복
15회　　　　　　　　　　15회

시간이 없는 병사들을 위한

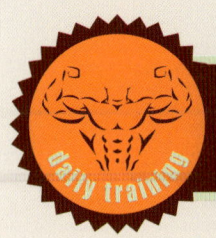

7
입체감 있는
어깨
만들기!

START!

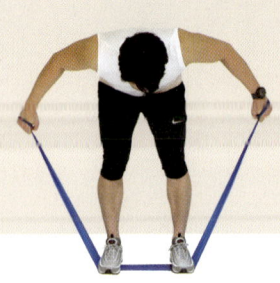
밴드 밴트 오버 레터럴 레이즈(103쪽)
20회

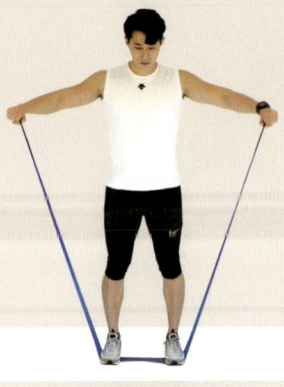
밴드 레터럴 레이즈(101쪽)
15회

휴식 30초

8
전신 근력과
체력을
강화!

START!

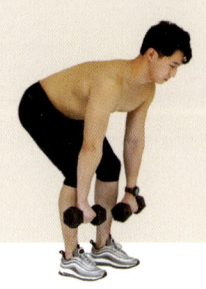
덤벨 데드리프트(83쪽)
15회

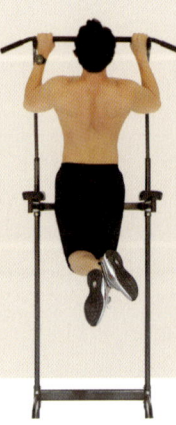
풀업(84쪽)
10회

휴식 30초

하루 15분 트레이닝

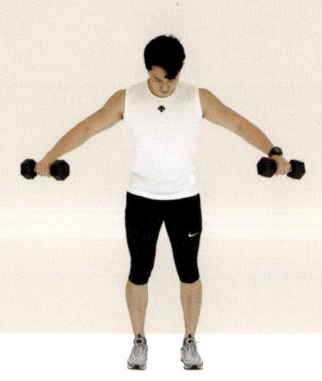 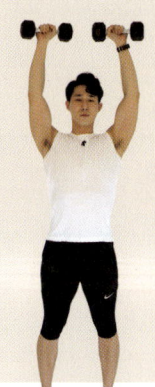

덤벨 레터럴 레이즈(107쪽)
15회

덤벨 숄더 프레스(105쪽)
15회

휴식 1분

총 3세트 반복

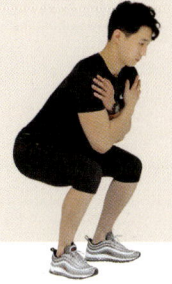 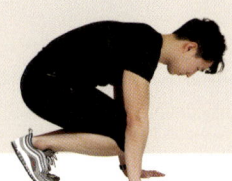

스쿼트(156쪽)
15회

버피 테스트(168쪽)
10회

휴식 1분

총 3세트 반복

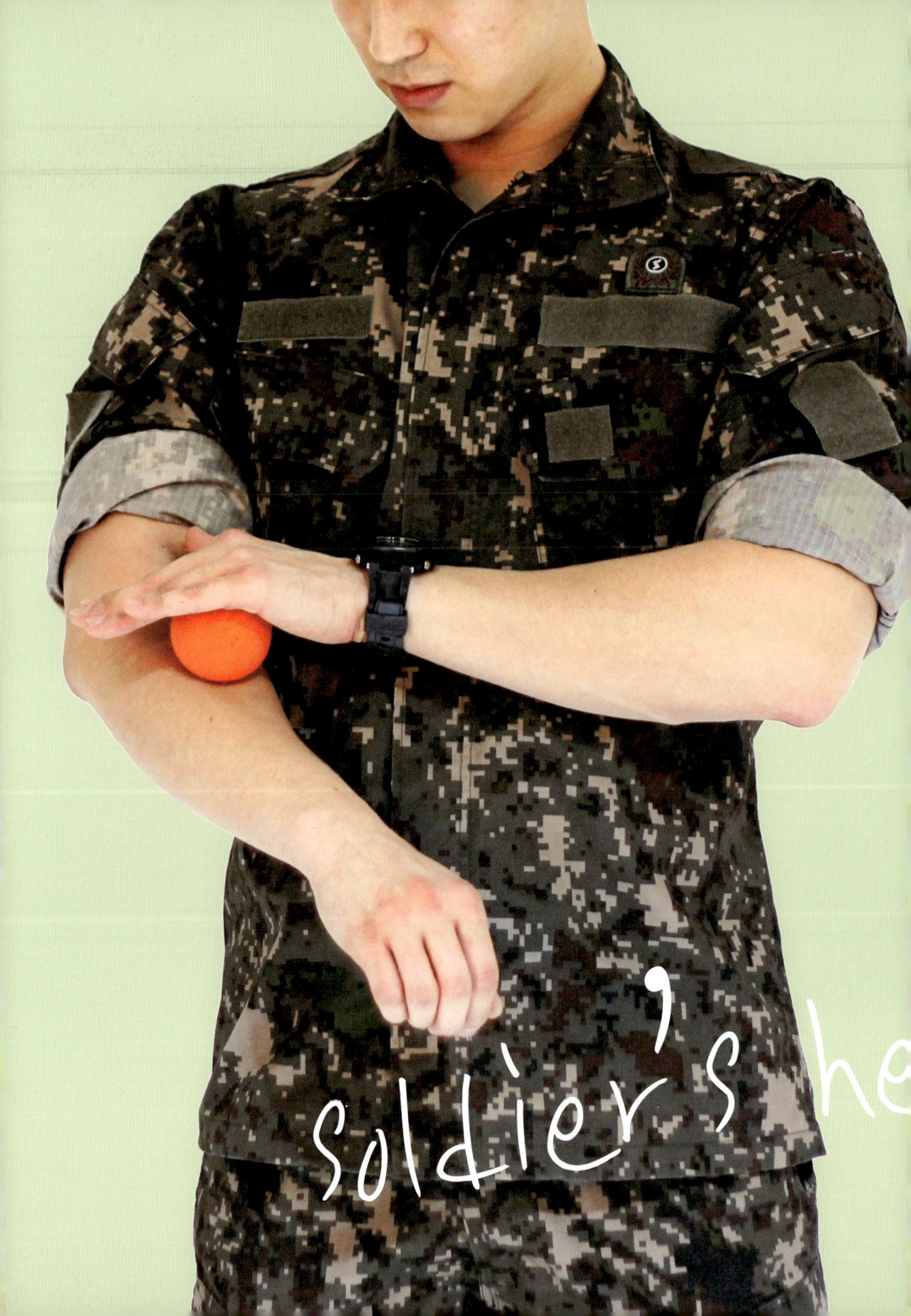

PART 03

근육 부위별
마사지 볼 케어법

Muscle care

대부분이 그렇듯 나 또한 체형이 바르지 못했다. 잘못된 자세로 오래 앉아 있어서 골반이 틀어져 있었다는 것은 알고 있었지만 그게 군대에서 문제를 일으키게 될 줄은 몰랐다. 평상시에는 오래 서 있거나 육체노동을 많이 하지 않으니 약간의 통증은 참을 만했다. 하지만 훈련소에 입소하고 난 뒤로는 조금만 오래 서 있어도 허리와 발바닥이 비친 듯이 아팠고, 매번 피로감에 휩싸인 채 고된 훈련을 받아야 했다.

이후 작업 도중에도 통증이 계속 지속되었고, 참을 수 없어 군 병원 정형외과에서 검사를 받았다. 이상하게도 병원에서는 허리와 골반에 큰 문제가 없다고 했다. 그리고 처방받은 건 고작 타이레놀이 끝이었다. 나는 너무 답답했다. 도대체 원인이 무엇일까? 안타깝게도 전역할 때까지는 그 이유를 알 수 없었다. 얻은 것이라고는 통증을 참는 인내심뿐이었다. 근무를 서거나 작업을 할 때는 아무리 아파도 참아야 했기 때문이다.

전역을 하고 난 후, 바디 컨설턴트로 일을 하게 되면서 내 몸이 왜 이렇게 아픈지 이유를 알게 되었다. 나는 뼈가 아닌 근육에 문제가 있었던 것이다. 근육의 비대칭으로 인해 이렇게 심각한 결과가 나올 줄은 몰랐다. 그때부터 나는 스스로 체형을 평가한 후 라크로스 볼이라는 셀프케어 마사지 도구를 이용하여 케어를 했다. 라크로스 볼은 당구공만 한 크기라서 휴대성이 좋고, 면적이 크지 않기 때문에 통증이 많이 느껴지는 부위를 세심하게 집중적으로 케어를 할 수 있다. 통증 유발점을 찾아 케어를 해두면 미리 예방도 할 수 있는 장점이 있다. 나는 남들보다 근육의 비대칭이 심하고 통증으로 고생했던 시간이 길어서 그런지 하루 이틀 정도 사용했을 때는 근육이 풀리는 것을 크게 느끼지 못했지만, 일주일 그리고 한 달이 지나자 신기하게도 통증이 점점 줄어들었다. 이제는 운동을 하거나 고단한 작업을 할 때마다 활용하여 부상도 예방하고 큰 통증 없이 생활할 수 있게 되었다.

예전 일을 생각하며, 몸이 아픈데도 해결 방안을 제대로 찾지 못하고 답답한 심정으로 복무하고 있을 병사들을 위해 이번 장을 준비했다. 특히 근육의 비대칭으로 인한 통증을 잡을 수 있도록 군대에서 겪을 법한 특수한 상황에 맞는 케어법 10가지를 소개한다. 이것을 모두 제대로 알고 적용한다면 어떤 상황에서든 자유자재로 근육을 풀어주고 통증을 감소시킬 수 있을 것이다.

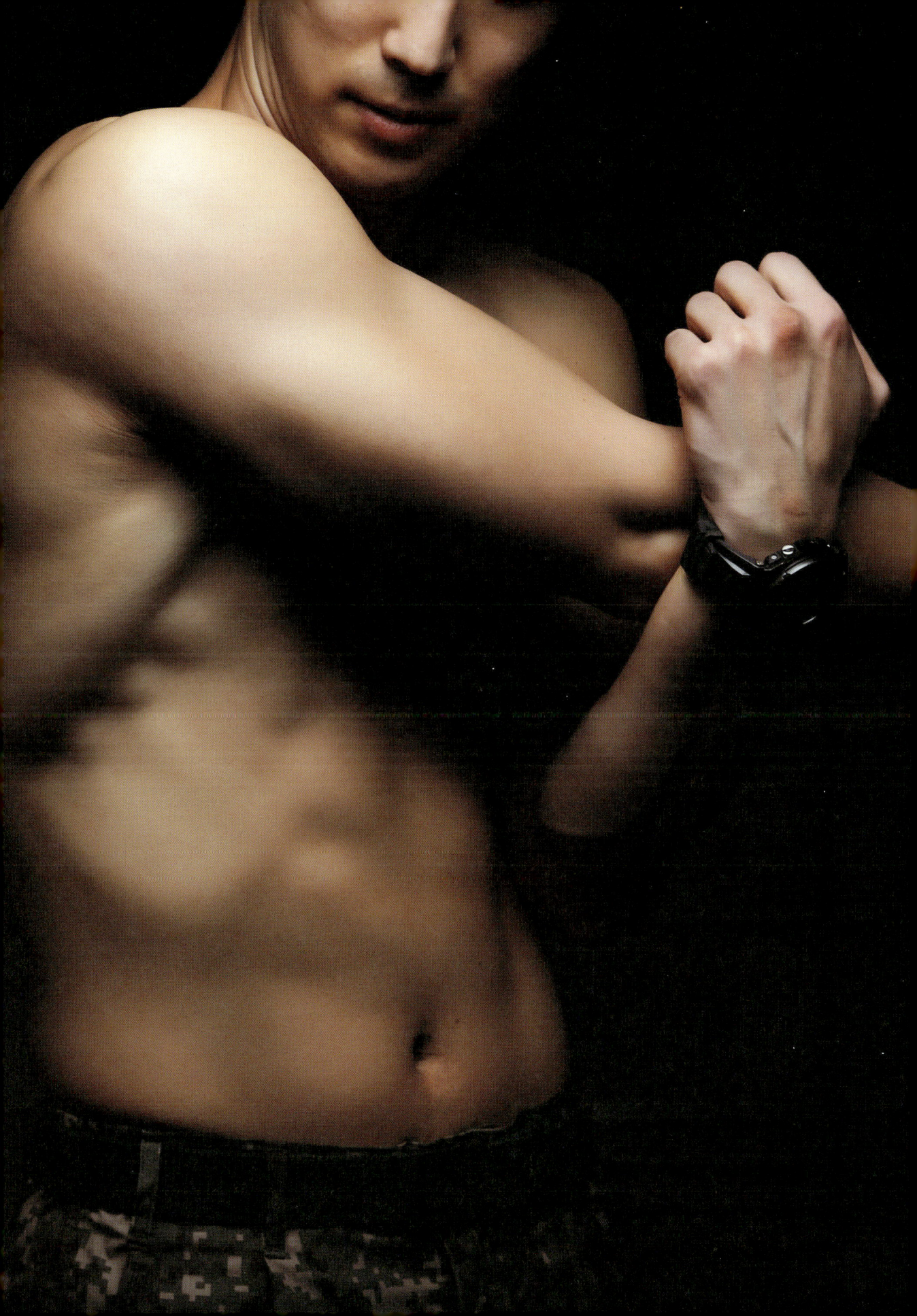

행군 후
단단하게 뭉친 종아리

행군은 군대에서 굉장히 중요한 훈련 중 하나이다. 그래서 대부분의 부대에서는 매해마다 행군 훈련을 실시하고 있다. 부대 상황마다 다르겠지만 최소 30km부터 시작하며 천리 행군까지 하는 부대도 있다. 게다가 행군을 할 때는 군화를 신고 군장을 멘 뒤 걸어야 하기 때문에 병사들의 근육에 큰 무리가 올 수 있다. 쿠션감이 좋지 않은 군화로 인해 보행에 문제가 생기면 종아리를 많이 쓰게 되고, 그렇게 잘못된 자세로 오래 걸으면 근육이 뭉칠 수밖에 없다.

 종아리 근육이 많이 뭉쳐 있을 경우 쥐가 자주 날 수 있고 하체의 혈액 순환에도 지장을 주기 때문에 좋지 않다. 이렇게 근육이 뭉쳐 있는 상태에서 무작정 운동을 하게 된다면 원하는 부위에 자극을 전달하는 것도 쉽지 않다. 그래서 행군 후에는 뭉쳐 있는 종아리를 방치하지 말고 다음과 같이 케어해주기 바란다.

종아리 근육 케어법
비복근 마사지

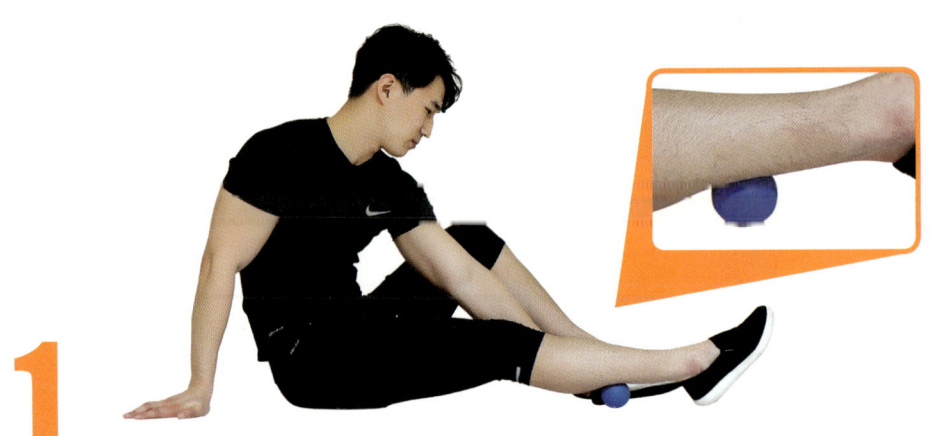

1 한쪽 다리를 쭉 펴고 앉은 뒤 같은 쪽 손으로 바닥을 지지한다.
뭉친 종아리 하단 부분에 마사지 볼을 댄다.

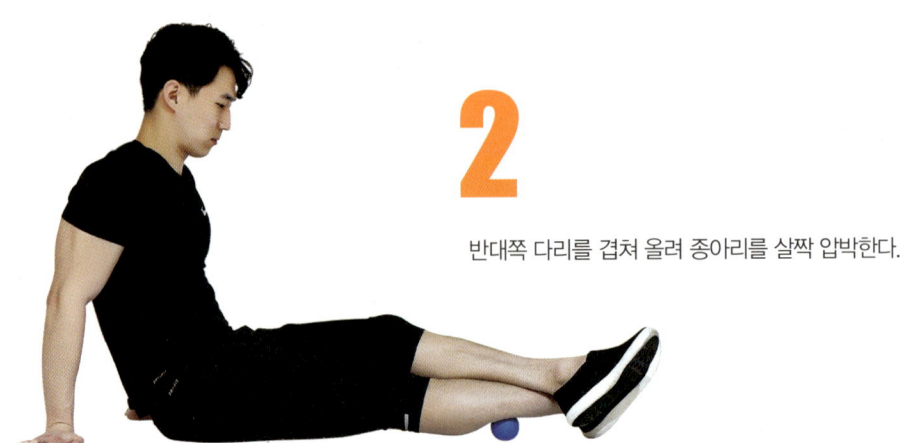

2 반대쪽 다리를 겹쳐 올려 종아리를 살짝 압박한다.

"행군 후 종아리가 단단하게 뭉쳤을 때"

> 종아리 피로 완화

> 발목 가동성 향상 및 부상 예방

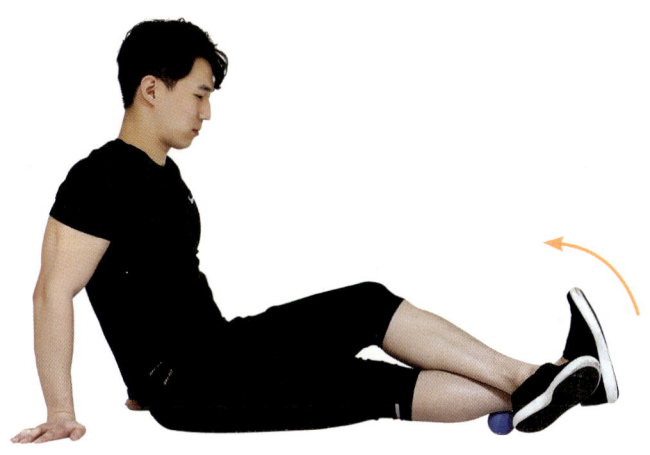

3

마사지 볼을 댄 다리의 발끝을 위 아래로 움직여 자극을 준다. 통증이 느껴질 땐 호흡을 깊게 내쉬며 몸에 힘을 빼준다.

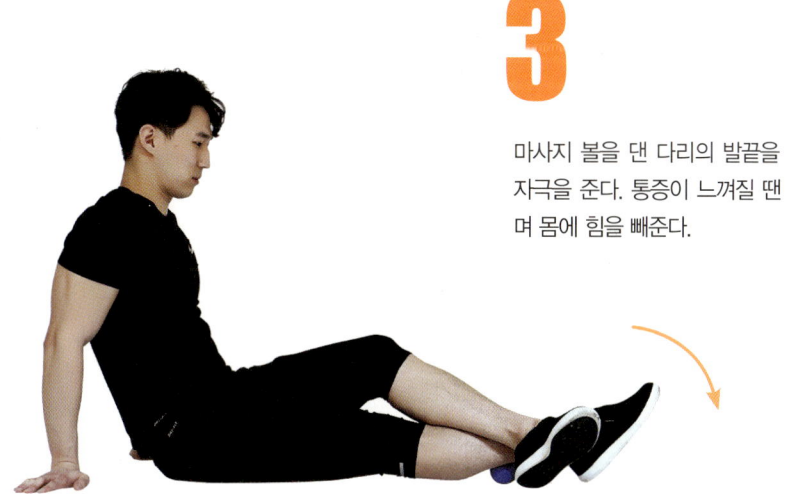

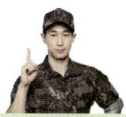

TIP 약 1분 정도 압박하고 10초간 쉰다. 총 3세트를 진행하고 반대쪽도 동일하게 케어한다.

군대에서 착용하는 군장 자체의 무게는 4.6kg에 달한다. 하지만 행군 훈련을 나갈 때는 전투 중 필요한 물품을 모두 챙겨 나가기 때문에 전부 다 합치면 군장의 무게는 20kg이 넘어간다. 이렇게 무거운 군장을 메고 장시간 걷다 보면 군장의 무게로 승모근이 짓눌려 어깨 통증이 발생할 수 있다. 또한 승모근이 자꾸 뭉치다 보면 힘을 주지 않아도 단단하게 뭉쳐 있는 느낌이 들고, 이로 인해 두통이나 어지러움이 올 수 있다. 만약 한쪽 어깨가 올라가 있는 체형을 가진 병사가 군장을 멘다면, 어깨 높이의 불균형이 더 심각해질 수도 있으니 주의해야 한다.

승모근은 보상작용을 통해 운동을 방해하는 근육 중의 하나이므로 미리 풀어놓지 않는다면 일상생활은 물론 다른 운동을 할 때도 원하는 부위에 제대로 자극을 줄 수 없다. 이러한 이유로 승모근을 부드러운 상태로 유지하는 것이 중요하다. 지금부터 무거운 군장으로 인해 짓눌린 병사들의 승모근을 케어하는 법을 소개하고자 한다.

군장에 짓눌린
승모근

승모근 케어법
상부 승모근 마사지

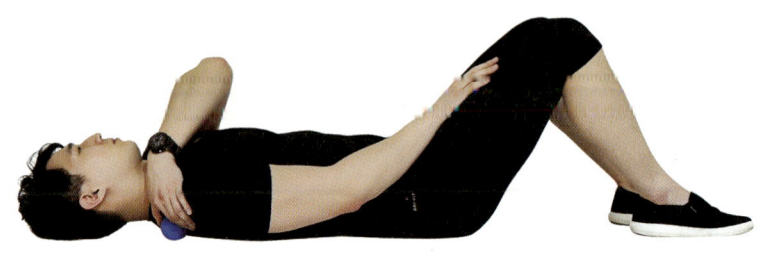

바닥에 누워 무릎을 세우고 승모근 위에 마사지 볼을 댄다.

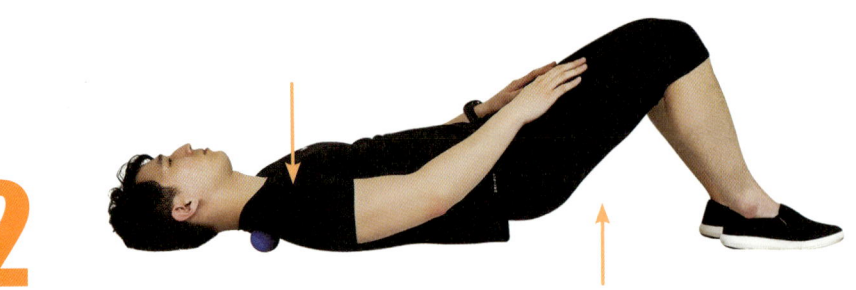

양손을 나란히 허벅지 위에 대고 엉덩이를 들어올린다.
이때 체중을 바닥 쪽으로 실어 승모근을 압박한다.

"무거운 군장 때문에 승모근이 뭉쳤을 때"

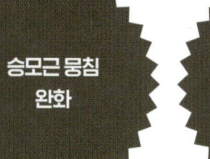
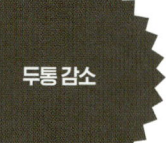

승모근 뭉침 완화

두통 감소

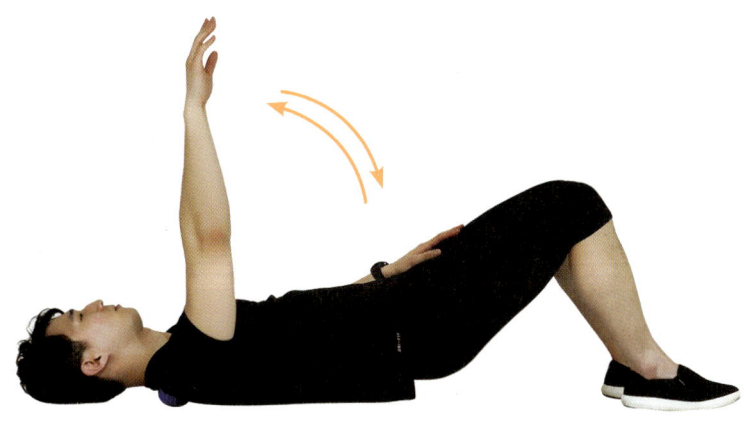

3

케어하고 있는 쪽의 팔을 들어 90도가 되게 하고 5초 간격으로 내렸다가 올린다.

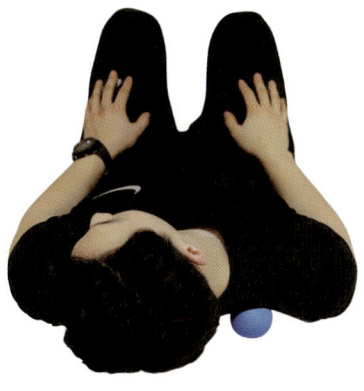

4

고개를 반대쪽으로 돌려 승모근을 조금 더 압박한다.

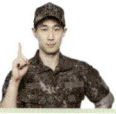

TIP 약 1분 정도 압박하고 10초간 쉰다. 총 3세트를 진행하고 반대쪽도 동일하게 케어한다.

사격 훈련 후 뻐근한 목 주변 근육

사격은 육해공 훈련 중에 필수이기 때문에 병사들이라면 누구나 사격 훈련을 할 것이다. 사격 훈련 시 개머리판을 어깨에 견착하고 조준점을 바라볼 때 호흡을 참고 집중해야 하기 때문에 목 주변 근육들이 경직되는 경우가 많다. 또한 목이 앞으로 나오고 어깨가 말려 있는 상태이기 때문에 거북목이 되고 목 주변 근육에 통증을 유발하게 된다. 이때 어깨 통증이 같이 발생할 수 있기 때문에 훈련 후에 관련 근육들을 풀어주어야 한다.

목 주변 근육 중에서도 견갑거근과 흉쇄유돌근을 위아래로 부드럽게 풀어주는 것이 좋다. 반드시 풀어야 하는 근육의 위치를 익혀두면 목이 뻐근할 때 손쉽게 근육 케어를 할 수 있을 것이다.

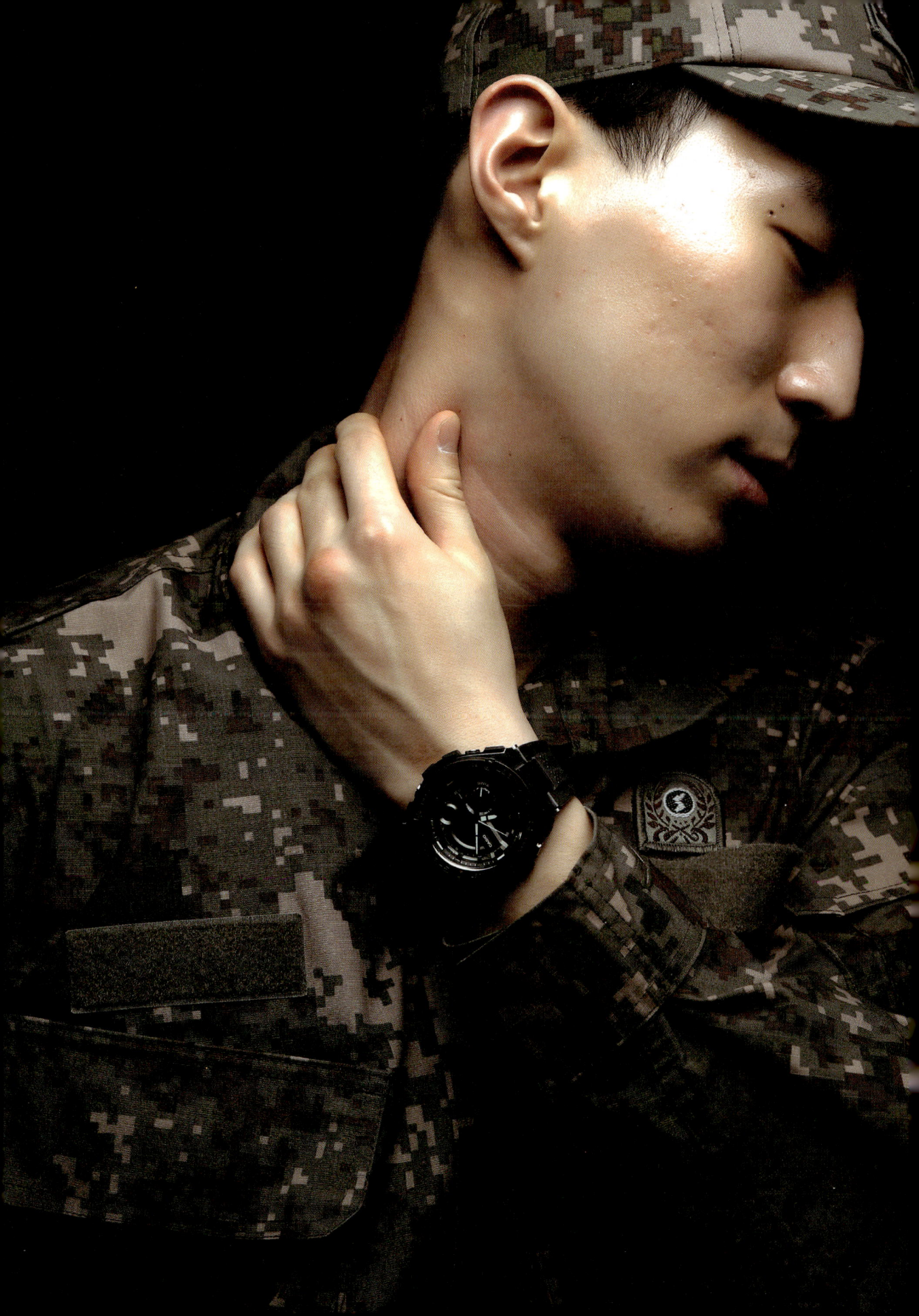

목 주변 근육 케어법
견갑거근 마사지

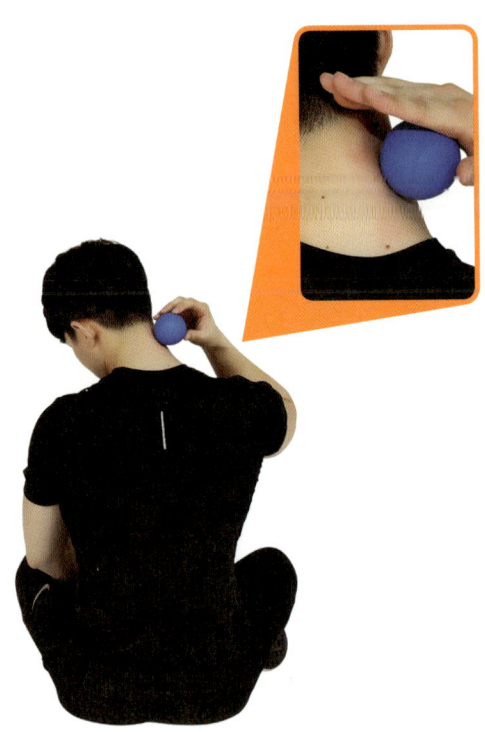

1

고개를 비스듬히 숙여 견갑거근 위에 마사지볼을 댄다.

"사격 훈련으로 목 주변이 뻐근할 때"

거북목 완화　**목 뻐근함 완화**

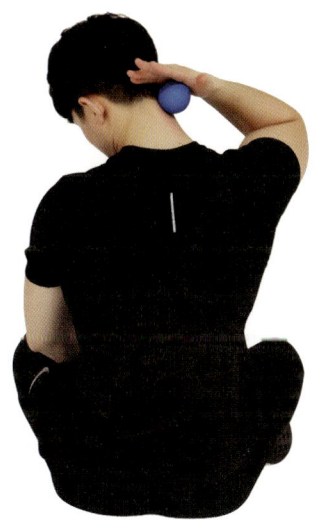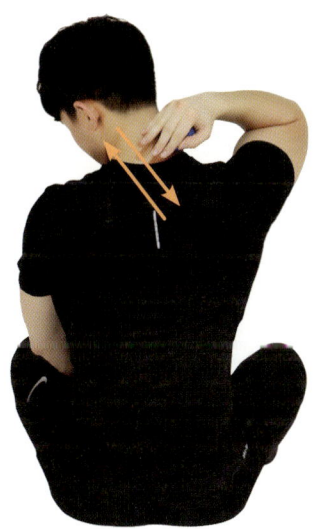

2

한쪽 손바닥으로 볼을 잡고 힘을 주어 누른다.
볼을 위 아래로 굴리면서 충분한 자극을 준다.

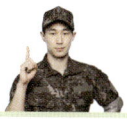

TIP 약 1분 정도 압박하고 10초간 쉰다. 총 3세트를 진행하고 반대쪽도 동일하게 케어한다.

목 주변 근육 케어법
흉쇄유돌근 마사지

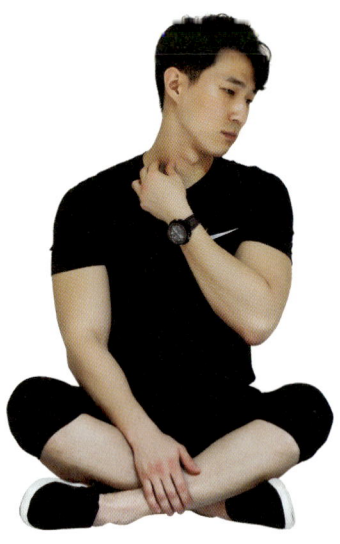

1

고개를 옆으로 젖혀 흉쇄유돌근의 위치를 확인한다.

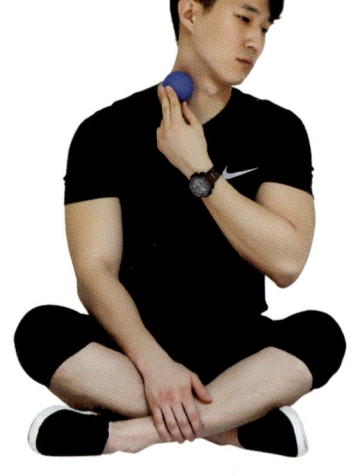

2

한 손으로 마사지 볼을 대고 힘주어 누른다.

"사격 훈련으로 목 주변이 뻐근할 때"

거북목 완화 **목 뻐근함 완화**

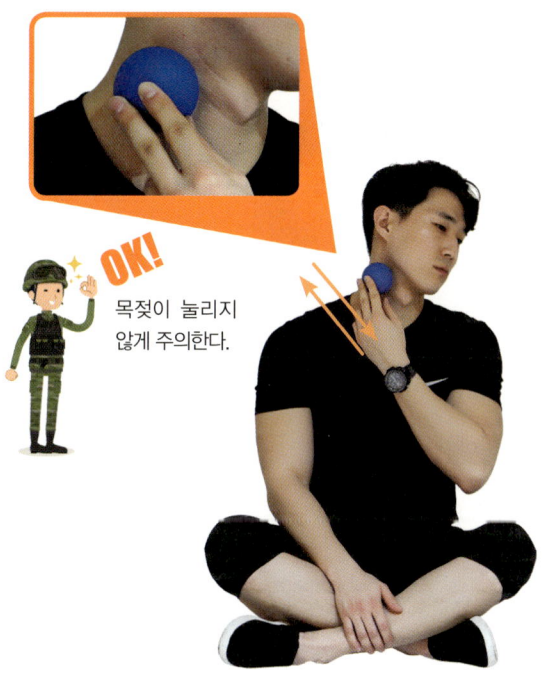

목젖이 눌리지 않게 주의한다.

3

마사지 볼을 위 아래로 굴리면서 충분한 자극을 준다.

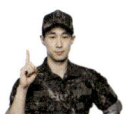

TIP 약 1분 정도 압박하고 10초간 쉰다. 총 3세트를 진행하고 반대쪽도 동일하게 케어한다.

방탄 헬멧의 무게는 1kg이 조금 넘는다. 수치상으로는 별로 무겁지 않은 것처럼 보이지만 장시간 계속 착용하고 있을 경우, 목에 부담이 갈 수 있다. 심해지면 목이 점점 앞으로 나오게 되고, 이로 인해 거북목 체형으로 변하기 쉽다. 그렇게 되면 어깨 말림 현상까지 같이 오거나 두통이 생기고, 장시간 방치할 경우 목 디스크 초기증상까지 보일 수 있다. 다른 운동을 할 때에도 목의 통증을 유발할 수 있기 때문에 거북목은 초기에 예방하는 것이 중요하다. 복 주변에 통증이 느껴질 때마다 마사지 볼로 목늘림근을 위아래로 풀어주면 두통은 물론 거북목까지 완화시킬 수 있다.

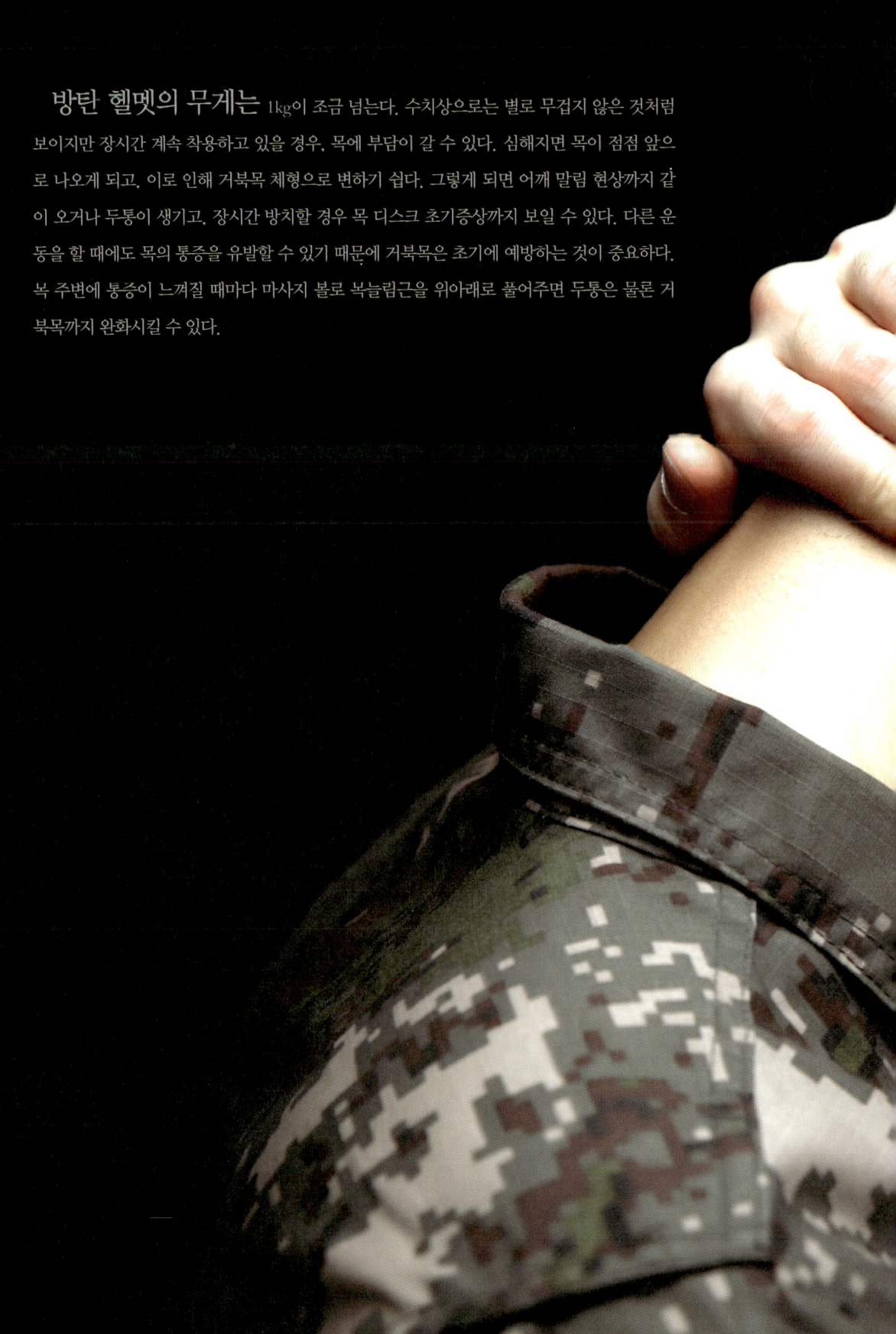

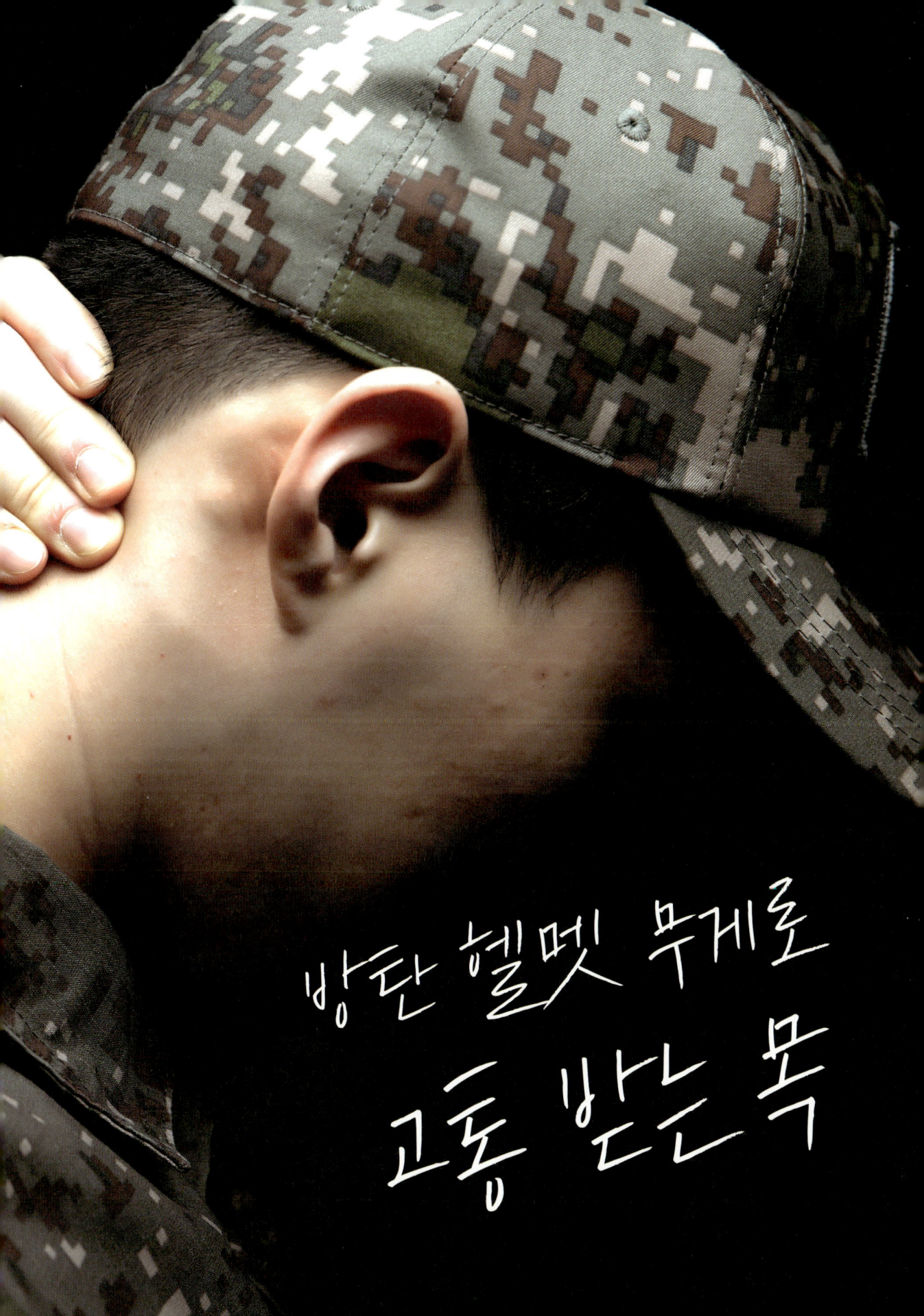

목 근육 케어법
목늘림근 마사지

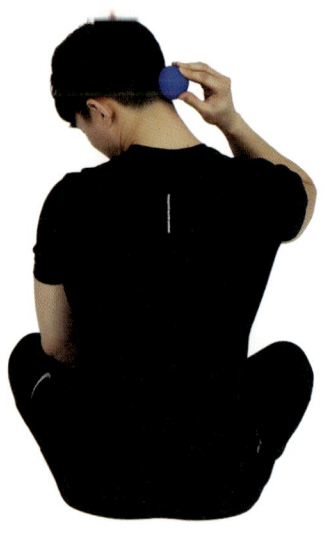

1

고개를 한쪽으로 젖히고 목늘림근 위에 한 손으로 마사지 볼을 대고 힘을 주어 누른다.

"방탄 헬멧 무게로 고통받을 때"

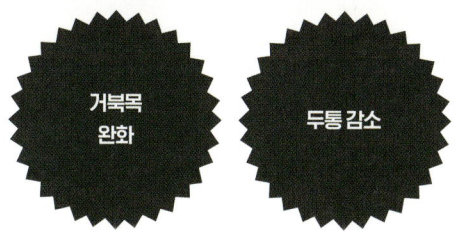

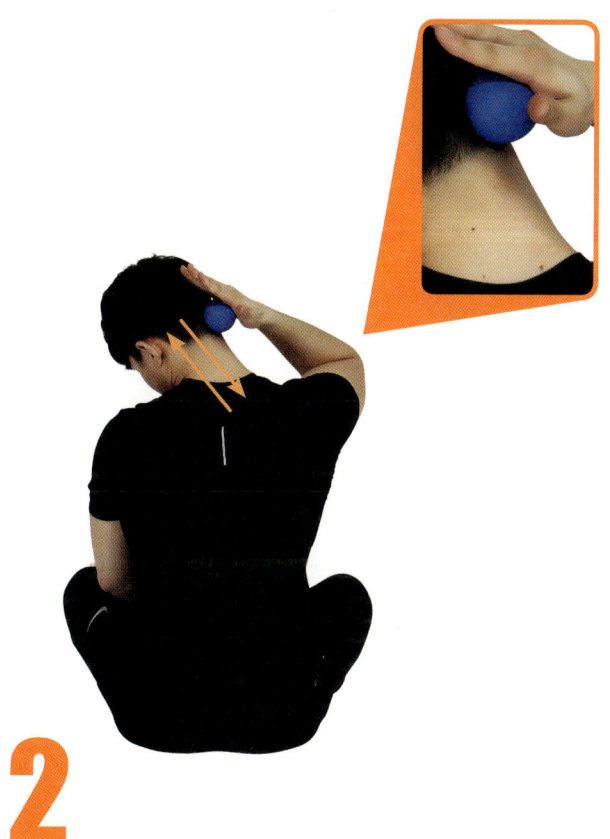

2

손바닥을 펴 마사지 볼을 위아래로 굴리면서
충분한 자극을 준다.

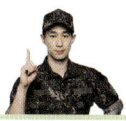

> **TIP** 약 1분 정도 압박하고 10초간 쉰다. 총 3세트를
> 진행하고 반대쪽도 동일하게 케어한다.

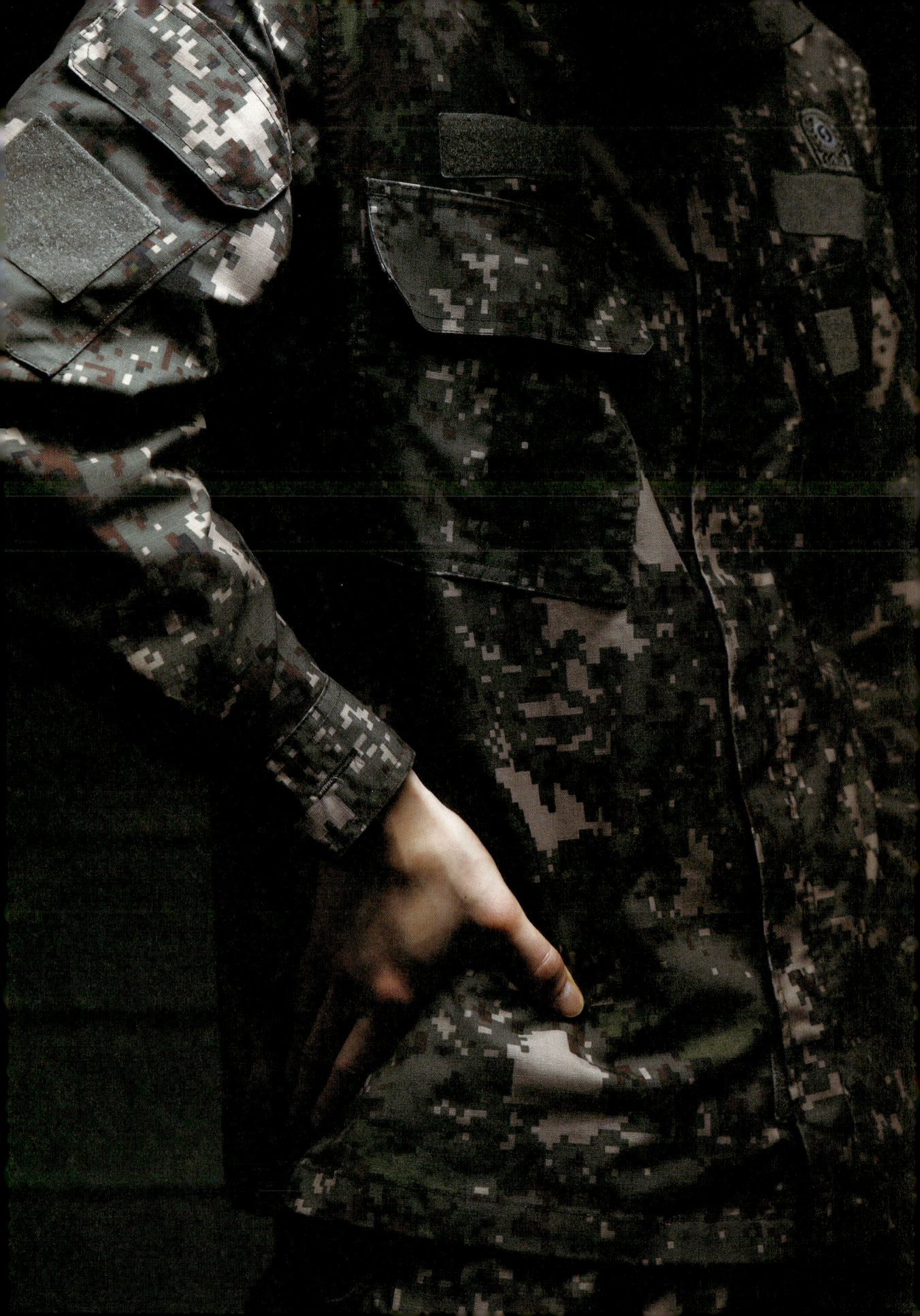

경계근무로 인한 골반 불균형

경계근무를 할 때는 장시간 서 있는 상태로 자세를 유지해야 한다. 만약 자세를 바르게 하고 서 있을 때도 허리에 통증이 온다면 이 글을 유심히 읽어보는 것이 좋다. 한자리에 같은 자세로 오래 서 있다 보면 짝다리를 짚거나 한쪽으로 체중을 많이 실은 채로 서 있는 경우가 많다. 이런 자세가 습관이 되면 골반을 잡고 있는 근육의 밸런스가 깨져 골반이 돌아가거나 높이가 달라질 수 있다.

골반 불균형은 허리 통증을 동반해 일상생활에도 영향을 끼치며, 지속되면 혈액 순환에도 문제가 생긴다. 이 상태로 운동을 계속 하면 좌우 밸런스가 깨져 몸 전체 근육에 비대칭 문제가 생기기 때문에 미리 풀어주는 것이 좋다. 만약 양쪽 다리의 길이가 다르거나 바른 자세로 서 있을 때 허리 통증이 느껴진다면 다음의 마사지법을 참고하자. 골반 근육인 장요근과 이상근에 마사지 볼을 대고 자극을 주며 케어하는 것만으로도 골반과 허리 통증을 줄이고 다리 저림 증상을 완화시킬 수 있을 것이다.

골반 근육 케어법
장요근 마사지

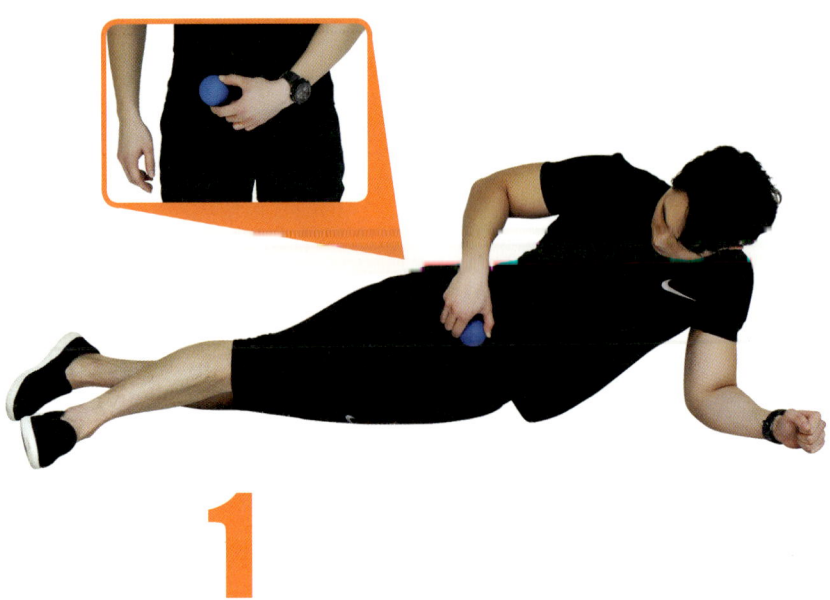

1

한쪽 팔꿈치를 바닥에 대고 엎드린 뒤 옆으로 비스듬히 몸을 틀어 장요근에 마사지 볼을 댄다.

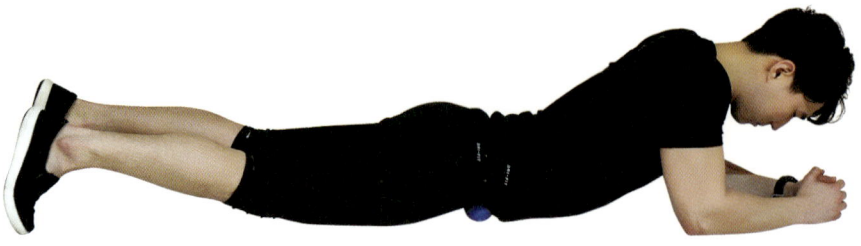

2

그대로 양쪽 팔꿈치를 바닥에 대고 엎드린 뒤 체중을 실어 마사지 볼을 누른다.

"장시간 경계근무로 골반에 무리가 올 때"

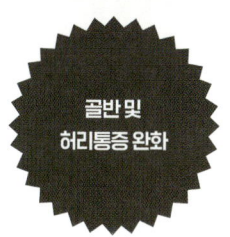
골반 및
허리통증 완화

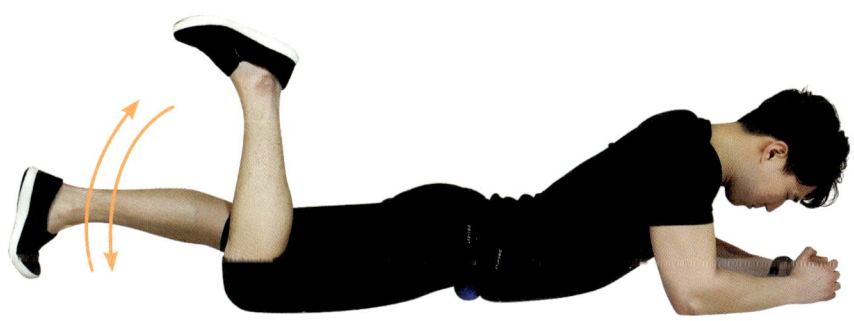

3

마사지 볼을 낸 쪽 다리의 무릎을 굽혔다 폈다 반복한다. 통증이 심할 경우 다리를 들지 않고 엎드린 자세를 유지해도 좋다.

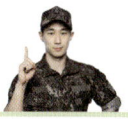

TIP 약 1분 정도 압박하고 10초간 쉰다. 총 3세트를 진행하고 반대쪽도 동일하게 케어한다.

골반 근육 케어법
이상근 마사지

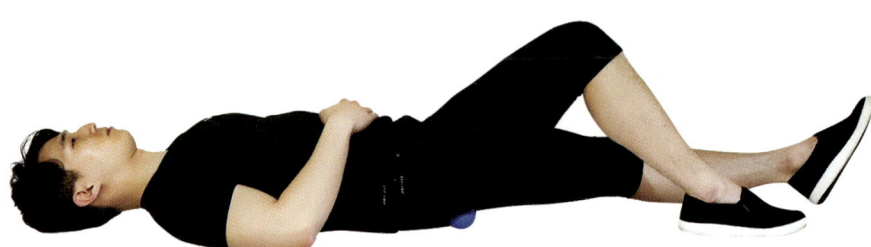

1

바닥에 누워 한쪽 엉덩이 중앙에 마사지 볼을 놓고 같은 쪽 다리의 무릎을 굽힌다.

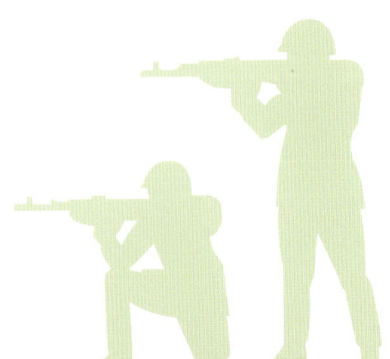

"장시간 경계근무로 골반에 무리가 올 때"

- 골반 통증 완화
- 다리 저림 현상 완화

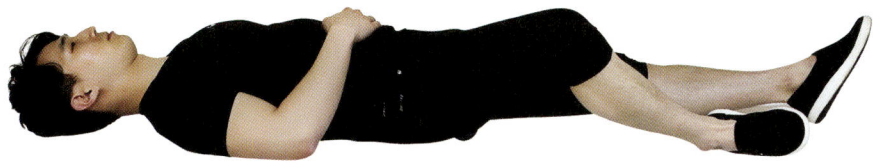

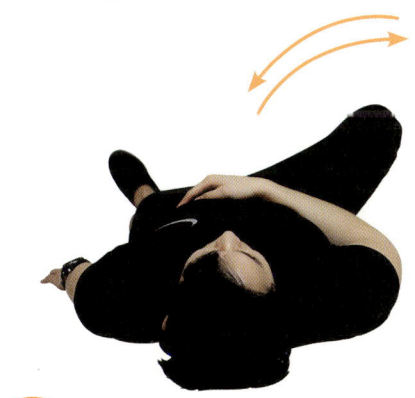

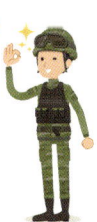

다리를 벌릴 때 무리하지 말고 통증이 많이 느껴지는 부위에서 멈춘다.

2

무릎을 굽힌 채로 다리를 바깥쪽으로 벌리고 다시 오므리는 것을 반복한다.

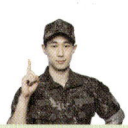

TIP 약 1분 정도 압박하고 10초간 쉰다. 총 3세트를 진행하고 반대쪽도 동일하게 케어한다.

유격 훈련의 목적은 적을 능가할 수 있는 강인한 체력과 치밀한 작전능력을 배양하는 데 중점을 둔다. 중요한 훈련인 만큼 강도가 만만치 않고, 강인한 체력을 배양하기 위해 평소 잘 쓰지 않던 근육들을 굉장히 많이 쓰게 된다. 그중에서 많은 병사들이 힘들어하는 것이 유격체조이다. 유격체조를 하고 난 뒤에는 온몸에 근육통이 생기는데, 특히 하체의 근육통이 가장 심하다. 유격체조의 동작들은 대부분 하체를 굉장히 많이 사용하며 버티는 동작이 많기 때문에 평소 하체를 튼튼하게 단련하지 못했다면 남들보다 더 심한 근육통이 올 수밖에 없다. 지금부터 소개하는 허벅지 마사지는 하체의 근육통을 조금이라도 빨리 케어할 수 있도록 돕는다. 대퇴사두근과 대퇴근막장근에 마사지 볼로 자극을 주면 심한 통증이 느껴지지만 천천히 케어하면 허벅지 통증이 완화될 것이다.

유격 훈련 후 뭉친 허벅지

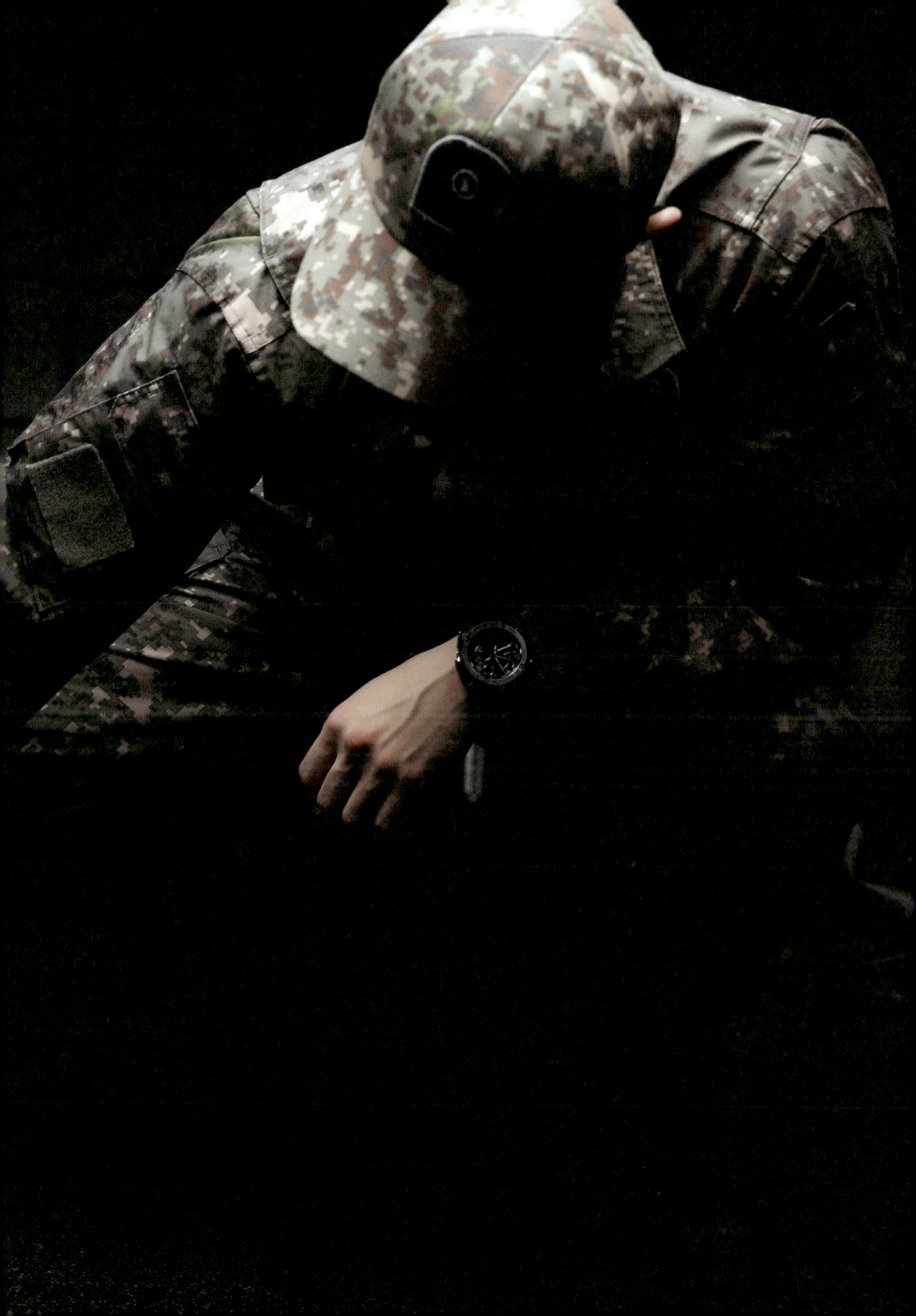

허벅지 근육 케어법
대퇴사두근 마사지

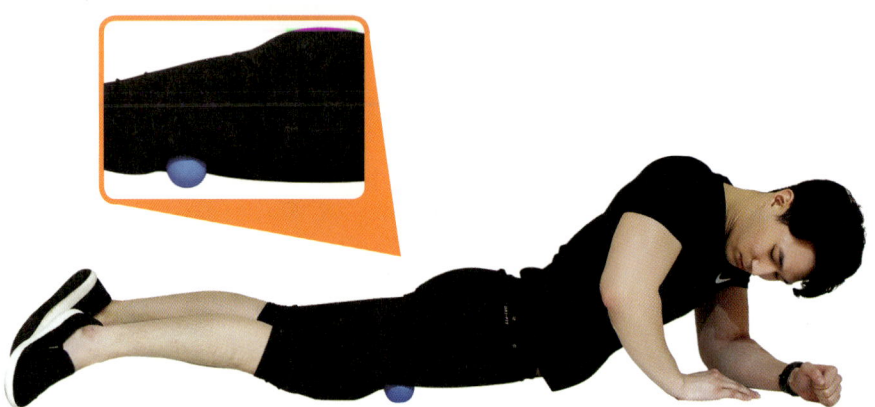

1

양쪽 팔꿈치를 바닥에 대고 엎드려 뭉친 허벅지 쪽에 마사지 볼을 대고 누른다.

"유격 훈련으로 허벅지가 뭉쳤을 때"

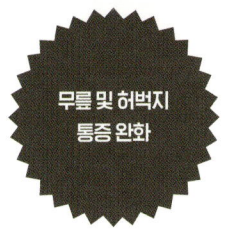

무릎 및 허벅지
통증 완화

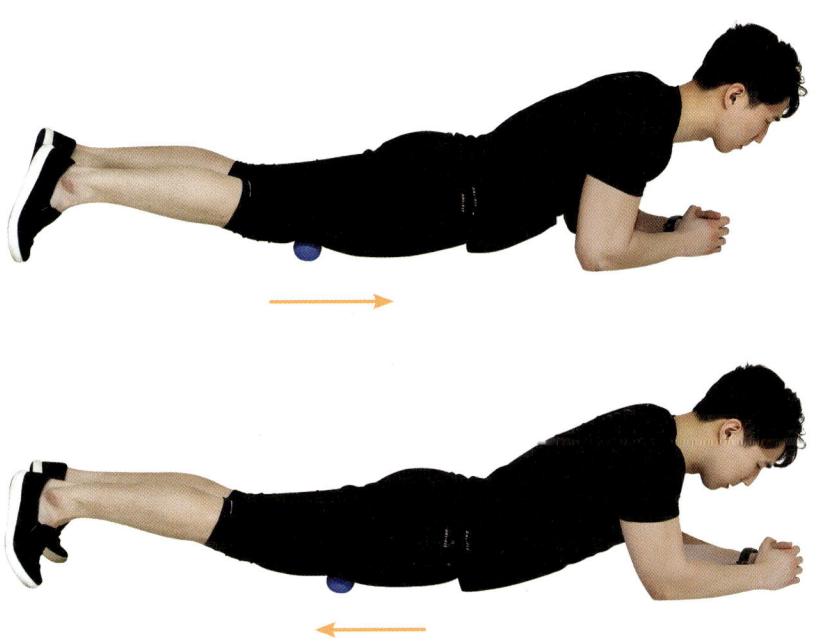

2

마사지 볼 위에서 몸을 움직이며 볼을 굴리고 무릎부터 골반 바로 아랫부분까지 골고루 풀어준다. 통증이 느껴질 때는 호흡을 깊게 내쉬어 몸의 힘을 뺀다.

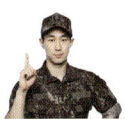

TIP 약 1분 정도 압박하고 10초간 쉰다. 총 3세트를 진행하고 반대쪽도 동일하게 케어한다.

골반 근육 케어법
대퇴근막장근 마사지

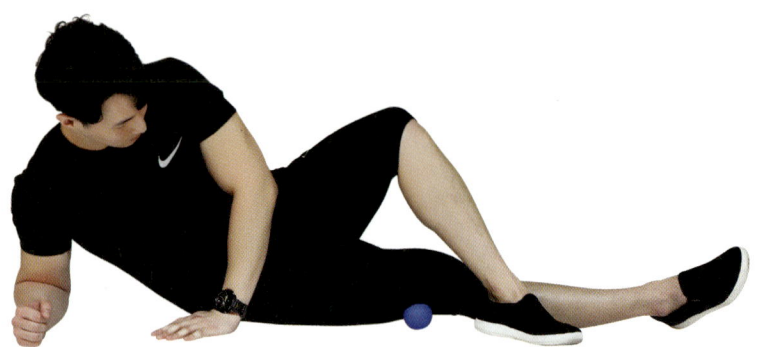

1

옆으로 누워 한쪽 다리를 뻗고 두 팔로 바닥을 지지한다. 허벅지 옆 부분에 마사지 볼을 대고 반대쪽 다리를 앞으로 교차시켜 세운다.

"유격 훈련으로 허벅지가 뭉쳤을 때"

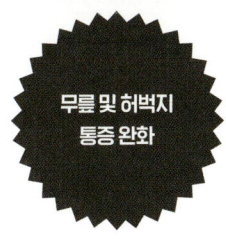

무릎 및 허벅지
통증 완화

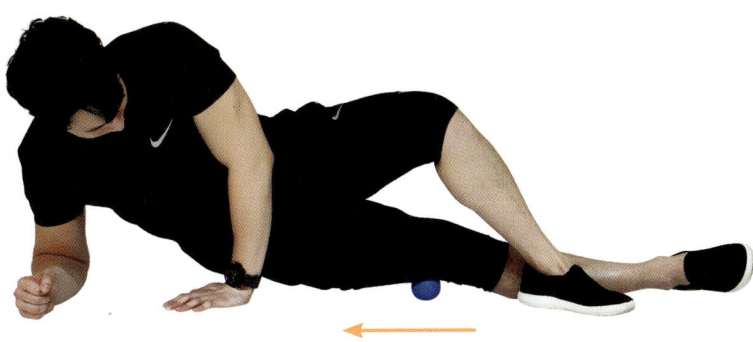

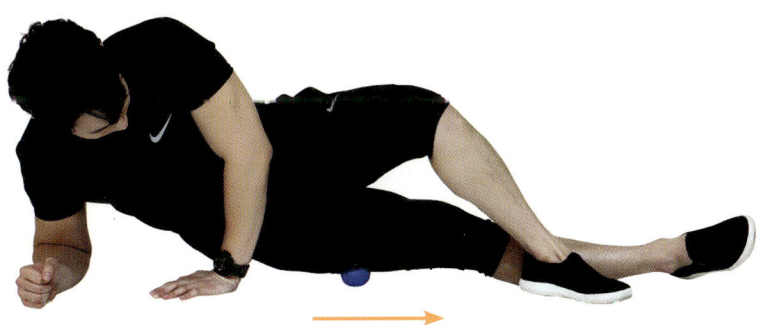

2

엉덩이를 살짝 들어 대퇴근막장근을 압박한 뒤 통증이 많이 느껴지지 않도록 마사지 볼을 좌우로 조금씩 굴리면서 골고루 풀어준다.

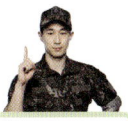

TIP 약 1분 정도 압박하고 10초간 쉰다. 총 3세트를 진행하고 반대쪽도 동일하게 케어한다.

제초, 제설 작업으로 인해 뻐근한 허리

군대에서 가장 극한 작업이라고 한다면 제초와 제설이라 생각한다. 부대 상황에 따라 다르겠지만 제초를 해도 비 한 번 내리고 나면 다음 날 잡초들이 다시 무성하게 자라 있고, 제설을 해도 무심하게 내리는 눈 때문에 작업이 다시 반복된다.

이러한 작업을 하는 동안 병사들의 허리에는 큰 무리가 갈 정도로 힘이 많이 들어가게 된다. 이 극한 작업은 허리를 사용하지 않으면 절대로 할 수 없기 때문이다. 오랜 시간 허리를 숙인 상태로 힘을 쓰는데, 가장 큰 문제는 그 일이 쉽사리 끝나지 않는다는 것이다.

고된 작업으로 뻐근해진 허리를 풀어주려면 허리 주변 요방형근을 압박하며 케어해야 한다. 허리 통증을 완화시키고 골반 비대칭을 예방하는 방법을 소개하니 반드시 실천하기 바란다.

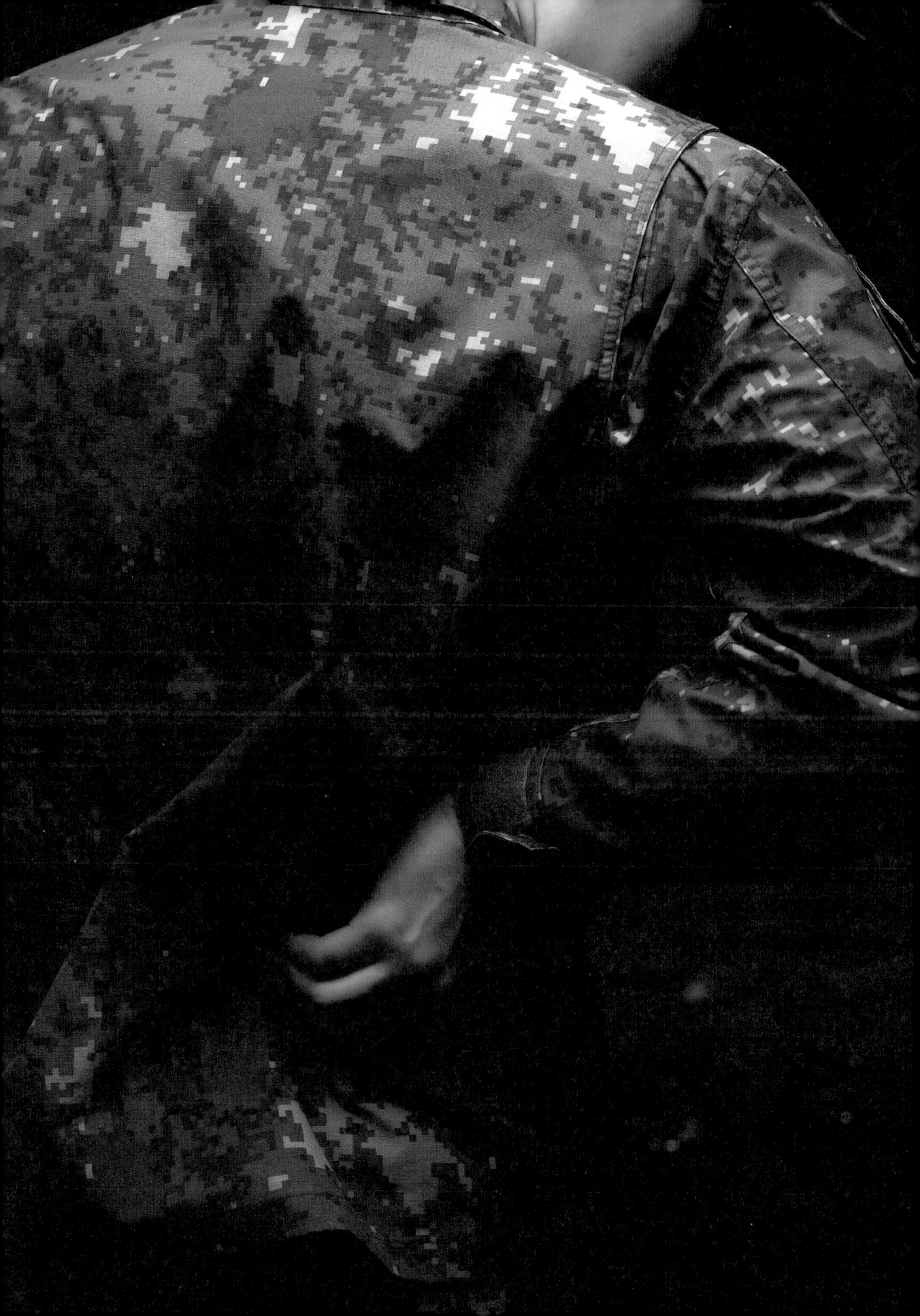

허리 근육 케어법
요방형근 마사지

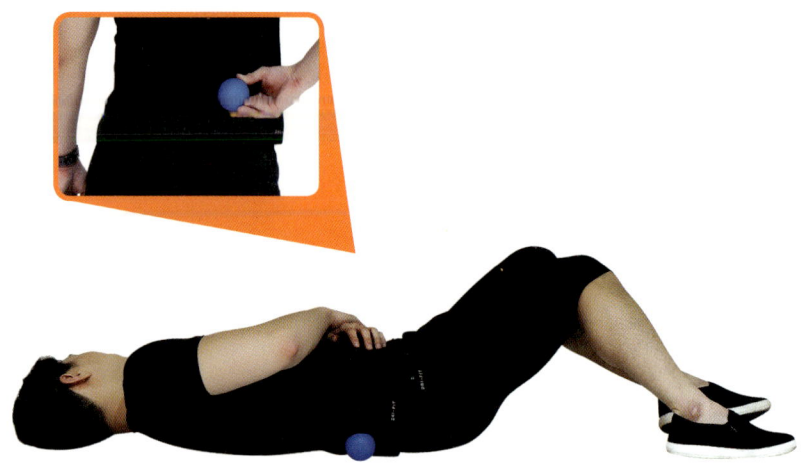

1

바닥에 누워 무릎을 세운 뒤 몸을 살짝 틀어
요방형근에 마사지 볼을 댄다.

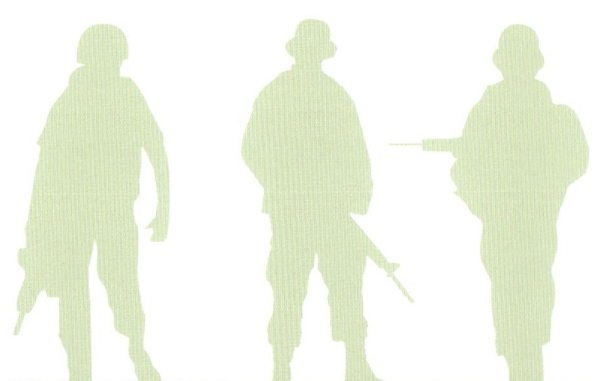

"제초, 제설 작업으로 허리가 뻐근할 때"

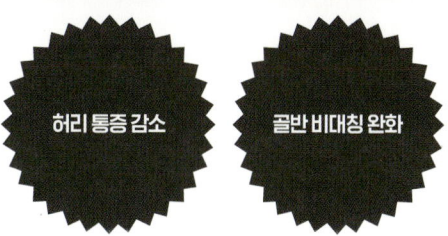

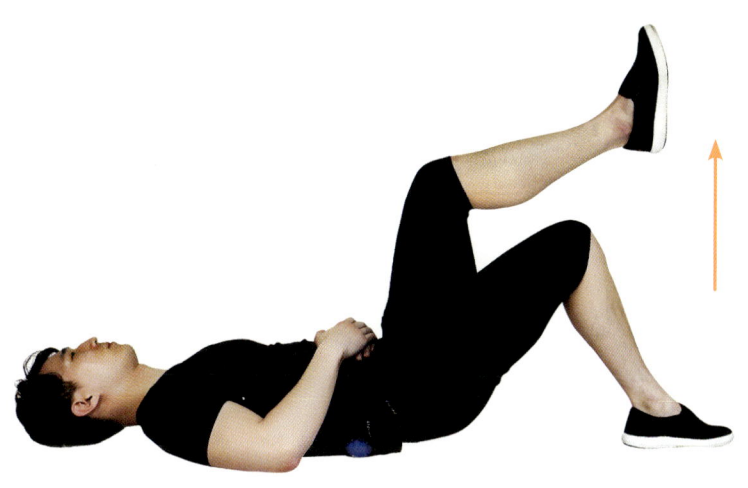

2

다시 하늘을 보고 누워 같은 쪽 다리만 올렸다 내렸다를 반복한다.
통증이 느껴질 때는 호흡을 깊게 내쉬며 몸에 힘을 빼준다.

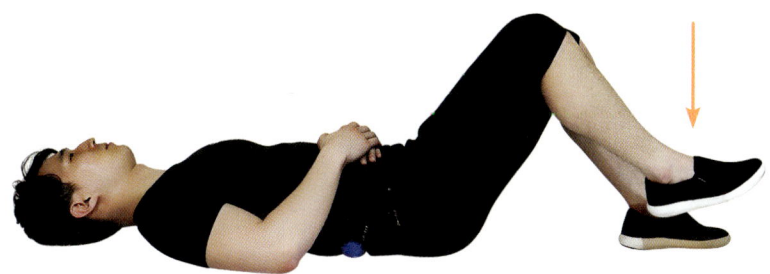

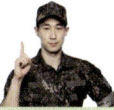

TIP 약 1분 정도 압박하고 10초간 쉰다. 총 3세트를 진행하고 반대쪽도 동일하게 케어한다.

구보 후 저리고 아픈
발바닥과 발목

나는 군대에서 뜀걸음을 한 후 발바닥과 발목의 통증이 심해졌다. 특히 오전 뜀걸음을 한 후에 야외 작업을 할 때는 발바닥 통증 때문에 제대로 서 있지 못하는 날도 있었다. 무엇보다 O 다리 체형이라 발바닥 아치가 쉽게 무너졌다. 결국 발바닥과 발목의 통증이 점점 심해져 평소에도 뛰거나 오래 서 있는 것이 너무 힘든 지경이 되었다.

분명 겉보기에는 발바닥 아치가 있고 멀쩡해 보여도 체형의 불균형과 보행의 문제로 아치가 무너지는 현상이 종종 발생한다. 이 경우 더욱 조심해야 한다. 본인이 제대로 인지를 못하고 있을 경우 미리 대처하지 못해서 무릎이나 허리까지 통증이 퍼질 수 있기 때문이다. 그래서 반드시 발바닥 아치를 안정적으로 만들어주면서 보행의 문제를 개선해나가야 한다.

발바닥에 족저근을 마사지하면 무너진 발바닥 아치를 바로잡고 걷는 자세를 교정할 수 있다. 또 발목에 전경골근을 위아래로 풀어주면 발목 통증이 완화되고 한결 유연해질 것이다. 만약 서 있을 때 허리 통증이 있거나 조금만 걷거나 뛰어도 발바닥과 발목이 아픈 병사들이 있다면 참고하는 것이 좋다.

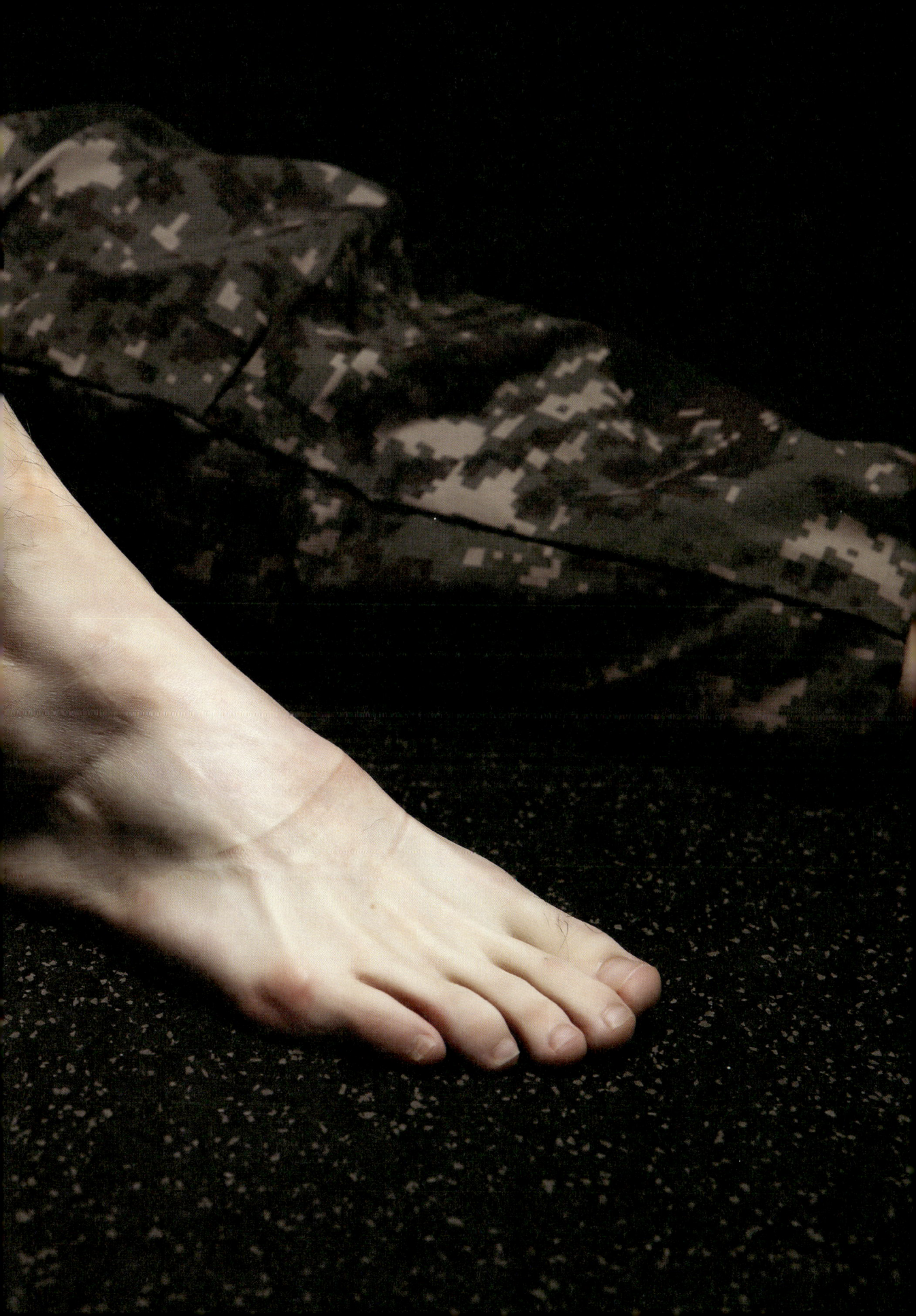

발바닥 케어법
족저근 마사지

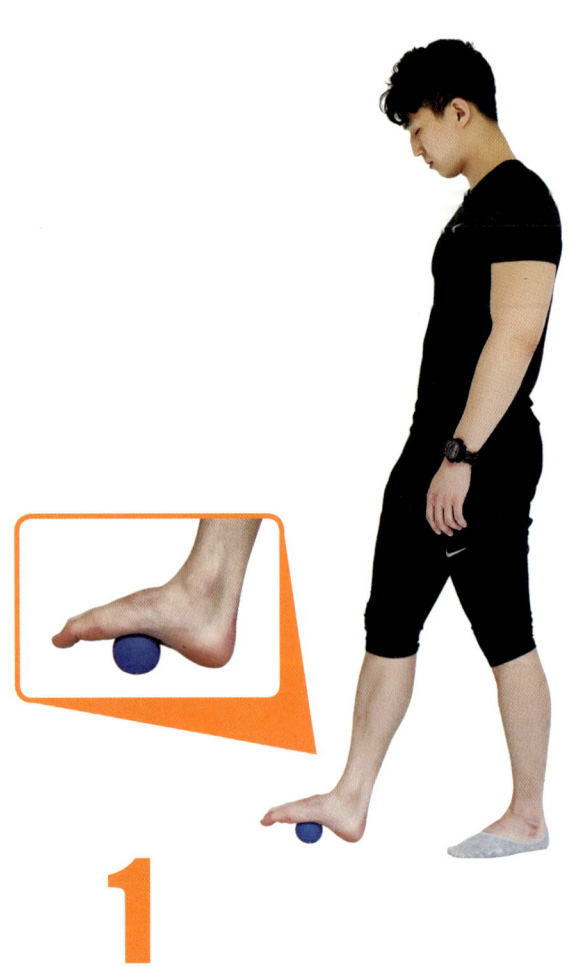

1

양말을 벗고 발바닥 아치 부분에 마사지 볼을 대고 선다.

"구보 후에 발바닥이 저릴 때"

발바닥 아치 안정화 | 걷는 자세 교정

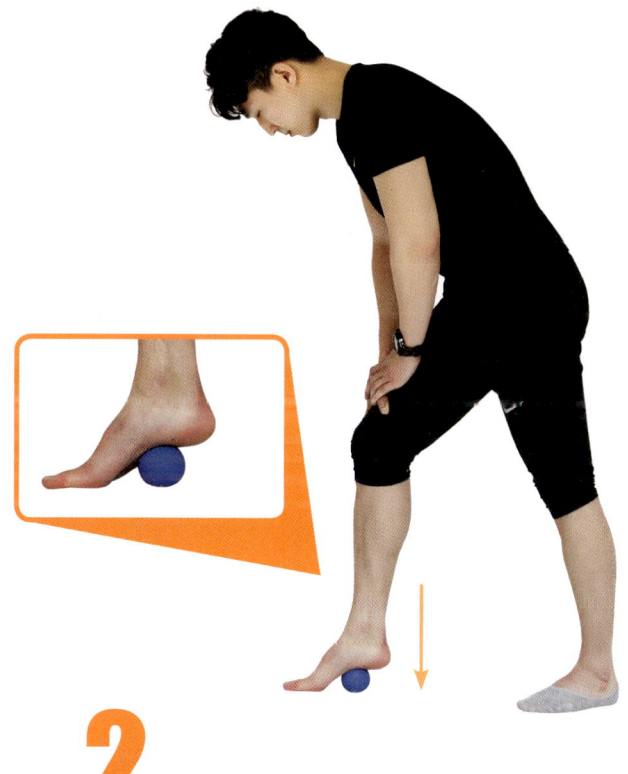

2

발끝을 바닥에 대고 무릎을 살짝 굽힌 후 양손을 허벅지에 대고 몸을 숙인다. 체중을 실어 지그시 누르며 적당한 자극을 준다.

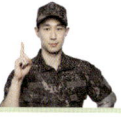

TIP 약 1분 정도 압박하고 10초간 쉰다. 총 3세트를 진행하고 반대쪽도 동일하게 케어한다.

발목 케어법
전경골근 마사지

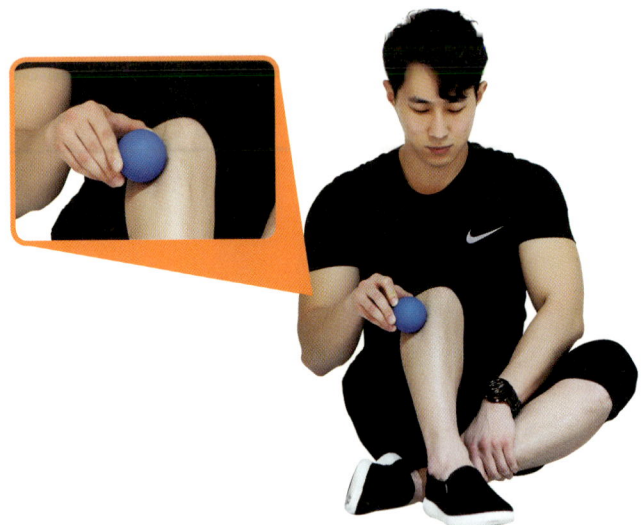

1

한쪽 무릎을 세우고 앉아서 전경골근에 마사지 볼을 댄다.

"구보 후에 발목에 통증이 있을 때"

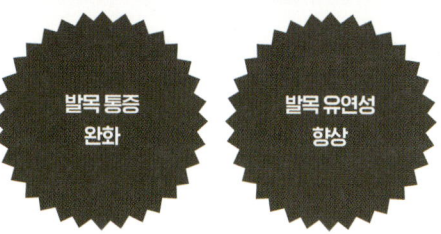

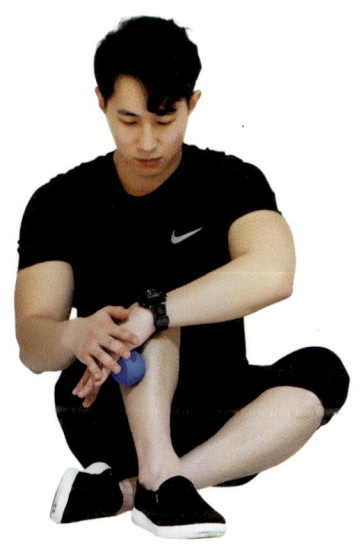 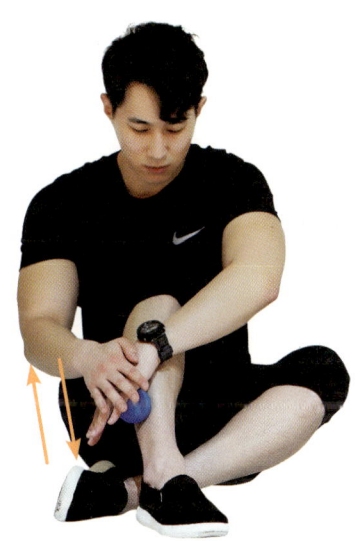

2

양손으로 힘을 주어 마사지 볼을 누르고 위 아래로 굴리면서 충분한 자극을 준다.

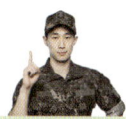

TIP 약 1분 정도 압박하고 10초간 쉰다. 총 3세트를 진행하고 반대쪽도 동일하게 케어한다.

축구와 족구 경기 전

부상 예방과 컨디셔닝

군대에서 가장 많이 하는 스포츠 종목은 축구와 족구라고 할 수 있다. 남자들끼리 경기를 하기 때문에 분위기가 격해질 때도 많아서 부상의 위험에 항상 노출되어 있다. 종종 크게 다치거나 가벼운 부상을 입을 수 있는 경우도 많으니 주의하자.

특히 근육이 제대로 풀리지 않은 상태에서 격한 운동을 하게 되면 관절과 근육이 다치기 쉬운데, 대표적으로 발목, 종아리, 허벅지 등 하체를 많이 다친다. 그래서 축구나 족구를 하고 난 후에 케어를 하는 것도 좋지만, 되도록이면 운동 전에 미리 해두는 것이 좋다. 만약 이런 일로 부상을 당한다면 운동을 하며 몸을 키우려는 계획에 차질이 생길 수밖에 없기 때문이다. 간단하게 마사지 볼로 무릎 근육과 허벅지 근육을 골고루 문지르며 풀어주자. 항상 부상을 조심하고 미리 케어하는 습관을 들이기 바란다.

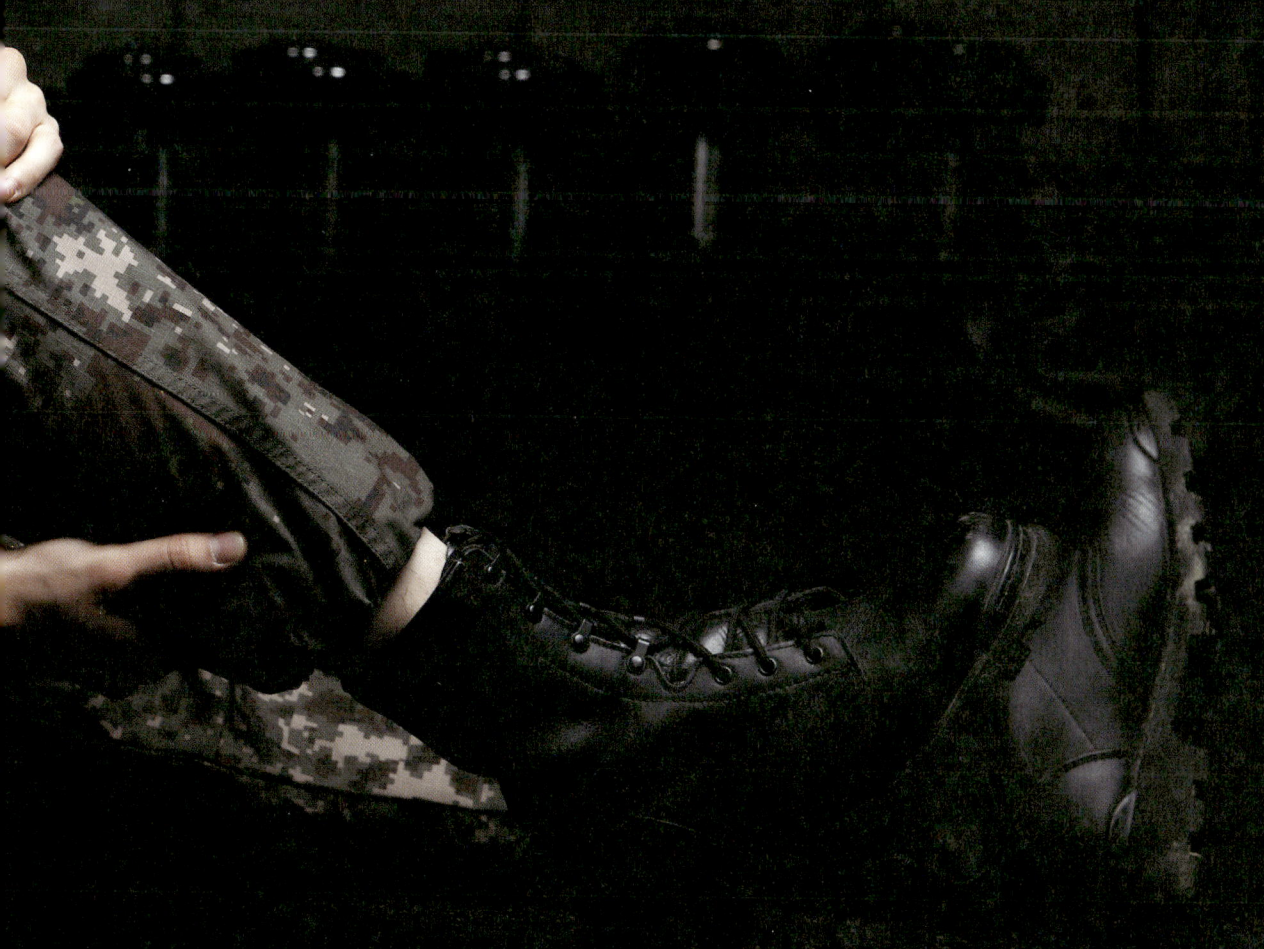

무릎 근육 케어법
내측광근 마사지

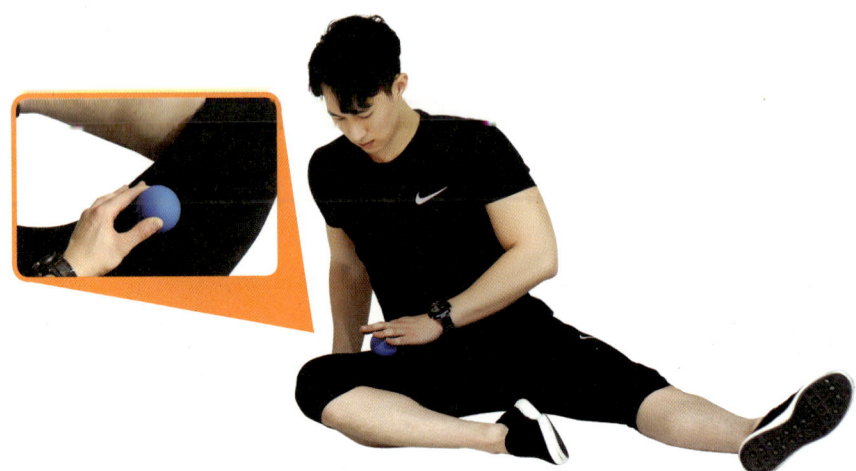

1

바닥에 앉아 풀고자 하는 허벅지 안쪽에 마사지 볼을 댄다.
반대쪽 다리는 쭉 편다.

"경기 중 부상을 예방해야 할 때"

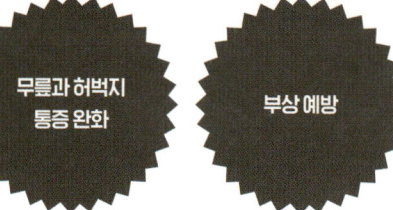
무릎과 허벅지 통증 완화 / 부상 예방

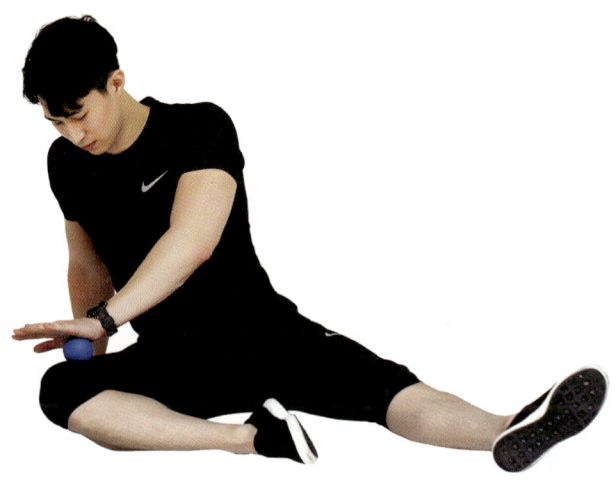

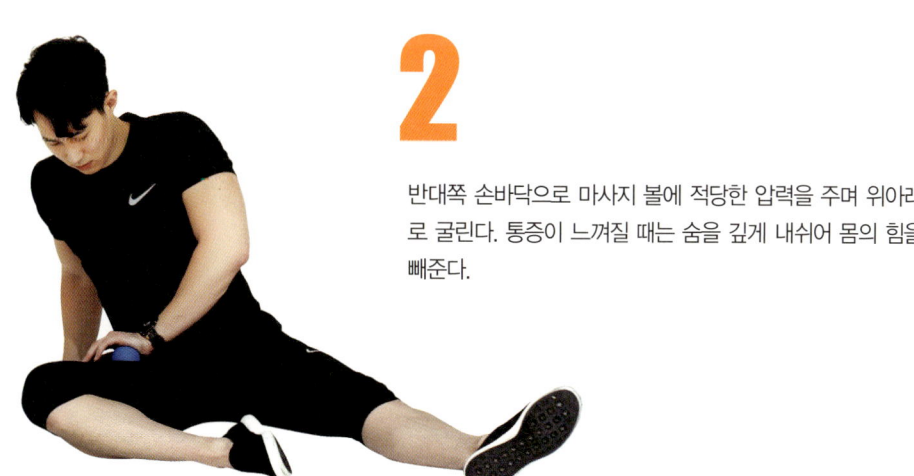

2 반대쪽 손바닥으로 마사지 볼에 적당한 압력을 주며 위아래로 굴린다. 통증이 느껴질 때는 숨을 깊게 내쉬어 몸의 힘을 빼준다.

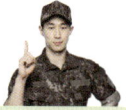

TIP 약 1분 정도 압박하고 10초간 쉰다. 총 3세트를 진행하고 반대쪽도 동일하게 케어한다.

허벅지 근육 케어법
대퇴근막장근 마사지

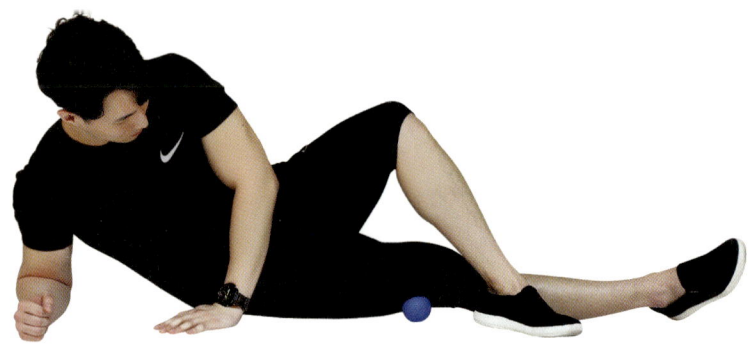

1

옆으로 누워 한쪽 다리를 뻗고 두 팔로 바닥을 지지한다.
허벅지 옆 부분에 마사지 볼을 댄다.

"경기력 향상을 위해 몸을 풀어야 할 때"

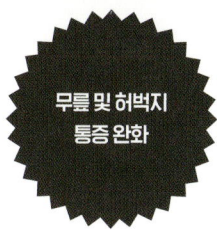
무릎 및 허벅지 통증 완화

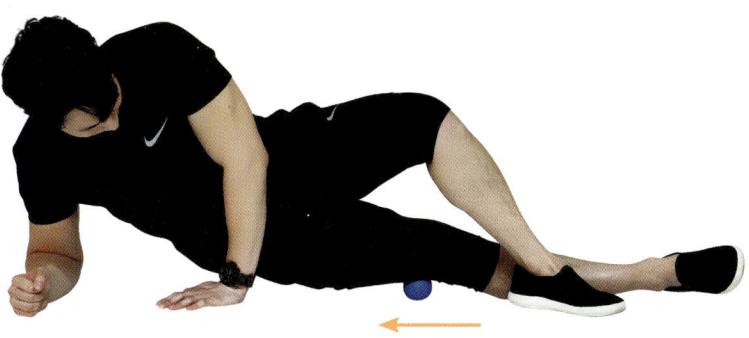

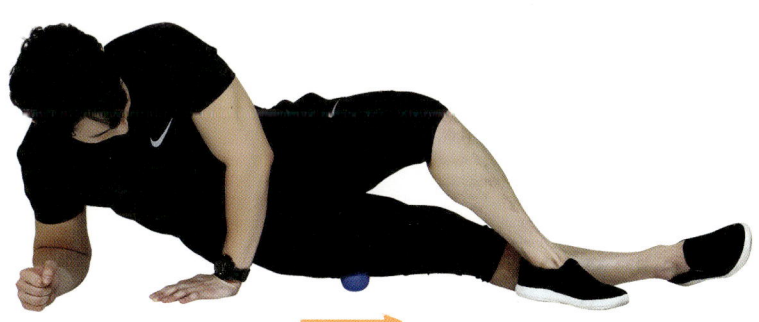

2

엉덩이를 살짝 들어 대퇴근막장근을 압박한 뒤 통증이 많이 느껴지지 않도록 마사지 볼을 조금씩 굴리면서 골고루 풀어준다.

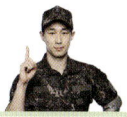

TIP 약 1분 정도 압박하고 10초간 쉰다. 총 3세트를 진행하고 반대쪽도 동일하게 케어한다.

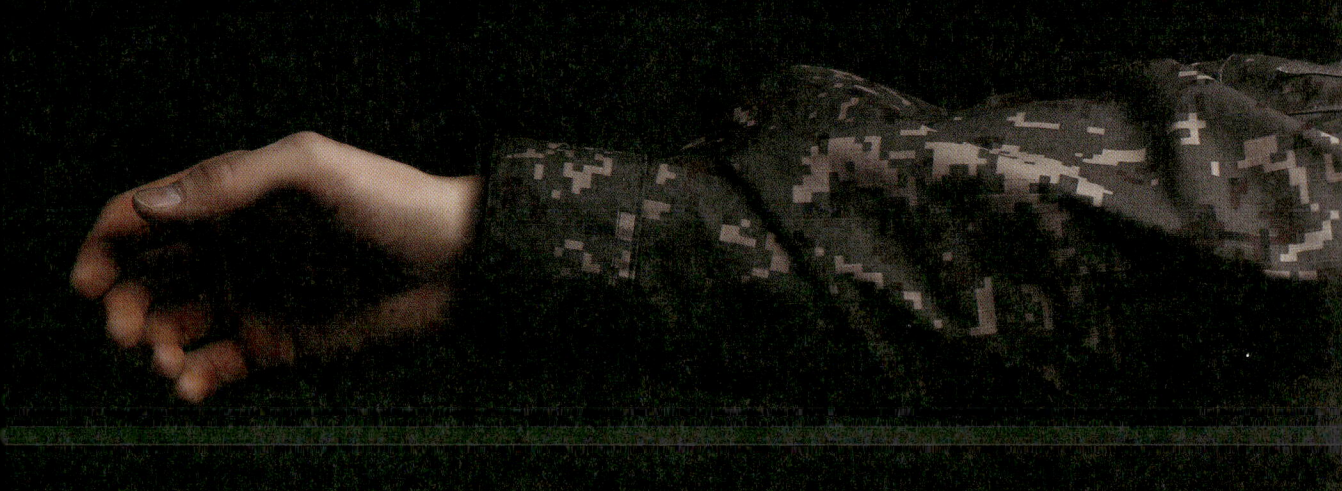

매일 앉아서 근무하는 행정병들의 고충도 만만치 않다. 물론 다른 직별에 비해 부상의 위험이 적은 편이지만, 목, 어깨, 등 주변 근육에 무리가 오기 쉽다. 대부분 컴퓨터 앞에서 행정 작업을 하고, 모니터를 계속 응시해야 하기 때문에 거북목은 물론 어깨 말림 현상도 같이 오게 된다. 이는 책상 앞에 오래 앉아 있는 대부분의 사람들에게 동일하게 볼 수 있는 증상이다. 같은 자세로 오래 앉아서 일하다 보면 등이 굽을 수밖에 없다. 단순히 등만 굽는 것이 아니라 목이 점점 앞으로 나와 거북목이 되고, 어깨가 말리면서 가슴 근육이 짧아지게 된다. 이런 체형의 변화가 일어나게 되면 통증을 케어하는 시간이 오래 걸리기 때문에 가슴 근육과 등 근육을 같이 풀어주는 것이 좋다. 그중에서도 어깨 주변 근육인 대흉근과 중형근을 풀어주어 어깨 말림을 예방하고 통증을 완화시키는 방법을 소개한다.

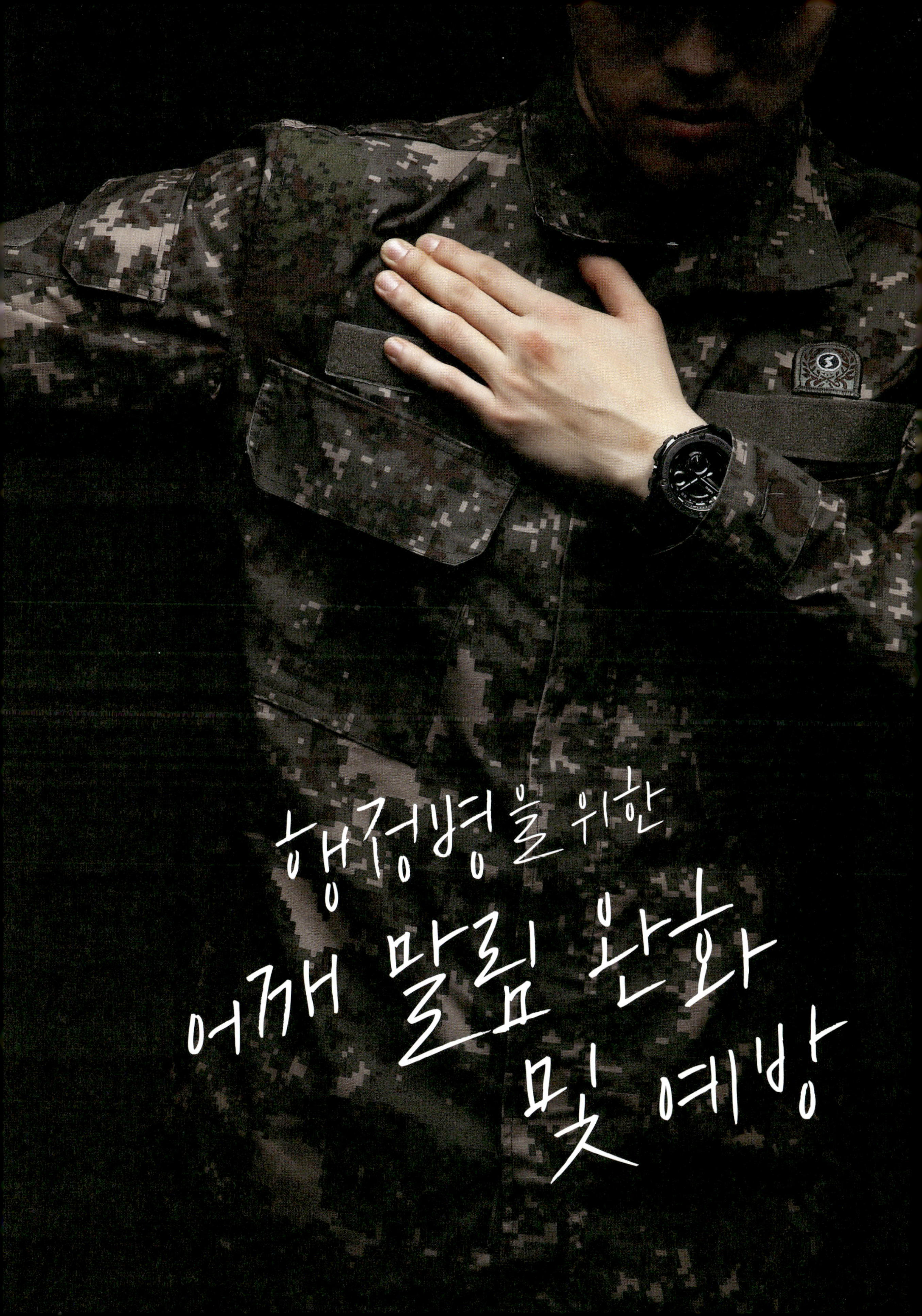

행정병을 위한
어깨 말림 완화
및 예방

어깨 근육 케어법
대흉근 마사지

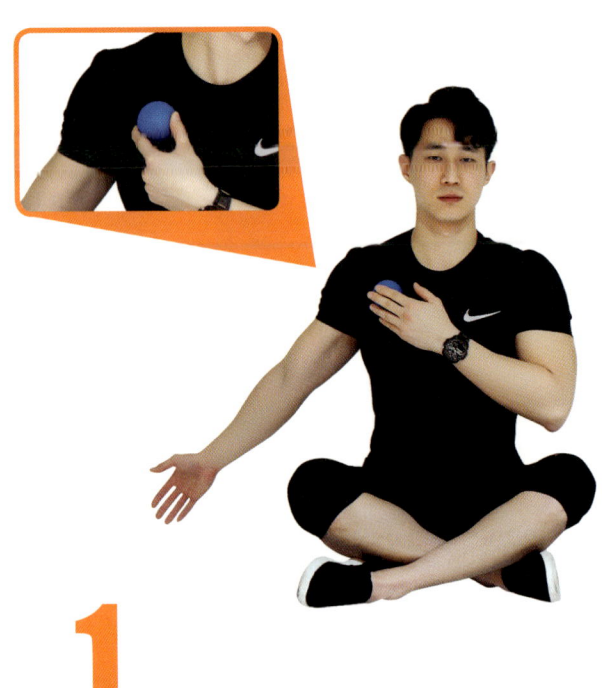

1

마사지 볼을 쇄골 바로 아래 대흉근 위에 올린 뒤 같은 방향 팔을 약간 뒤쪽으로 뻗는다.

"행정 업무로 거북목이 심해질 때"

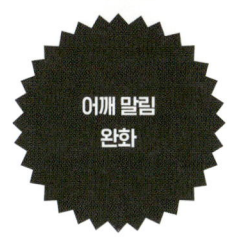

어깨 말림 완화

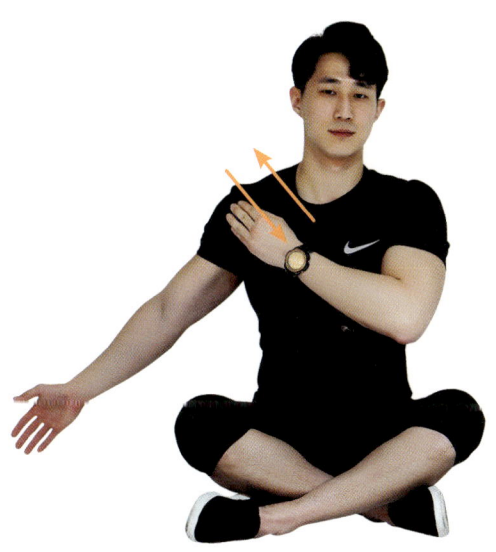

2

마사지 볼을 안쪽에서 바깥쪽으로 문질러주고, 다시 반대 방향으로 문질러준다.

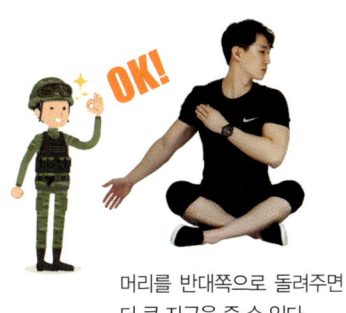

머리를 반대쪽으로 돌려주면 더 큰 자극을 줄 수 있다.

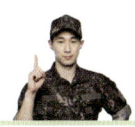

TIP 약 1분 정도 압박하고 10초간 쉰다. 총 3세트를 진행하고 반대쪽도 동일하게 케어한다.

어깨 근육 케어법
능형근 마사지

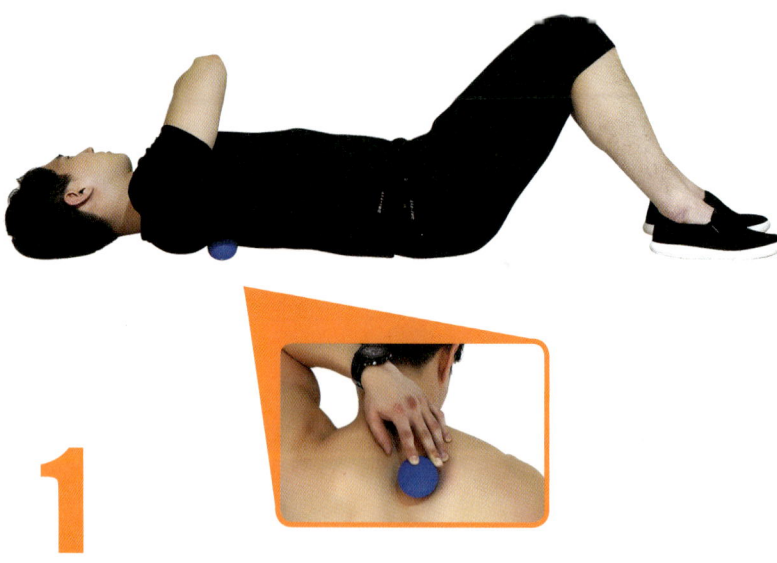

1

무릎을 세우고 바닥에 누워 한쪽 손으로 반대쪽 날개 뼈 바로 옆 부분에 마사지 볼을 댄다.

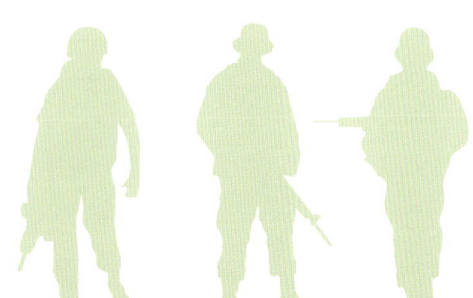

"행정 업무로 어깨가 뻐근할 때"

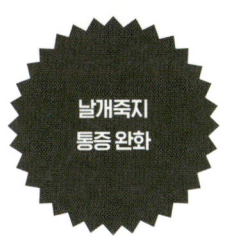
날개죽지 통증 완화

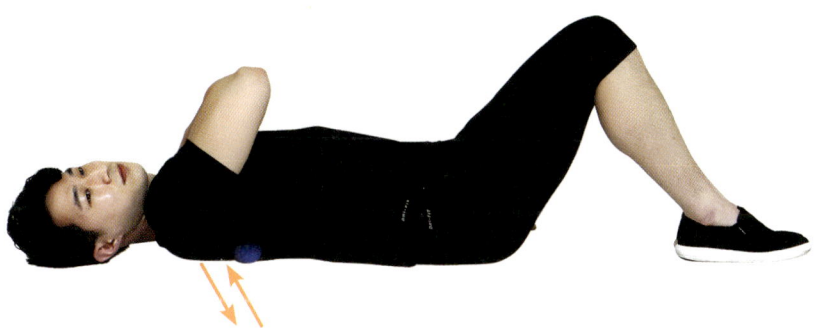

2

체중을 약간 실어 마사지 볼을 압박하면서 몸통을 천천히 좌우로 굴린다.

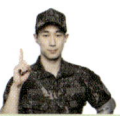

> **TIP** 약 1분 정도 압박하고 10초간 쉰다. 총 3세트를 진행하고 반대쪽도 동일하게 케어한다.

부록

군즈 헬스 운동 상식 Q&A

"후임한테 그만 물어 봐!"

운동을 하다 보면 궁금한 점이 매우 많을 것이다. 내가 지금 제대로 하는 건지, 이렇게 하는 것이 맞는 건지, 이건 먹어도 되는 건지 등등. 이제는 애꿎은 후임에게 그만 물어보자! 이런 질문에 대한 답변은 전문가에게 문의하는 것이 좋다. 나도 운동을 처음 시작할 때 굉장히 궁금한 것들이 많았다. 물론 궁금한 점들은 계속해서 생길 것이다. 하지만 운동을 시작하는 병사들이 가장 궁금해하는 공통적인 질문은 존재한다. 그동안 가장 문의가 많았던 질문 8가지를 꼽아 그 답변을 속 시원하게 적어놓았다. 이 책을 보면서 궁금증을 해결하기 바란다.

Q 3대 운동, 과연 꼭 필요한 걸까?

3대 운동이란 짧은 시간 안에 많은 관절을 쓰는 운동으로 그만큼 핵심적인 운동이라고 할 수 있다. 대표적으로 스쿼트, 데드리프트, 벤치프레스로 이루어져 있고, 짧은 시간 안에 큰 근육과 많은 관절을 사용하여 운동을 하는 것이 특징이다. 그래서 굉장히 효율적인 운동인 것 같지만 사실 운동을 꾸준하게 잘해왔던 병사들이 아니라면 큰 의미가 없다.

3대 운동을 무시하면 안 되겠지만 그렇다고 해서 초보자에게 필수적인 운동은 아니라는 말이다. 요즘은 이 운동을 대체할 수 있는 동작들도 너무 많을 뿐더러, 초보자가 무작정 따라 하기엔 쉽지 않은 운동이기 때문에 부상을 당할 위험이 있다. 오히려 운동을 시작하는 병사들의 경우에는 각 부위를 고려하여 하는 운동이 더 효율적일 수도 있다. 예를 들어 스쿼트 자세가 제대로 나오지 않는다면 런지로 대체하여 허벅지에 자극을 줄 수 있고, 바벨을 이용하여 운동하는 벤치 프레스를 덤벨로 대체할 수도 있으며, 데드리프트는 덤벨 로우로 대체할 수 있다.

책에 나와 있는 운동 순서대로 차근차근 따라 해도 좋고, 3대 운동을 가장 낮은 무게로 연습해보는 것도 좋다. 근육은 처음부터 크기가 성장하는 것이 아니라 신경이 먼저 발달하기 때문에 운동을 계속 할수록 자극을 더 제대로 느낄 수 있다. 그렇기 때문에 초반에는 매일 각 부위마다 따로 운동을 해주면서 근육을 계속 자극해주고 성장시키는 것이 더 중요하다.

Q 군대에서 다이어트나 벌크업이 가능할까?

앞에서 설명했듯이, 우리는 반강제적(?)으로 음주를 하지 못하며 삼시 세끼를 꼬박 잘 챙겨 먹고 잠을 충분히 잘 수 있는 환경에 놓여 있다. 병사들은 꼭 인지하고 있기를 바란다. 다이어트와 벌크업에서 가장 중요한 건 섭취량이다. 다이어트를 하려면 우선 육류나 지방을 줄이려 하지 말고, 탄수화물과 과자 같은 인스턴트 음식을 줄여나가야 한다. 물론 탄수화물도 우리 몸 안에서 엔진 역할을 해주어 운동을 하기 위해 힘을 낼 수 있도록 돕기 때문에 중요하다. 하지만 탄수화물을 과다섭취했을 경우 우리 몸에서 그대로 체지방으로 변환되어 저장되기 때문에 살이 찌는 것이다.

그러면 반대로 벌크업을 하려면 어떻게 해야 할까? 당연히 탄수화물 섭취량을 늘려나가야 한다. 하지만 앞에서 말한 것처럼 무턱대고 탄수화물 양만 늘려서 먹으면 지방으로 축적되는 양이 많아져 배만 나올 가능성이 크다. 앙상한 팔에 배만 나와 있는 체형을 원하는가? 아닐 것이다. 그래서 우리는 식단과 더불어 운동을 병행해야 하는 것이다. 운동을 함으로써 탄수화물이 적절하게 에너지원으로 쓰이도록 하고, 단백질도 같이 섭취해주어 근육량을 증가시키는 것이다. 그래야 병사들이 생각하는 벌크업에 성공할 수 있다.

만약 끼니 때 평소보다 탄수화물 양을 늘렸는데 소화가 잘 안 되고 자꾸 화장실을 가게 된다면? 그럴 땐 아침-점심, 점심-저녁 식간에 조금씩 추가적으로 먹는 것을 추천한다(파트1 참고). 내 경험을 말하자면 나는 살을 찌우기 위해 매일 식간에 땅콩버터가 발린 식빵을 먹었다. 땅콩버터가 발린 식빵은 단수화물, 단백질, 지방이 골고루 함유되어 있기 때문에 군대에서 먹을 수 있는 간식 중 벌크업에 최적화된 식품이다. 매일 식간에 꾸준하게 먹었더니 2달 만에 6kg나 쪘다. 명심하라 병사들이여, 다이어트와 벌크업의 가장 기본은 상황에 맞는 영양 섭취임을!

> **Q**
> 근육통이 있을 때는 운동을 하면 안 되는 걸까?

이론으로 접근하자면 근육통이 있을 때는 쉬는 것이 좋다. 하지만 이론은 이론일 뿐 운동은 실전이다! 게다가 국방의 의무를 다하는 병사들이 과연 제대로 쉴 수 있는 날이 많은가? 아닐 것이다. 그래서 나는 이렇게 조언하고 싶다. 근육통이 너무 심한 경우에는 쉬는 것이 좋지만, 그렇지 않다면 저강도 운동을 해라! 가볍게 걷거나 평소 들던 무게보다 낮은 무게로 운동을 하면 근육통이 생기는 원인인 젖산 제거에 도움이 되기 때문이다.

또 다른 방법으로 하체에 근육통이 있다면 상체 운동을 해주면 되고, 상체에서도 가슴 근육에 통증이 있다면 등 근육을 자극하는 운동을 하는 식의 분할 운동 방법이 있다. 근육통이 있다고 마냥 쉬어버리게 된다면 오히려 피로가 누적될 수도 있고, 운동 의욕도 낮아진다. 평소 운동 페이스를 잘 유지하면서 삼시 세끼 잘 챙겨 먹어 영양 섭취에 신경 써주는 것도 좋은 방법이다.

> **Q**
> 보충제, 꼭 먹어야 좋은 걸까?

아직도 보충제를 미신처럼 믿고 있는가? 단백질 보충제는 절대로 근육질 몸을 쉽게 만들어주는 만능 처방제가 아니다. 몸이 좋은 사람들은 보충제 때문에 그렇게 된 게 아니다. 스테로이드를 하거나 상상도 할 수 없을 만큼 엄청나게 많은 운동량을 소화하고, 어마어마한 식단을 지킨 결과이다. 단순히 광고에서 몸이 좋은 사람이 보충제를 들고 나와 홍보한다고 해서 현혹되면 안 된다.

그렇다면 단백질 보충제는 어떤 상황에서 필요할까? 단어 그 자체에 답이 나와 있다. 식사를 제대로 할 수 없어 단백질을 충분히 섭취할 수 없는 상황이거나, 근육량이 너무 많아 삼시 세끼 식사의 단백질 섭취량으로는 부족한 사람들에게 가장 효과적인 제품이다. 이제 막 운동을 시작한 병사들이라면 삼시 세끼를 잘 챙겨 먹기 때문에 굳이 보충제는 먹지 않아도 된다. 만약 그래도 부족할 것 같다는 생각이 들어 구매해야겠다면 'BCAA'를 추천한다. BCAA의 대표적인 효능은 근육합성, 근손실 감소, 근피로 회복, 근육통 회복, 체지방 분해 등이 있다. 또한 단백질 프로틴과는 다르게 간에서 대사되지 않고 근육에서 대사되기 때문에 근육에서 바로 사용할 수 있다. 다시 말해 이미 분해가 되어 있는 단백질 보충제라고 생각하면 된다. 운동 전, 운동 중, 운동 후를 가리지 않고 아무 때나 섭취를 하더라도 무리가 가지 않고 소화도 잘 되므로 유용하다.

> **Q**
> 어떤 몸을 목표로 운동해야 할까?

병사들은 어떤 몸을 원하는가? 보디빌더 같은 몸을 원하는가? 그렇다면 정답은 나와 있다. 보디빌더가 하는 대로 똑같이 운동하고 먹으면 된다. 하지만 보디빌더는 몸을 가꾸는 것이 직업이고, 생업과 직결되어 있기 때문에 힘들더라도 먹고 싶은 것도 참고 운동을 한다. 과연 훈련도 많고 고된 작업을 많이 하는 병사들, 혹은 일상생활을 하는 일반인들이 이를 따라 할 수 있을까? 할 수 있더라도 엄청난 스트레스를 받거나 몸에 피로가 과하게 쌓여 건강을 해칠 것이다.
그렇다면 생각해보자. 병사들은 왜 운동을 하는가! 마르거나 비만인 몸이 싫어서, 신상을 위해, 자신감을 갖고 싶어서, 또는 여자친구를 만들고 싶어서 등 여러 가지 이유가 있을 것이다. 운동을 하는 이유가 보디빌더가 되는 것이 아니라면 그들처럼 운동을 못한다고 해서 절대 실망할 필요가 없다. 초점을 '나'에게 맞추어 '내가 원하는 몸을 만드는 것'이 가장 행복한 운동이다. 앞으로 변화할 병사들의 모습을 생각하며 지금 할 수 있는 최선을 다하자!

> **Q**
> 운동 중 불균형이 느껴질 때는 어떻게 해야 할까?

운동 중 불균형이 느껴지는 데에는 크게 두 가지 이유가 있다. 첫 번째는 바르지 못한 자세로 운동을 했을 때 근육의 밸런스가 깨진 경우이다. 이때는 정확히 어느 부위를 중점으로 운동을 하고 있는지 제대로 알고 있어야 한다. 예를 들어 풀업은 광배근을 가장 발달시켜주는 운동이다. 그런데 자꾸 승모근에 힘이 들어간다면 자세를 다시 체크를 해볼 필요가 있다. 또한 머릿속으로 해당 근육의 움직임을 인지하고 있는 것도 중요하다. 눈을 감고 지금 어느 부위 근육을 쓰고 있는지 한번 느껴보라. 인지하면서 운동하는 것과 인지하지 못하고 운동하는 것은 차이가 매우 크기 때문에 반드시 해보는 것이 좋다.

두 번째는 잘못된 생활 습관으로 인해 이미 불균형이 진행되어 의지와 상관없이 근육을 제대로 못 쓰는 경우이다. 예를 들어, 풀업을 할 때 자세도 제대로 잡았고 자극을 어디로 전달해야 하는지도 아는데, 자꾸 승모근이나 목에 힘이 들어가 제대로 못하는 경우가 있다. 이유가 무엇일까? 나는 군대에서 운동할 때 이 문제를 해결하지 못해 굉장히 답답했었다. 전역을 하고 나서야 그 이유를 알게 되었는데, 평소 승모근이 너무 많이 뭉쳐 있어서 지나치게 활성화가 되어 있는 상태였다. 그래서 광배근을 쓰기 전에 이미 (상부)승모근의 개입이 너무 커져서 제대로 운동을 하지 못했던 것이다.

이렇듯 운동 자세나 의지와는 상관없이 근육 자체에 문제가 생겼을 경우엔 거기에 맞는 적절한 케어를 해주는 것이 좋다. 3장에 나와 있는 '마사지 볼 케어법'을 보면 도움이 될 것이다. 만약 지금 통증을 느끼는 부위가 있다면 케어법을 한 번 더 확인하고 풀어볼 것을 추천한다.

Q 중량을 늘릴수록 운동 효과는 커지는 걸까?

운동 기구의 중량을 늘리는 것과 여러 번 반복하는 것은 목적에 따라 다른 결과를 가져온다. 먼저 고중량 저반복 운동은 근육의 크기를 키우는 데 적합한 방법이다. 반대로 저중량 고반복 운동은 근육을 갈라지게 하고 분리를 하는 데 적합하다. 때문에 중량을 더 올리면 근육이 커지는 것은 사실이나 그렇다고 운동이 더 잘 되는 것이라고 단정 지을 수 없다.

가장 먼저 자신이 감당할 수 있는 무게와 횟수를 알아야 한다. 일반적으로 감당할 수 있는 고중량이라고 한다면 1세트에 약 6~10회 정도 할 수 있는 무게라고 생각하면 된다. 그 무게로 치팅 없이 정확한 자세로 6~10회를 채워나갈 수 있는가? 그게 아니라면 중량에 대한 욕심은 잠시 내려놓는 것이 좋다.

병사들이 먼저 알아야 할 것은 중량을 컨트롤하는 것보다 원하는 부위에 대한 찢어질 듯한 자극이다. 바른 자세와 적절한 자극 없이 오직 '남자=중량'이라는 마인드로 운동하게 된다면 운동이 아닌 노동을 하게 될 가능성이 크다. 예를 들어 어깨 운동을 하려는데 승모근에 힘이 더 많이 들어간다면 어깨는 발달하지 못하고 승모근만 더 커지는 것이다. 자극을 무시한 채 오로지 중량에만 집착한다면 잘못된 방향으로 운동하는 것이다.

자신이 컨트롤 할 수 있는 무게부터 시작하라. 중량은 그 다음이다. 원하는 부위를 생각하며 천천히 덤벨을 움직여보자. 처음에는 근신경이 발달하지 못해 자극이 잘 느껴지지 않겠지만, 꾸준히 하면 된다. 오른손잡이가 처음부터 왼손으로 젓가락질을 잘할 수 없듯이, 운동 또한 같은 원리라고 생각하면 된다.

> **Q** 휴가 나왔을 때는 어떻게 운동을 해야 할까?

부대 안에서 고생하다가 휴가를 나왔을 때는 충분한 휴식을 취해주어야 한다. 하지만 부대 안에서 열심히 운동을 했던 흐름을 놓치고 싶지 않다면 하루 30분 정도 운동을 해주는 것이 좋다. 우리는 휴가를 갈 때도 목적을 가지지 않는가? 부모님, 친구들에게 변한 모습을 보여주고 싶어서 운동하는 병사들도 있을 것이고, 체력을 키우기 위해 운동을 하는 병사들도 있을 것이다. 그렇다면 매일 조금씩 간단한 맨몸 운동을 해주는 것이 좋다. 물론 헬스장을 가서 하라는 얘기가 아니다. 나는 휴가 기간에는 집에서 맨몸 푸시업을 주로 했다. 푸시업은 맨몸 운동 중 가장 여러 가지 근육을 쓸 수 있고, 근육 펌핑이 금방 되기 때문에 집에서도 간단히 해볼 수 있는 좋은 운동이다.

이 책에서 배운 대로 어디서든 맨몸으로도 충분히 운동을 할 수 있기 때문에, 24시간을 계속 밖에서 보낼 것이 아니라면 외출하기 전 잠깐씩 운동을 하자. 또한 적절한 영양 섭취도 근육을 크게 키우는 데 기여하기 때문에, 3~4시간 간격으로 탄수화물과 단백질이 들어 있는 식사를 하는 것이 좋다. 휴가를 나와서 맛있는 것도 많이 먹고, 재밌는 것도 즐기면서 간단하게 맨몸 운동을 하고 근육의 모습만 잘 유지하고 복귀하면 된다.

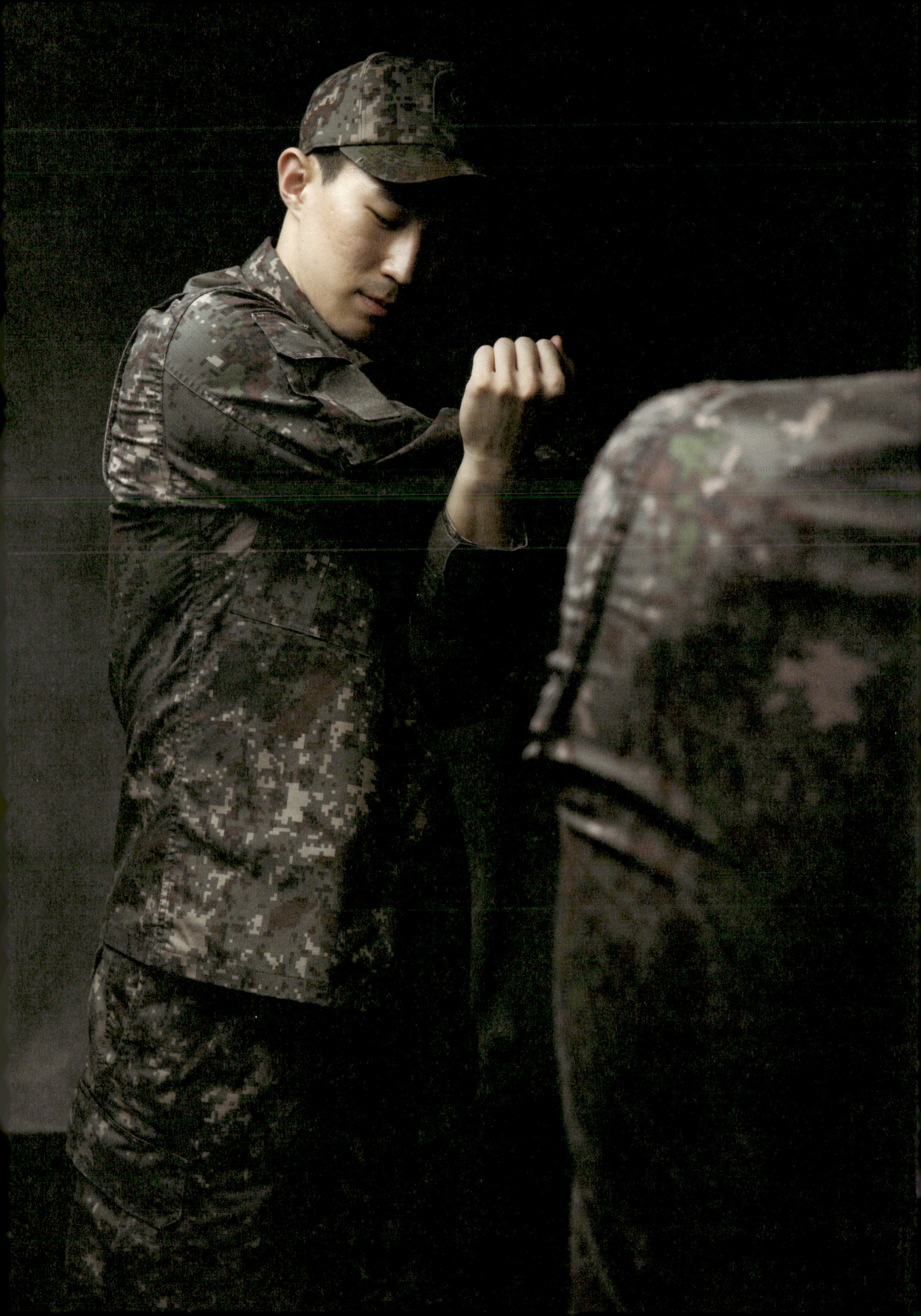

Epilogue
자신과의 싸움에서 승리할 것!

이 책을 보고 어떻게 느꼈는가? 단지 흥미롭게 보고 끝나버렸다면 '그저 이런 책도 있구나' 하는 생각이 들었을 뿐 아무것도 얻을 수 없을 것이고, 운동법과 케어법들을 자신의 것으로 만들었다면 이미 몸이 많이 좋아졌다는 말을 듣고 다닐 것이다. 실천하지 않으면 아무런 도움도 안 되는 것이 운동책이다. 하지만 제대로 실천만 한다면 가치를 환산할 수 없을 정도로 도움이 되는 것도 운동책이다.

내가 이 책을 쓴 가장 큰 계기는 군대에서 운동과 통증 케어를 어떻게 해야 할지 모르는 병사들의 마음이 너무 이해되기 때문이었다. 군대라는 장소 특성상 운동을 할 수 있는 좋은 환경이지만 정보를 얻기는 조금 힘들다. 이 책이 병사들의 몸이 좋아지고 건강해지는데 1퍼센트라도 도움이 되길 바라는 마음에서 책을 보면서 지루하지 않도록 친숙하고 흥미로운 주제를 다루었다.

사실 운동은 마음만 먹으면 어디서든 할 수 있다. 하지만 그 '마음'을 먹는 것이 가장 힘들다. 이는 운동뿐만 아니라 다른 분야도 마찬가지일 것이라고 생각한다. 장소는 중요치 않다. 사회에는 좋은 기구들로 가득한 헬스장이 많지만, 과연 헬스장 주변에 사는 사람들이 모두 몸이 좋은가? 당연히 아니다. 운동은 결국 자신과의 싸움이고, 행동하는 자가 승리한다. 운동을 시작하고 자신과의 싸움에서 이겨 원하는 몸을 만들었다면 다른 분야에 도전을 할 때에도 그 경험이 큰 도움이 될 것이다.

에필로그를 읽고 나서 거울을 다시 한 번 보기 바란다. 만약 그 모습이 만족스럽지 못하다면, 지금 당장 운동법 파트로 넘어가자!

군대에서 몸만들기, 맨몸 트레이닝의 정석
군즈 헬스

1판 1쇄 발행 2018년 3월 13일
1판 2쇄 발행 2019년 1월 4일

지은이 안성주
펴낸이 고병욱

기획편집실장 김성수 **책임편집** 이새봄 **기획편집** 양춘미 김소정
마케팅 이일권 송만석 현나래 김재욱 김은지 이애주 오정민 **디자인** 공희 진미나 백은주 **외서기획** 엄정빈
제작 김기창 **관리** 주동은 조재언 신현민 **총무** 문준기 노재경 송민진 우근영

펴낸곳 청림출판(주)
등록 제1989-000026호

본사 06048 서울시 강남구 도산대로 38길 11 청림출판(주) (논현동 63)
제2사옥 10881 경기도 파주시 회동길 173 청림아트스페이스 (문발동 518-6)
전화 02)546-4341 **팩스** 02)546-8053
홈페이지 www.chungrim.com **이메일** life@chungrim.com
블로그 chungrimlife.blog.me **페이스북** www.facebook.com/chungrimlife

포토 필립

ⓒ안성주, 2018

ISBN 979-11-88700-08-0 (13690)

* 이 책은 저작권법에 따라 보호를 받는 저작물이므로 무단 전재와 무단 복제를 금합니다.
* 책값은 뒤표지에 있습니다. 잘못된 책은 구입하신 서점에서 바꾸어 드립니다.
* 청림Life는 청림출판(주)의 논픽션·실용도서 전문 브랜드입니다.
* 이 도서의 국립중앙도서관 출판예정도서목록(CIP)은 서지정보유통지원시스템 홈페이지(http://seoji.nl.go.kr)와
  국가자료공동목록시스템(http://www.nl.go.kr/kolisnet)에서 이용하실 수 있습니다.(CIP제어번호: CIP2018004742)